★ 护士规范操作指南丛书 ★

呼吸科护士规范操作指南

主　编　张　素

副主编　乔红梅　王　雯

中国医药科技出版社

内 容 提 要

本书是护士规范操作指南丛书之一。该丛书根据临床专科护理发展和专科护理岗位的需求，按照国家卫计委关于实施医院护士岗位管理的指导意见，由中华护理学会各专业委员会委员组织三甲医院护理部主任编写，旨在指导临床护理操作技能更加规范化。

本书的特点是在每项操作中增加了难点和重点，将操作中容易出现的问题一一阐明，同时在注意事项中把操作中护士或患者需要注意的地方进行强化，便于临床护士学习及应用。本书是为呼吸科护士编写的实训指导用书，也可作为护理实习生、临床医护人员及其他有关人员自学和参考用书。

图书在版编目（CIP）数据

呼吸科护士规范操作指南／张素主编．—北京：中国医药科技出版社，2017.1

（护士规范操作指南丛书）

ISBN 978－7－5067－8782－6

Ⅰ.①呼… Ⅱ.①张… Ⅲ.①呼吸系统疾病－护理－技术规范－指南 Ⅳ.①R473.5－62

中国版本图书馆 CIP 数据核字（2016）第 288310 号

美术编辑 陈君杞
版式设计 郭小平

出版 中国医药科技出版社
地址 北京市海淀区文慧园北路甲 22 号
邮编 100082
电话 发行：010－62227427 邮购：010－62236938
网址 www.cmstp.com
规格 850×1168mm 1/32
印张 12
字数 290 千字
版次 2017 年 1 月第 1 版
印次 2017 年 1 月第 1 次印刷
印刷 三河市百盛印装有限公司
经销 全国各地新华书店
书号 ISBN 978－7－5067－8782－6
定价 39.00 元

《护士规范操作指南丛书》

编　委　会

《呼吸科护士规范操作指南》

编　委　会

主　编　张　素

副主编　乔红梅　王　雯

编　者（以姓氏笔画为序）

丁迎新　王　雯　王　霞　王育美

乔红梅　刘　君　刘志平　齐晓玖

杨　晶　李　莉　李　谨

李　颖（北京大学第三医院海淀院区）

李　颖（北京大学人民医院）

李　薇　来纯云　吴　迪　吴　柳

吴　蕊　吴林娜　佐国琴　何　剑

张　素　张　峰　张　静　张玉兰

张晨阳　武淑萍　尚燕春　赵东芳

赵学英　钮　安　徐　敏　龚春雨

梁丽君　蔡　鑫

前言

Foreword

呼吸系统疾病护理是内科护理学中重要专业课程之一，同时又是一门实践性很强的学科，《呼吸科护士规范操作指南》将呼吸系统常见的技能操作部分按照目的、评估、用物、操作步骤、难点及重点、注意事项几部分逐一进行编写。本书旨在使护士全面、系统地掌握呼吸科常见操作的流程，同时注重培养护士运用整体护理思维方式分析问题，提高动手操作能力、解决问题能力及创新能力。

本书内容共分6章，主要包括呼吸专科技术、氧疗技术、吸入疗法技术、胸部物理治疗技术、机械通气技术及呼吸介入护理与配合。本书共有以下三个特点：①实操性强，护理实训技能操作条理清晰，便于护士学习。②每项操作中设有难点和重点部分，对需要强调和重点的内容再次强调，突出重点，同时启发护士思考及理论联系实际。③考核评分标准部分对主要实训技能项目制订了评分标准，便于护士自练、自测，便于科室进行实训技能考试时对成绩的评定，做到了技能考试有标准可依、有据可查。

本书是为呼吸科护士编写的实训指导用书，也可作为护理实习生、临床医护人员及其他有关人员自学和参考用书。由于编者的能力和水平有限，书中难免存在一些疏漏和不足之处，敬请广大读者给予指正。

编　者

2016年7月

目录

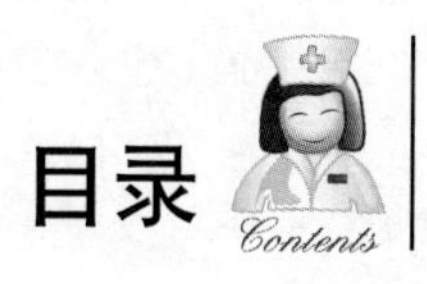

第一章

呼吸科基础操作技术

第一节　动脉血标本采集技术

动脉血气分析是判断机体是否存在酸碱平衡失调以及缺氧和缺氧程度的可靠指标，是客观反映呼吸衰竭的性质和程度，判断有无缺氧及二氧化碳潴留的最好方法。

【操作目的及意义】

1. 采集动脉血进行血气分析，判断患者氧合情况，判断机体有无缺氧和二氧化碳潴留，帮助诊断呼吸衰竭并指导治疗。

2. 为呼吸功能不全和酸碱失调的诊断与治疗提供依据。

3. 根据血气分析结果，指导医生调整呼吸机参数和决定是否撤离呼吸机。

4. 对心、肺复苏后患者的继续监测。

5. 各种创伤、手术、疾病所导致的呼吸功能障碍的监测。

【评估】

1. 病情、年龄、凝血功能、意识状态。

2. 患者自理能力，合作程度及对动脉采血的知识水平和心理反应。

3. 穿刺部位皮肤（有无破溃、红肿、瘢痕、硬结、炎症、皮下血肿）和动脉血管搏动（首选桡动脉，其次是股动脉、足背动脉、肱动脉）情况。

4. 是否有不适宜穿刺的因素（结合专科情况例如：动静脉内瘘侧肢体、乳腺癌患肢、Allen 试验阴性者等）。

5. 是否存在影响结果的因素（饮热水、洗澡、运动等）。

6. 患者吸氧状态及呼吸机参数的设置。

7. 环境：安静、整洁，根据穿刺部位和患者需求选择屏风遮挡。

【用物】

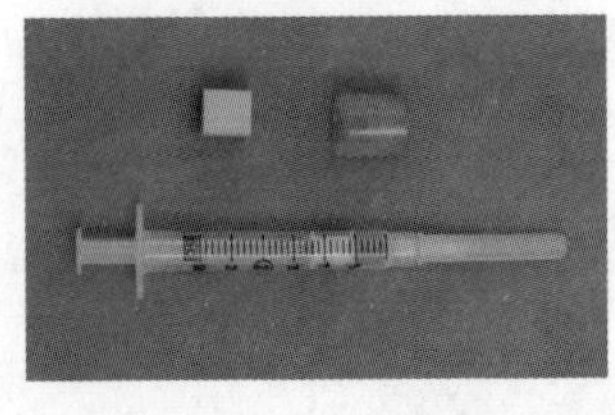

图 1－1－1 动脉血气针

治疗车、治疗盘、碘伏、棉签、一次性动脉血气针（图 1－1－1）（有备用）、化验单、条形码、一次性垫巾、快速手消液、生活垃圾桶、医疗垃圾桶、锐器盒、冰袋。

【操作步骤】

1. 护士：洗手、戴口罩。

2. 向患者解释操作的目的、方法，取得合作。

3. 操作过程

（1）携用物至患者床旁，核对床号、床头卡，反问式核对患者姓名，核对腕带信息。

（2）向患者解释采血的必要性和注意事项（穿刺过程中肢体勿动，采血完毕需要患者或家属协助压迫），取得患者的配合。

（3）关闭门窗，劝导探视人员离开。

（4）根据采血部位选择合适的体位，触摸动脉搏动，确定穿刺点。

（5）穿刺部位下垫一次性垫巾，嘱患者放松、勿紧张。

（6）打开污物桶盖，洗手。

（7）用碘伏以穿刺点为中心消毒 2 遍，面积大于 5cm。

（8）打开血气针外包装，取出橡胶塞，放于伸手可及处。

（9）取出血气针，检查是否在规定的刻度（根据血气针的型号不同，采血量 1～2ml），放于无菌治疗盘内。

（10）撕开棉签外包装，放在伸手可及处。

（11）以操作者指腹为中心，用碘伏棉签环形消毒左手示指和中指各两遍。

（12）从治疗盘内取出血气针，去掉针帽，检查针尖。

（13）以下介绍五种采血方法。

1）桡动脉穿刺法：桡动脉穿刺点在桡骨茎突近端1cm处（图1－1－2）。

桡动脉穿刺或置管前需常规进行Allen实验，以了解桡动脉阻断后来自尺动脉掌浅弓的侧支分流是否足够。适用于Allen试验阴性患者。

①将患者腕部伸直或外展，掌心向上，手自然放松，暴露准备采血的部位。一般为腕关节上2cm，动脉搏动最强处。

②以消毒的左手示指、中指固定穿刺的动脉搏动最明显处。

③右手持血气针在两指间与动脉走向呈40°角刺入动脉，待血量到达所需刻度时，用棉签向心性纵向按压穿刺点，拔出血气针。

2）股动脉穿刺法：股动脉穿刺点在髂前上棘和耻骨结节连线中点（图1－1－3）。

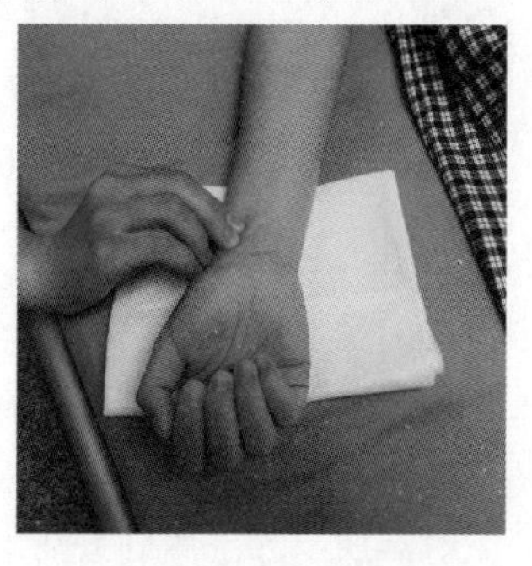

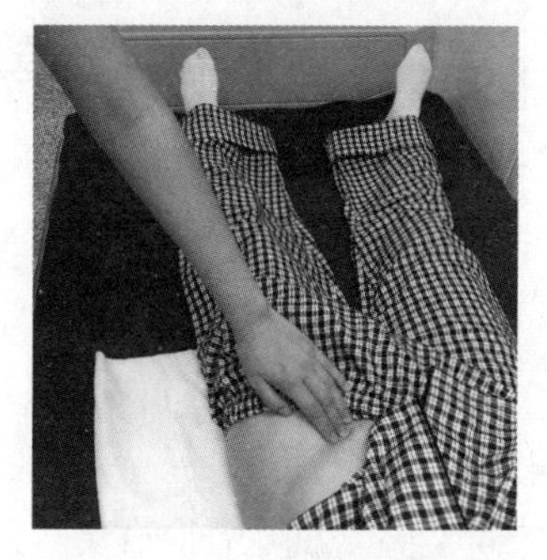

图1－1－2　桡动脉穿刺点　　图1－1－3　股动脉穿刺点

①患者取仰卧，下肢伸直并略外展、外旋，在腹股沟韧带中部下方2～3cm触摸动脉搏动最强点，示指、中指放在股动脉两侧，因股动脉很粗，示指、中指都应摸到股动脉的搏动，两指中

间是穿刺点。

②右手持血气针，在两指间垂直进针，见回血时，固定血气针，待血量到达所需刻度时，用棉签向心性纵向按压穿刺点，拔出血气针。

3）足背动脉穿刺法：足背穿刺点在内、外踝背侧连线中点下方（图1-1-4）。

①以消毒的左手示指、中指固定穿刺的动脉搏动最明显处。

②右手持血气针在两指间与动脉走向呈40°角刺入动脉，待血量到达所需刻度时，用棉签向心性纵向按压穿刺点，拔出血气针。

4）肱动脉穿刺法：肱动脉穿刺点在肱二头肌内侧沟。取血时，在搏动明显处压一指印，做进针点的标志（图1-1-5）。

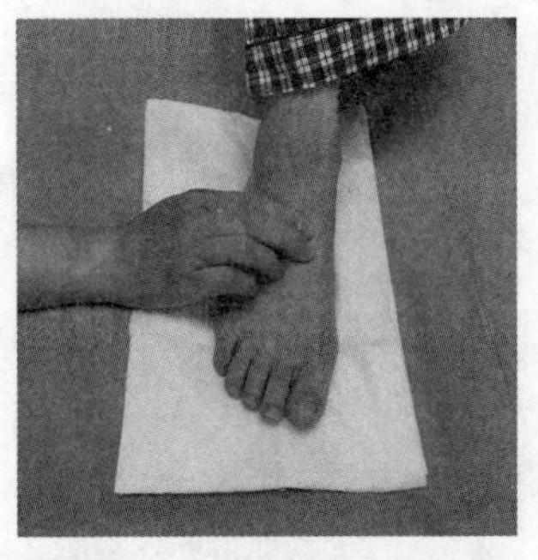

图1-1-4 足背动脉穿刺点

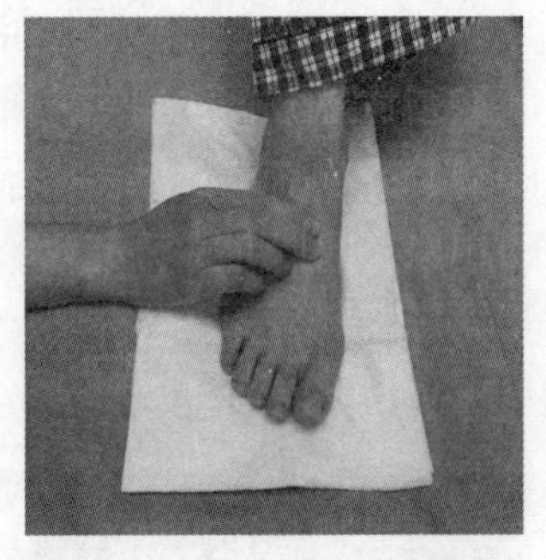

图1-1-5 肱动脉穿刺点

①以消毒的左手示指、中指固定穿刺的动脉搏动最明显处。

②右手持血气针在两指间与动脉走向呈40°角刺入动脉，待血量到达所需刻度时，用棉签向心性纵向按压穿刺点，拔出血气针。

5）经动脉测压管取血法：先用注射器抽出冲洗用肝素盐水并丢弃，缓缓抽出约5ml血液，换2ml肝素化的注射器抽取标本1ml。

（14）嘱患者按压穿刺点5~10分钟，必要时给予加压包扎。

（15）拔出针头后立即将针尖斜面刺入橡胶塞内或专用凝胶针帽，以隔绝空气（如果采血器内混入气泡应及时排出）。

（16）轻轻转动血气针数次，使血液与抗凝剂充分混匀，以防止凝血。

（17）检查采血量是否符合要求，注射器内有无气泡，观察血液的颜色是否为鲜红色。

（18）再次核对条形码，粘贴于血气针上。

（19）检查患者按压方法是否正确有效。

（20）向患者交待注意事项：正确按压穿刺点并保持穿刺点清洁干燥，如使用抗凝剂时要延长按压时间至少10分钟。

（21）协助患者取舒适卧位，整理床单位，将呼叫器放于患者伸手可及处。

（22）洗手，在化验单上注明采血时间、吸氧方式及浓度（21+4×氧流量），使用呼吸机时需要注明呼吸机的参数。

（23）推车返回治疗室，通知专人立即送检血标本。

（24）观察患者穿刺局部有无渗血，收回按压用的棉签至医用垃圾桶，如出现血肿给予冰袋冰敷。

（25）整理用物，按医疗废物分类处理。

（26）洗手、记录、签字。

【难点及重点】

1. 如何预防感染及皮下血肿

（1）穿刺前严格遵守无菌操作规程，认真选择穿刺点，避免在有皮肤感染的部位穿刺。

（2）加强穿刺基本功的训练，掌握穿刺技能。掌握进针的角度和深度，徐徐进入，防止穿破动脉后壁，引起出血。避免在一个部位反复穿刺，以免引起动脉痉挛，增加对动脉的损伤度，造成出血不止。

（3）穿刺后按压穿刺部位5~10分钟至不出血为止，禁忌环揉，以免出血或出现血肿。

2. 如何提高穿刺的成功率

（1）斜刺法　此方法常用于桡动脉、肱动脉、足背动脉采血。

①以消毒的左手示指、中指固定穿刺的动脉搏动最明显处。

②右手持血气针在两指间与动脉走向呈40°角刺入动脉，若无回血，可稍退针，左手示指摸着动脉搏动后，使针头向搏动方向，稍深处穿刺约1cm，然后边缓慢退针边观察有无回血，见有鲜红色血液涌进采血器，右手固定穿刺的深度及方向，采血量1~2ml。

（2）垂直法 此方法常用于股动脉采血。

①以消毒的左手示指、中指固定穿刺的股动脉两侧，因股动脉很粗，示指、中指都应摸到股动脉的搏动，两指中间是穿刺点。

②右手持血气针，在两指间垂直进针，如无回血，可缓慢退针，见有鲜红色血液涌进采血器，右手固定穿刺的深度及方向，采血量1~2ml。

【注意事项】

1. 评估患者吸氧状况或呼吸机参数的设置，在化验单上注明采血时间，吸氧方法及浓度，机械通气患者要记录呼吸机参数。

2. 洗澡、运动后需休息30分钟再采血，避免影响检查结果。

3. 采集血标本时避免在患者情绪不稳定时、循环不良部位及输液侧肢体采血。

4. 患者取卧位或坐位，充分暴露穿刺部位，穿刺时严格执行无菌操作技术，预防感染。

5. 血气针首选用血气专用螺口注射器，防止针头松动。若使用常规注射器，应在穿刺前先抽取肝素钠0.2ml，转动注射器针栓使整个注射器内均匀附着肝素钠，针尖向上推出多余液体和注射器内残留的气泡。

6. 采集血气过程中应隔绝空气，避免混入气泡或静脉血。如混有气泡，应立即排除，拔针后立即将针尖斜面刺入无菌橡胶塞或专用凝胶针帽，否则影响血气结果；采血后用双手横向搓动针筒，使血液与抗凝剂混匀，防止凝血。

7. 患者穿刺部位应当压迫止血至不出血为止（一般为5~10

分钟)，凝血功能障碍者穿刺后应延长按压时间至少10分钟，必要时可以加压包扎，拔针后注意观察患者局部情况，防止出血和发生血肿；同时告知患者穿刺部位应禁止环揉、热敷，当日尽量不洗澡，以免引起局部感染；穿刺部位同侧肢体避免提重物，以免引起局部肿胀、疼痛。

8. 一些药物对血气值也有影响，在输入碱性药物、大量青霉素钠盐前30分钟采血，输注脂肪乳12小时后采血。

【评分标准】

动脉血标本采集技术考核评分标准

项目	总分	技术操作要求	评分	评分等级				得分
				A	B	C	D	
评估	10	评估患者一般情况、病情、凝血功能、意识状态及配合程度	5	5	3	1	0	
		评估患者皮肤、动脉搏动情况及有无影响结果的因素	5	5	3	1	0	
操作前准备	20	服装整洁、仪表端庄、戴口罩	5	5	3	1	0	
		向患者解释沟通、语言、内容适当，态度真诚	5	5	3	1	0	
		备齐用物、洗手、落实查对、检查物品、打印条形码粘贴于化验单上	8	8	6	3	0	
		环境整洁、舒适、安全	2	2	1	0	0	
操作过程		携用物至床旁放置合理、解释恰当	5	5	3	1	0	
		正确核对床号、床头卡、反问式核对患者姓名、核对腕带信息	5	5	3	1	0	

续表

项目	总分	技术操作要求	评分	评分等级				得分
				A	B	C	D	
操作过程	60	关闭门窗、协助患者取正确体位	2	2	1	0	0	
		选择穿刺部位正确	3	3	2	1	0	
		穿刺部位消毒方法正确	8	8	6	3	0	
		操作者左手示指、中指消毒方法正确	8	8	6	3	0	
		采血时遵循无菌原则，穿刺的角度、深度适宜	10	10	6	3	0	
		按压穿刺点方法正确	5	5	3	1	0	
		检查标本方法正确	5	5	3	1	0	
		患者体位舒适、床单位整洁	5	5	3	1	0	
		送检标本及时	2	2	1	0	0	
		整理用物、洗手、记录	2	2	1	0	0	
评价	10	操作过程中动作熟练，遵循无菌原则	5	5	3	1	0	
		操作过程中观察细致，注意患者感受	5	5	3	1	0	
总分	100		100					

[龚春雨　蔡鑫　李颖(北京大学第三医院海淀院区)]

【参考文献】

[1] 中华人民共和国卫生部,中国人民解放军总后勤部卫生部. 临床护理实践指南[M]. 北京:人民军医出版社,2011:76 - 77.

[2] 黄剑琴. 现代临床护理技术手册[M]. 北京:北京大学医学出版社,2008:73 - 74.

[3] 李晓松. 护理学基础[M]. 北京:人民卫生出版社,2012:306.

[4] 那昱华. 成人动脉血气分析标本采集技术的研究进展[J]. 中国

医学创新,2015,12(1):153-156.

[5] 袁慧,姚兴荣,马旭. 动脉血气分析采血技术的质量控制[J]. 中国护理管理,2011,11(8):15-18.

第二节　痰标本采集技术

痰液是气管、支气管、肺泡所产生的分泌物。正常情况下此种分泌物甚少，病理情况下如肺部炎症、肺结核、肺部肿瘤时，痰量增加，并有性状、成分改变。唾液和鼻咽分泌物虽可混入痰内，但并非痰液的组成部分。根据医嘱采集患者痰标本进行临床检验，为诊断和治疗提供依据。

【操作目的及意义】

1. 常规标本：检查痰液的一般性状，涂片检查痰液中细胞、细菌及虫卵等。

2. 24小时标本：检查24小时痰液的量及性状。

3. 痰培养：检查痰液中的致病菌。

4. 痰找肿瘤细胞：细胞分型准确，对肺癌的早期诊断、治疗具有重要意义。

【评估】

1. 患者年龄、诊断、病情、意识状态、呼吸状况，能否用力咳痰、痰液黏稠度、口腔黏膜及咽部有无异常。

2. 采集痰标本的目的。

3. 患者的自理能力、合作程度、知识水平和心理反应。

4. 采集痰标本的设备及环境情况。

【用物】

1. 常规痰标本：清洁痰盒（图1-2-1）、清水、治疗巾。

2. 痰标本培养：无菌容器（图1-2-2）、漱口溶液、治疗巾。

3. 痰找肿瘤细胞：容积50~100ml的清洁广口集痰容器（图1-2-3），内放95%乙醇20ml。

4. 24 小时痰标本：容积 500ml 的清洁广口集痰容器（图 1-2-4），内放少量清水。

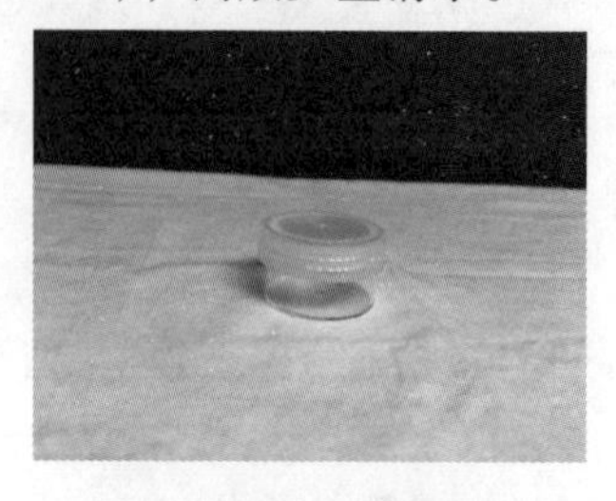

图 1-2-1 清洁痰盒

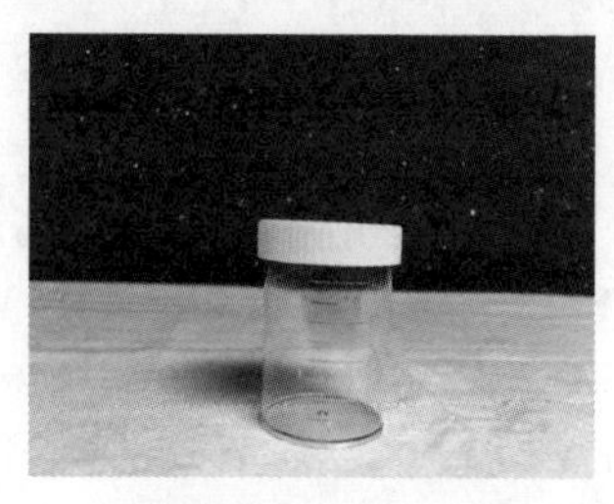

图 1-2-2 无菌容器

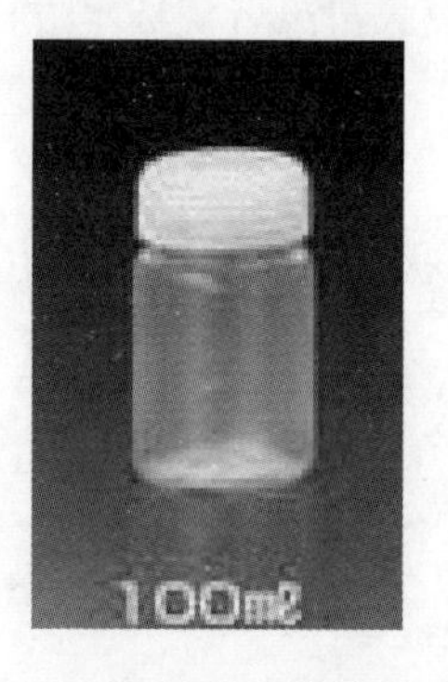

图 1-2-3 100ml 清洁广口瓶

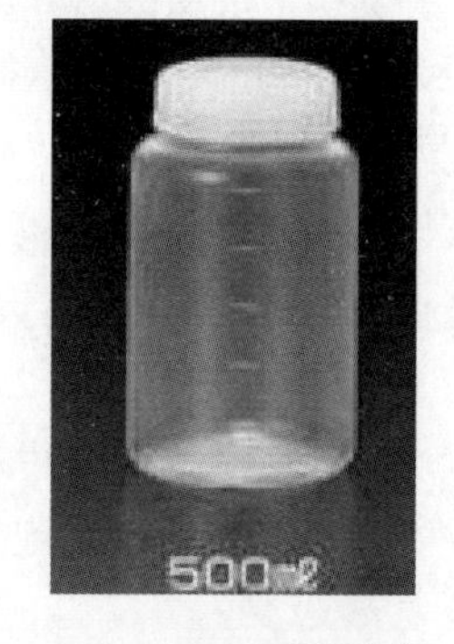

图 1-2-4 500ml 清洁广口瓶

【操作步骤】

1. 护士：洗手、戴口罩。

2. 向患者解释留取痰标本的目的、配合方法。

3. 操作过程

（1）常规痰标本采集方法

①核对医嘱无误，打印条形码与化验单核对、核对无误将条形码粘贴在化验单和痰盒上，并携用物至患者床旁。

②核对患者床号、床头卡，反问式询问患者姓名，核对腕带信息。

③协助患者取合适体，取治疗巾置于患者颌下。

④协助患者清洁口腔，用清水漱口，观察有无食物残渣。帮

助患者拍背，嘱患者深呼吸数次后用力咳出气管深处的痰液于标本盒内，标本量不小于1ml，盖好盒盖。

⑤用治疗巾擦净患者口唇、整理床单位，协助患者取舒适体位。

⑥注意观察患者痰液的量、色、性质，如所留取的痰标本不合格，则应重新留取。

⑦再次核对标本盒与化验单信息，准确无误后将标本盒与化验单一同及时送检。

⑧洗手、记录。

（2）痰培养标本采集方法

①核对医嘱无误，打印条形码与化验单核对、核对无误将条形码粘贴在化验单和无菌痰盒上，并携用物至患者床旁。

②核对患者床号、床头卡、反问式询问患者姓名、核对患者腕带。

③协助患者取合适体位。取治疗巾置于患者颌下。

④嘱患者先遵医嘱应用漱口液漱口，再用清水漱口，观察有无食物残渣，帮助患者拍背，嘱患者深呼吸数次后用力咳出气管深处的痰液咳于无菌标本盒内，标本量不小于1ml，盖好盒盖。

⑤用治疗巾擦净患者口唇、整理床单位，协助患者取舒适体位。

⑥注意观察患者痰液的量、色、性质，如所留取的痰标本不合格，则应重新留取。

⑦再次核对无菌标本盒与化验单信息，准确无误后将无菌标本盒与化验单一同送检。

⑧洗手、记录。

（3）痰找肿瘤细胞采集方法

①核对医嘱无误，打印条形码与化验单核对、核对无误将条形码粘贴在化验单和广口瓶上，并携用物至患者床旁。

②核对患者床号、床头卡，反问式询问患者姓名，核对患者腕带。

③协助患者取合适体位。取治疗巾置于患者颌下。

④嘱患者先遵医嘱应用漱口液漱口，再用清水漱口，观察有无食物残渣，帮助患者拍背，嘱患者深呼吸数次后用力咳出气管深处的痰液于含有95%乙醇的广口瓶内，标本量不小于1ml，盖好瓶盖。

⑤用治疗巾擦净患者口唇、整理床单位，协助患者取舒适体位。

⑥注意观察患者痰液的量、色、性质，如所留取的痰标本不合格，则应重新留取。

⑦再次核对广口瓶与化验单信息，准确无误后将广口瓶与化验单一同送检。

⑧洗手、记录。

（4）24小时痰标本采集方法

①核对医嘱无误，打印条形码与化验单核对、核对无误将条形码粘贴在化验单和放有少量清水的广口瓶上，并注明留取痰液起止时间，携用物至患者床旁。

②核对患者床号、床头卡，反问式询问患者姓名，核对患者腕带。

③协助患者取合适体位。

④嘱患者将当日晨起醒来（7时）未进食前漱口后第一口痰液开始留取，至次日晨起（7时）未进食前漱口后第一口痰结束，全部吐于广口瓶内。

⑤注意观察患者痰液的量、色、性质，如所留取的痰标本不合格，则应重新留取。

⑥再次核对广口瓶与化验单信息，准确无误后将广口瓶与化验单一同送检。

【难点及重点】

1. 如何能正确指导患者留取痰标本

（1）指导患者正确留取痰标本，告知患者留取痰液前用清水漱口或刷牙后再用清水漱口，以减少口腔常存菌或杂物污染的机会，以提高培养结果的准确性，然后深呼吸数次后，用力咳出第一口深部痰液，留于容器中。

（2）告知患者不可将唾液、漱口水、食物残渣、鼻涕等混入痰中。

（3）采集时间一般以清晨较好，且第一口痰的价值较大，因为经过一夜的蓄积，一般清晨痰量较多，痰内细菌、脱落细胞也较多，因而能提高检查的阳性率。

（4）支气管扩张症或肺脓肿者，留痰前可体位引流，根据病变部位采取不同体位。原则是使病肺处于高位，使其引流支气管开口向下，持续约15～30分钟，体位引流时，间歇呼吸运动后用力咳嗽后留取痰标本。

（5）对于痰量少或无痰患者，可将10%氯化钠溶液加温至45℃左右后超声雾化吸入，使痰液稀薄、痰量增多而易于排出。

2. 如何减少痰液被污染的可能性：目前常用的痰标本采取法，痰液易被咽喉部寄殖菌污染，使痰微生物学检查的实际价值受到一定的限制。若经环甲膜穿刺气管吸引或经纤支镜防污染双套管毛刷采样，可防止咽喉部寄殖菌的污染，对肺部微生物感染病因的诊断和药物选择有重要价值。

【注意事项】

1. 根据检查目的选择收集容器，容器应选择洁净、干燥、无色、透明的痰杯和广口瓶，以便于观察。

2. 呼吸系统疾病中传染病较多，如肺结核、流感，主要通过空气、飞沫、尘埃传播。因此，护士应衣帽整洁，认真戴好口罩，做好自身防护，以免发生院内感染。

3. 采集标本时要向患者耐心解释检查的目的、重要性及留痰方法，以取得患者的信任和配合。

4. 患者咳痰时护士应注意观察患者面色、呼吸、脉搏等变化，痰量较多的患者，应注意将痰液逐渐咳出，以防止痰量过多而发生窒息，亦应注意避免过分增多患者的呼吸、循环系统生理负担而发生意外。

5. 对于普通细菌性肺炎，痰标本送检每天一次，连续两至三天。不建议24小时内多次采样送检，除非痰液外观、性状出现改变。

6. 怀疑结核分枝杆菌感染时，应连续收集3天清晨痰液送检。如不能立即送检，应放入冰箱4℃储存，以减少杂菌等生长。

7. 若要从痰液中查找癌细胞时，尽量选择来自肺泡、支气管内的血丝痰、灰白色痰、透明黏液痰。可用95%乙醇或10%甲醛固定后送检。

【评分标准】

痰标本采集技术考核评分标准

项目	总分	技术操作要求	评分	评分等级				得分
				A	B	C	D	
评估	10	评估患者一般情况、病情、生命体征、自理及合作程度	5	5	3	1	0	
		评估患者口腔及咽部情况	5	5	3	1	0	
操作前准备	20	服装整洁、仪表端庄、戴口罩	5	5	3	1	0	
		向患者解释沟通、语言、内容适当，态度真诚	5	5	3	1	0	
		备齐用物、洗手、落实查对、检查物品、打印条形码粘贴于化验单及标本容器上	8	8	6	3	0	
		环境整洁、舒适、安全	2	2	1	0	0	
操作过程		携用物至床旁放置合理、解释恰当	5	5	3	1	0	
		正确核对床号、床头卡，反问式核对患者姓名，核对腕带信息	5	5	3	1	0	

续表

项目	总分	技术操作要求	评分	评分等级				得分
				A	B	C	D	
操作过程	60	协助患者取正确体位	2	2	1	0	0	
		为患者漱口方法正确	5	5	3	1	0	
		检查患者口腔方法正确	5	5	3	1	0	
		指导患者咳痰方法正确	10	10	6	3	0	
		留取痰标本适量、无污染	5	5	3	1	0	
		容器加盖	1	1	0.5	0	0	
		给予患者擦拭口唇	1	1	0.5	0	0	
		再次检查标本颜色、性质、量	4	4	3	2	0	
		标本内未混有唾液、漱口水等	5	5	3	1	0	
		患者体位舒适、床单位整洁	5	5	3	1	0	
		整理用物、洗手、记录	5	5	3	1	0	
		送检标本及时	2	2	1	0	0	
评价	10	操作过程中观察细致，注意患者感受	5	5	3	1	0	
		操作过程中注意与患者的沟通	5	5	3	1	0	
总分	100		100					

［龚春雨　蔡鑫　李颖(北京大学第三医院海淀院区)］

【参考文献】

[1]中华人民共和国卫生部,中国人民解放军总后勤部卫生部.临床护理实践指南[M].人民军医出版社,2011:78－79.

[2]李小萍.基础护理学[M].北京:人民卫生出版社,2013:283－284.

[3]李晓松.护理学基础[M].北京:人民卫生出版社,2012:301.

[4]黄剑琴. 现代临床护理技术手册[M]. 北京:北京大学医学出版社,2008:78-79.

[5]胡必杰. 医院感染预防与控制标准操作规程[M]. 上海:上海科学技术出版社,2010:142.

[6]吕红燕. 正确留取痰液标本对提高痰培养阳性率的意义[J]. 求医问药,2013,11(9):157.

[7]王蕾,王娅丽. 呼吸内科患者痰培养标本留取的流程再造[J]. 护理学报,2014,21(22):19-20.

第三节　咽拭子标本采集法

正常人咽峡部培养应有口腔正常菌群，而无致病菌生长。咽部的细菌均来自外界，正常情况下不致病，但在机体全身或局部抵抗力下降及其他外部因素作用下可引起感染而导致疾病。因此，咽拭子培养能分离出致病菌，有助于临床的诊断。

【操作目的及意义】

从咽部及扁桃体采集分泌物，检查致病菌，协助诊断。

【评估】

1. 病情、年龄、意识状态。

2. 自理程度、合作程度及心理状态：对采集咽部及扁桃体分泌物的认识及配合程度。

3. 局部情况：口腔黏膜有无红肿、溃疡，咽喉部有无红肿、化脓等情况。

4. 进食时间：2小时内是否进食。

5. 环境：安静、整洁、光线充足。

【用物】

无菌咽试子培养管（图1-3-1）、一次性压舌板、一次性手套（或橡胶手套）、手电筒、快速手消毒液、化验单（标明病室、床号、姓名）、打印条形码，核对无误后粘贴于化验单上。必要时：酒精灯、火柴。

【操作步骤】

1. 护士：洗手、戴口罩。

2. 向患者解释咽拭子采集的目的、配合方法。

3. 核对床号、床头卡，反问式核对患者姓名，核对腕带信息。

4. 关闭门窗、协助患者取舒适体位。

5. 检查试管是否严密，将条形码贴于试管外。

6. 戴手套、核对患者信息，拿取压舌板及长棉签让患者张口发“啊”音，必要时使用压舌板轻压患者舌根部，取长棉签轻柔、迅速地擦拭两侧腭弓、咽后壁及扁桃体上的分泌物（图1-3-2），采集完毕后将棉签插入试管，折去尾端，拧紧瓶塞，防止标本污染（图1-3-3），摘手套弃入医疗废物。

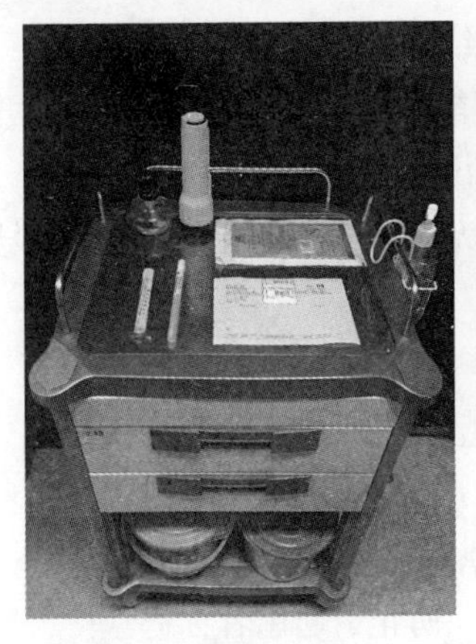

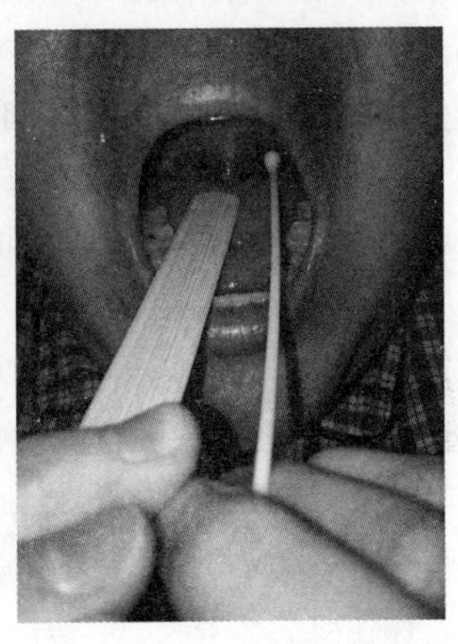

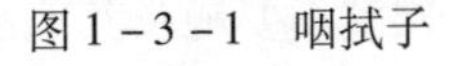

图1-3-1　咽拭子　　图1-3-2　采集部位

7. 整理床单位，询问患者有无不适主诉，将呼叫器放于患者床头。

8. 洗手，按医疗垃圾分类处理。

9. 检查标本质量是否合格，再次核对患者及化验单信息。

10. 标本及时送检。

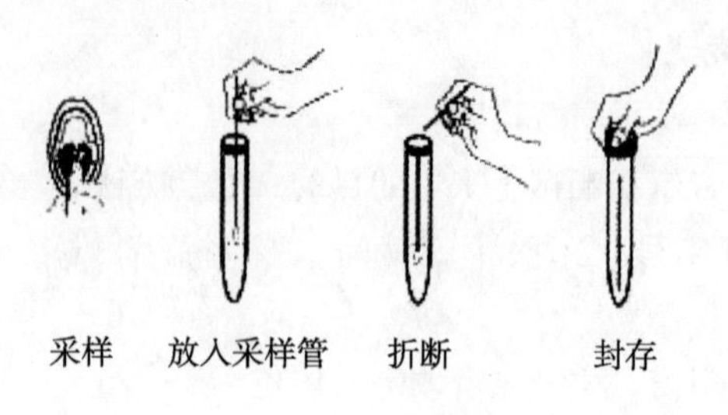

图1-3-3 使用拭子方法

【难点及重点】

指导患者在采集标本过程中如何正确配合。

（1）告知患者采集标本的目的及重要性，以取得患者及家属的配合。

（2）告知患者清晨禁食、禁水，也不得刷牙、漱口，以防咽部细菌数目大量减少，影响培养结果。

（3）告知患者在采集瞬间可能会出现轻微恶心，嘱患者做深呼吸，尽量放松，以免呕吐造成污染。

（4）在操作过程中，要告知患者如有胸闷、憋气、咽部疼痛等症状时及时告知操作者。

【注意事项】

1. 标本最好在使用抗菌药物治疗前采集。

2. 真菌培养时，须在口腔溃疡面采集分泌物。

3. 采集标本时，为防止呕吐，应避免在患者进食后2小时内进行，操作时动作要轻稳、敏捷、防止引起患者不适。

4. 操作过程中，严格无菌操作，棉签不要触及其他部位，防止污染标本，影响检验结果。

5. 如使用玻璃咽拭子培养管时，采集完毕后将试管口在酒精灯火焰上消毒后再将棉签插入试管中，塞紧试管口，用酒精灯盖扣灭火焰。

6. 采集的咽拭子标本应立即送检，如不能马上送检，则应于4℃冰箱保存。

【评分标准】

咽拭子标本采集法考核评分标准

项目	总分	技术操作要求	评分	评分等级				得分
				A	B	C	D	
评估	10	评估患者一般情况、病情、生命体征、自理及合作程度	5	5	3	1	0	
		评估患者口腔情况，进食情况	5	5	3	1	0	
操作前准备	20	服装整洁、仪表端庄、戴口罩	5	5	3	1	0	
		向患者解释沟通、语言、内容适当，态度真诚	5	5	3	1	0	
		备齐用物、洗手、落实查对、检查物品、打印条形码粘贴于化验单上	8	8	6	3	0	
		环境整洁、舒适、安全	2	2	1	0	0	
操作过程	60	携用物至床旁放置合理、解释恰当	5	5	3	1	0	
		正确核对床号、床头卡，反问式核对患者姓名，核对腕带信息	5	5	3	1	0	
		关闭门窗、协助患者取正确体位	2	2	1	0	0	
		检查无菌咽拭子培养管方法正确	2	2	1	0	0	
		粘贴无菌咽拭子培养管条形码方法正确	2	2	1	0	0	
		指导患者张口配合方法正确	5	5	3	1	0	
		取咽喉部分泌物方法正确	10	10	6	3	0	

续表

项目	总分	技术操作要求	评分	评分等级				得分
				A	B	C	D	
操作过程		棉签插入试管方法正确、无污染	10	10	6	3	0	
		患者体位舒适、床单位整洁	5	5	3	1	0	
		整理用物、洗手、记录	5	5	3	1	0	
		检查标本方法正确	5	5	3	1	0	
		送检标本及时	4	4	3	2	0	
评价	10	操作过程中观察细致，注意患者感受	5	5	3	1	0	
		操作过程中注意与患者的沟通	5	5	3	1	0	
总分	100		100					

［龚春雨　蔡鑫　李颖(北京大学第三医院海淀院区)］

【参考文献】

［1］黄剑琴.现代临床护理技术手册［M］.北京:北京大学医学出版社,2008:79.

［2］邓秋迎,陈惠超,张晓春,等. 甲型 H1N1 流感咽拭子标本采集方法总结［J］.医学信息,2011,24(9):274.

第四节　血培养留取技术

血培养是将新鲜离体的血液标本接种于营养培养基上，在一定温度、湿度等条件下，使对营养要求较高的细菌生长繁殖并对其进行鉴别，从而确定病原菌的一种人工培养法，是确认机体血流感染的病原学基础。

【操作目的及意义】

1. 明确致病菌，指导临床正确合理用药。

2. 降低患者病死率，减少医疗费用。

【评估】

1. 患者病情、年龄、诊断、意识状态及配合程度。

2. 穿刺部位皮肤、血管情况及肢体活动度。

3. 患者抗生素的应用情况。

4. 了解患者寒战或发热的高峰时间。

5. 患者对静脉采血了解程度及心理反应。

6. 病室环境：安静、整洁。

【用物】

治疗车、治疗盘、碘伏、75%乙醇、无菌棉签、止血带、无菌注射器或采血器、血培养瓶（图1－4－1）、手套、一次性垫巾、无菌输液贴、胶布、化验单及条形码、快速手消液、生活垃圾桶、医疗垃圾桶、锐器盒。

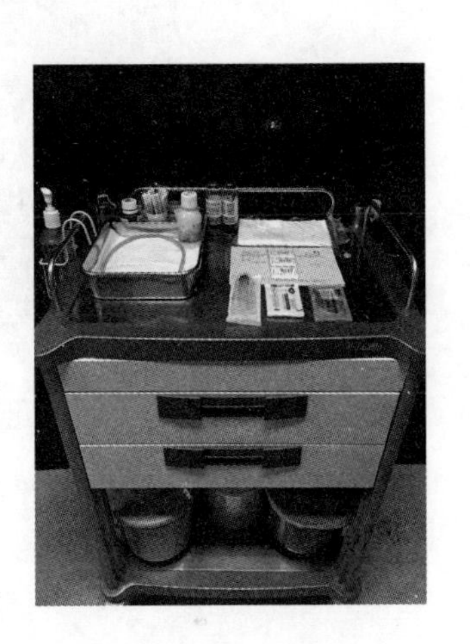

图1－4－1　血培养瓶

【操作步骤】

1. 护士：洗手、戴口罩。

2. 向患者解释操作的目的、方法，取得合作。

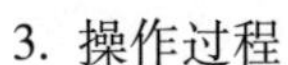

3. 操作过程

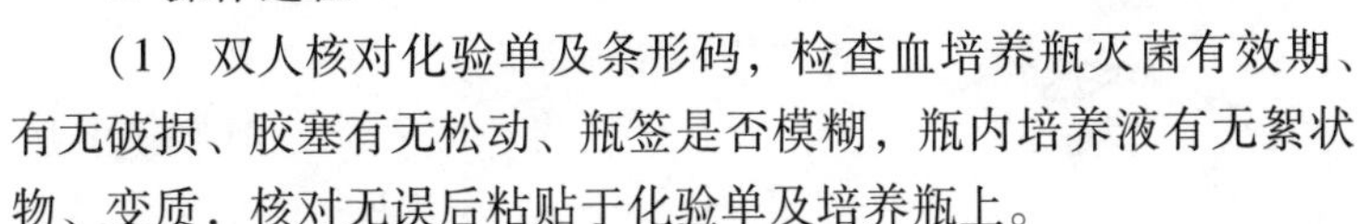

（1）双人核对化验单及条形码，检查血培养瓶灭菌有效期、有无破损、胶塞有无松动、瓶签是否模糊，瓶内培养液有无絮状物、变质，核对无误后粘贴于化验单及培养瓶上。

（2）携用物至患者床旁，核对床号、床头卡，反问式核对患者姓名，核对腕带信息。

（3）向患者解释采血的必要性和注意事项（穿刺过程中肢体勿动，采血完毕需要患者或家属协助压迫），取得患者的配合。

（4）关闭门窗，劝导探视人员离开。

（5）核对化验单，协助患者取合适体位（坐位或卧位），充分暴露穿刺部位，嘱患者放松、勿紧张。

（6）在穿刺点上方约6cm处扎止血带（图1-4-2），嘱患者握拳，选择合适的血管（采血部位通常为肘正中静脉、头静脉、贵要静脉）。

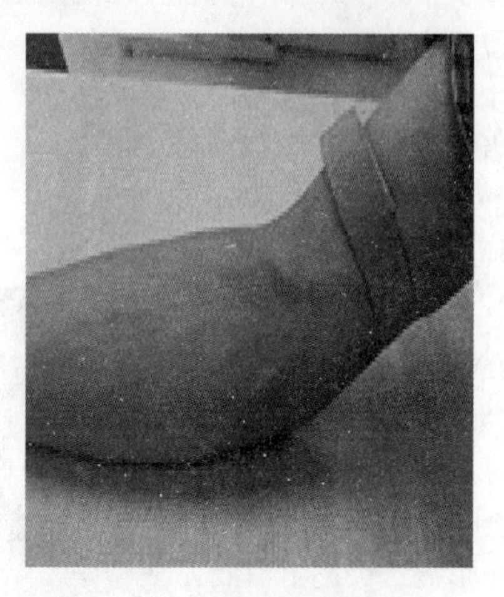

图1-4-2 系止血带部位

（7）嘱患者松拳，松止血带。

（8）操作者进行手消毒后，戴手套，穿刺部位下方垫一次性垫巾。

（9）消毒

①培养瓶消毒：去除培养瓶顶部塑料盖，以75%乙醇棉签消毒血培养瓶顶部2遍（图1-4-3）。

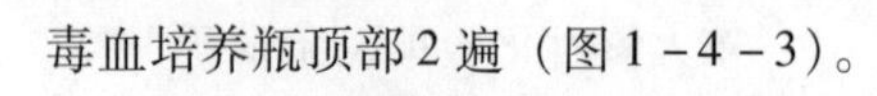

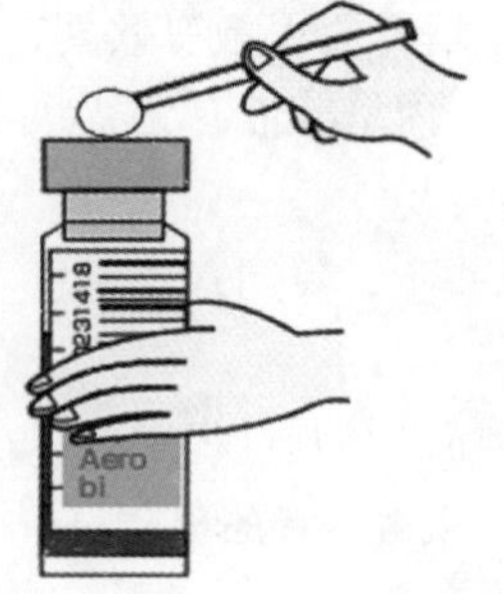

图1-4-3 血培养瓶消毒方法

②皮肤消毒：用75%乙醇擦拭静脉穿刺部位待干30秒以上（图1-4-4），再以穿刺点为中心，用碘伏棉签自内向外螺旋环绕（图1-4-5），至消毒区域直径达5cm以上消毒两遍，无遗漏缝隙，不逆转方向，同时旋转消毒棉签，待干。

（10）在穿刺点上方约6cm处系止血带，嘱患者握拳，再次核对患者信息。

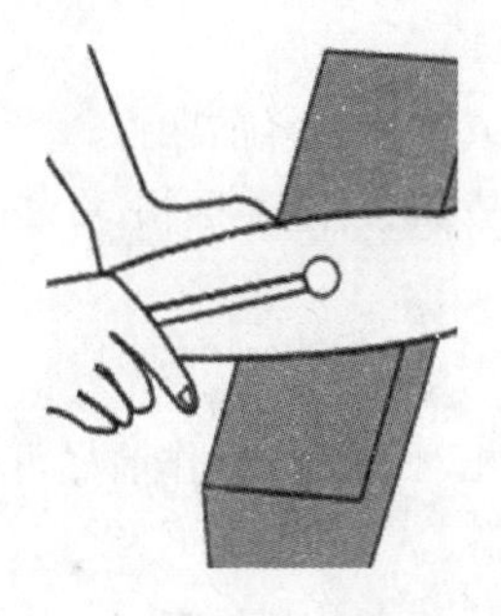

图 1-4-4　乙醇擦拭

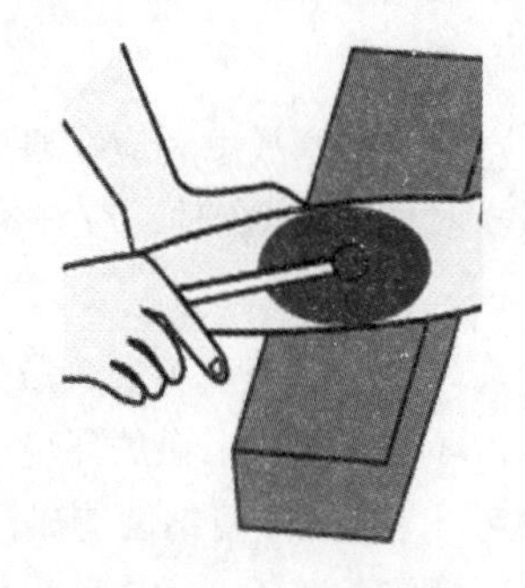

图 1-4-5　碘伏消毒

（11）左手绷紧皮肤，右手持无菌采血针，针尖斜面向上，针头与血管呈 15°～30°角进针，见回血后用胶布固定针翼，另一头刺入消毒后的血培养瓶内（先注入厌氧瓶，再注入需氧瓶），利用瓶内真空抽取血标本（采血量：成人每次每培养瓶 8～10ml，婴幼儿每次每培养瓶 2ml）。

（12）当针头出血速度变慢（由线状变点滴状）时，反折针头，拔出培养瓶。嘱患者松拳，松止血带，迅速拔出针头，用无菌棉签按压穿刺点 5 分钟（如使用抗凝剂时要延长按压时间至少 10 分钟）。

（13）将血标本轻轻混匀，盖上无菌输液贴固定。

（14）同法在另外一处静脉血管再采集一套血培养标本，两套血培养的采血时间必须接近（≤5 分钟）。

（15）检查血培养标本质量是否符合要求，再次核对患者及化验单信息。

（16）摘手套，协助患者取舒适卧位，整理床单位，将呼叫器放于患者伸手可及处。

（17）及时将标本送检。

（18）整理用物，洗手、记录、签字。

【难点及重点】

1. 血培养最佳的采血时机

（1）尽可能在抗菌药物使用前或者是停用抗菌药物 24 小

时后。

（2）间歇性寒战患者应在寒战或体温高峰前取血；当预测寒战或高峰时间有困难时，应在寒战或发热时尽快采集血培养标本。

2. 提高血培养的准确性，避免污染

（1）环境准备　采血的环境应相对洁净，操作前尽可能关闭门窗及空调，避免环境细菌造成污染。

（2）操作者准备　操作前须用流动水及肥皂洗手，操作过程中必须严格执行无菌操作原则。

（3）待用血培养瓶消毒　去除培养瓶顶部塑料盖，以75%乙醇棉签消毒血培养瓶顶部2遍。

（4）在实施采血操作时，禁止接触已消毒的穿刺部位。

（5）采血失败时务必更换新采血器具。

（6）如使用注射器采集血标本时，采血后需注意不要污染针头。

【注意事项】

1. 血培养瓶应在室温下避光保存。

2. 操作过程中注意个人防护，防止针刺伤。

3. 止血带压迫静脉时间不宜过长，不超过40秒为宜，否则容易引起淤血、静脉扩张，并且影响某些指标的检查结果。

4. 采集的血液首先应注入厌氧瓶，然后再注入需氧瓶，有利于更好地分离出真菌、铜绿假单胞菌等，血标本注入培养瓶时不可混入消毒剂、防腐剂及药物，注入厌氧瓶时，注意误将空气注入瓶内，以免影响检验结果。

5. 采血量：要保证足够的标本量，采血量过少会明显降低阳性率。成人每次每培养瓶采血8～10ml，婴幼儿每次每培养瓶采血2ml。

6. 采血次数：对于成年患者，应该同时分别在两个部位采集血标本，在两个不同部位分离到同样菌种才能确定是病原菌。

7. 怀疑有导管相关的血流感染需采取血培养标本时，每次至少采集2套，其中一套从独立外周静脉采集，另外一套则从导管采集。不应从留置静脉或动脉导管取血，因为导管易被皮肤正常菌群污染。

8. 怀疑血流感染时应尽早采血，不要强调体温超过39℃才抽血，而错过时机，应立即采血做血培养，最好在抗菌治疗前或停用抗菌药物24小时后，以寒战、发热时采集为宜。

9. 送检标本应正确粘贴条形码，化验单上需注明抗菌药物使用情况、血液采集时间和部位。

10. 血培养标本采集后应立即送往实验室，最好在2小时内，如果不能及时送检，宜置于室温环境，以免影响结果。

【评分标准】

血培养留取技术考核评分标准

项目	总分	技术操作要求	评分	评分等级				得分
				A	B	C	D	
评估	10	评估患者一般情况、病情、皮肤血管情况、肢体活动度、意识状态及配合程度	5	5	3	1	0	
		评估患者抗生素的应用情况及寒战或发热的高峰时间	5	5	3	1	0	
操作前准备	20	服装整洁、仪表端庄、戴口罩	5	5	3	1	0	
		向患者解释沟通、语言、内容适当，态度真诚	5	5	3	1	0	
		备齐用物、洗手、落实查对、检查物品、打印条形码粘贴于化验单上	8	8	6	3	0	
		环境整洁、舒适、安全	2	2	1	0	0	
操作过程		携用物至床旁放置合理、解释恰当	2	2	1	0	0	

续表

项目	总分	技术操作要求	评分	评分等级				得分
				A	B	C	D	
操作过程	60	正确核对床号、床头卡，反问式核对患者姓名，核对腕带信息	5	5	3	1	0	
		协助患者取正确体位，选择穿刺部位正确	5	5	3	1	0	
		局部垫无菌治疗巾	6	6	4	2	0	
		扎止血带位置正确	6	6	4	2	0	
		血培养瓶消毒方法正确	6	6	4	2	0	
		穿刺部位消毒方法正确	6	6	4	2	0	
		穿刺方法正确，遵循无菌操作原则	6	6	4	2	0	
		采血量综合要求	6	6	4	2	0	
		检查标本方法正确	6	6	4	2	0	
		患者体位舒适、床单位整洁	2	2	1	0	0	
		送检标本及时	2	2	1	0	0	
		整理用物、洗手、记录	2	2	1	0	0	
评价	10	操作过程中动作熟练，遵循无菌原则	5	5	3	1	0	
		操作过程中观察细致，注意患者感受	5	5	3	1	0	
总分	100		100					

［龚春雨　蔡鑫　李颖（北京大学第三医院海淀院区）］

【参考文献】

[1] 中华人民共和国卫生部,中国人民解放军总后勤部卫生部.临床护理实践指南[M].北京:人民军医出版社,2011:75-76.

[2] 黄剑琴.现代临床护理技术手册[M].北京:北京大学医学出版社,2008:71-73.

[3] 吴钟琪.医学临床“三基”训练护士分册[M].3版.长沙:湖南科学技术出版社,1992:213-214.

[4] 胡必杰.医院感染预防与控制标准操作规程[M].上海:上海科学技术出版社,2010:140-141.

第五节　胸腔穿刺术

胸腔穿刺术是指对有胸腔积液或气胸的患者，为了诊断和治疗疾病的需要，而通过胸腔穿刺抽取积液或者气体的一种技术。

【操作目的及意义】

1. 取胸腔积液进行一般性状检测、化学检测、显微镜监测和细菌学检测，明确积液的性质，寻找引起积液的病因。

2. 抽出胸膜腔的积液或积气，减轻液体或气体对肺组织的压迫，使肺组织复张，缓解患者的呼吸困难等症状。

3. 抽吸胸膜腔的脓液，进行胸腔冲洗，治疗脓胸。

4. 胸膜腔给药，可胸腔注入抗生素或者抗癌药物。

【评估】

1. 患者神志状态、合作程度。

2. 了解、熟悉患者病情，过敏史；了解患者凝血功能及血小板情况。

【用物】

1. 0.5%碘伏、2%利多卡因注射液。

2. 一次性胸腔穿刺包。

3. 一次性注射器5ml 1个，一次性注射器50ml 1个、无菌小瓶2~3个、标本容器500ml 2个、量杯1000ml 1个。

4. 无菌手套两副、无菌纱布两包、自粘敷料1个。

5. 有靠背的座椅1个、抱枕1个、屏风（按需）。

【操作步骤】

1. 医生、护士：洗手，戴帽子、口罩。

2. 查看医师与患者签署的胸腔穿刺知情同意书。

3. 告知患者，评估病情、合作程度，讲解配合方法、术后注意事项。关闭门窗，按需协助患者大小便。

4. 洗手、准备并检查用物。

①检查一次性胸腔穿刺包、一次性物品外包装完好，各种物品在有效期内。

②核对药物药名、浓度、剂量、用法、时间正确；检查在有效期内；无变色、沉淀、浑浊、絮状物。

③根据检验项目选择标本容器、无菌小瓶，贴上相应的检验标签。

5. 请患者说出床号、姓名、过敏史，核对患者信息。

6. 协助患者取坐位，面向椅背，两手前臂平放于椅背上。前额伏于前臂上。不能起床者，可取半坐卧位，患侧前臂置于枕部。

7. 协助医师标记穿刺点，一般选择实音明显的部位进行穿刺，常选择肩胛下角线7～9肋间；腋后线7～8肋间；腋中线6～7肋间；腋前线5～6肋间。必要时行胸水定位B超确定穿刺点。

8. 医生打开一次性使用胸腔穿刺包，戴无菌手套，检查胸腔穿刺包内物品，护士将0.5%碘伏和75%乙醇倒入治疗碗中，依次打开无菌注射器、自粘敷料外包装，放入胸腔穿刺包内。

9. 询问患者是否对利多卡因过敏，与医师共同核对2%利多卡因注射液，协助医师抽取药液。

10. 待医师穿刺成功后，递给医师一次性注射器50ml，使之与穿刺针导管连接，并抽取胸腔积液。第一次抽取的液体应先留取标本，分别装入各个标本小瓶内。

11. 待医师拔针后用自粘敷料覆盖穿刺点，协助患者穿衣。整理床单位，并将呼叫器置于患者随手可及处。

12. 术后处理：术后护士告知患者卧位或半卧位休息半小时。穿刺后观察：患者有无气促、胸痛、头晕、心悸、咳泡沫痰；有无面色苍白、血压下降。

13. 护士清洁器械及操作场所。

14. 完成护理记录。

15. 根据检验单分送标本。

【难点及重点】

1. 协助患者摆好体位。取坐位，面向椅背，两手前臂平放于椅背上。前额伏于前臂上。不能起床者，可取半坐卧位，患侧前臂置于枕部。

2. 穿刺过程中告知并协助患者保持体位；不能咳嗽；观察患者意识、瞳孔、面色、脉搏及呼吸情况。

3. 穿刺后观察：患者有无气促、胸痛、头晕、心悸、咳泡沫痰；有无面色苍白、血压下降。

【注意事项】

1. 操作前应向患者说明穿刺目的，消除顾虑；对精神紧张者，可于术前半小时给地西泮 10mg，或可待因 0.03g 以镇静止痛。

2. 操作中应密切观察患者的反应，如有患者头晕、面色苍白、出汗、心悸、胸部压迫感或剧痛、晕厥等胸膜过敏反应；或出现连续性咳嗽、气短、咳泡沫痰等现象时，立即停止抽液，并皮下注射 0.1% 肾上腺素 0.3 ~ 0.5ml，或进行其他对症处理。

3. 一次抽液不应过多、过快。诊断性抽液，50 ~ 100ml 即可。减压抽液，首次不超过 600ml，以后每次不超过 1000ml。如为脓胸，每次尽量抽尽，疑有化脓性感染时，助手用无菌试管留取标本，行涂片革兰染色镜检、细菌培养及药敏试验。检查瘤细胞，至少需要 100ml，并应立即送检，以免细胞自溶。

4. 严格无菌操作，操作中要始终保持胸膜负压，防止空气进入胸腔。

5. 应避免在第 9 肋间以下穿刺，以免穿透膈肌损伤腹腔脏器。

6. 操作前、后测量患者生命体征，操作后嘱患者卧位休息30 分钟。

7. 对于恶性胸腔积液，可注射抗肿瘤药物或硬化剂诱发化学性胸膜炎，促使脏层与壁层胸膜粘连，闭合胸腔，防止胸液重新积聚。具体操作：于抽液 500～1200ml 后，将药物（如米诺环素500mg）加生理盐水 20～30ml 稀释后注入。推入药物后回抽胸液，再推入，反复 2～3 次后，嘱患者卧床 2～4 小时，并不断变换体位，使药物在胸腔内均匀涂布。如注入之药物刺激性强，可致胸痛，应在药物前给强痛定或哌替啶等镇痛剂。

8. 观察术后反应，注意并发症，如气胸、肺水肿等。

【评分标准】

胸腔穿刺术评分标准

<table>
<tr><th rowspan="2">项目</th><th rowspan="2">总分</th><th rowspan="2">技术操作要求</th><th rowspan="2">评分</th><th colspan="4">评分等级</th><th rowspan="2">得分</th></tr>
<tr><th>A</th><th>B</th><th>C</th><th>D</th></tr>
<tr><td rowspan="2">评估</td><td>5</td><td>评估患者一般情况、病情、生命体征</td><td>5</td><td>5</td><td>3</td><td>1</td><td>0</td><td></td></tr>
<tr><td>5</td><td>评估患者的合作程度，有无过敏史</td><td>5</td><td>5</td><td>3</td><td>1</td><td>0</td><td></td></tr>
<tr><td rowspan="4">操作前准备</td><td rowspan="4">15</td><td>服装整洁、仪表端庄、戴口罩</td><td>5</td><td>5</td><td>3</td><td>1</td><td>0</td><td></td></tr>
<tr><td>向患者解释沟通，语言、内容适当，态度真诚</td><td>5</td><td>5</td><td>3</td><td>1</td><td>0</td><td></td></tr>
<tr><td>备齐物品，洗手，落实查对</td><td>3</td><td>3</td><td>2</td><td>1</td><td>0</td><td></td></tr>
<tr><td>环境整洁、舒适、安全</td><td>2</td><td>2</td><td>1</td><td>0</td><td>0</td><td></td></tr>
</table>

续表

项目	总分	技术操作要求	评分	评分等级				得分
				A	B	C	D	
操作过程	60	处置室胸穿用物放置合理，解释恰当	3	3	2	1	0	
		协助患者取正确体位	5	5	3	1	0	
		患者舒适，符合穿刺要求	5	5	3	1	0	
		符合无菌原则，用药准确	8	8	6	3	0	
		穿刺过程中无用品污染	5	5	3	1	0	
		穿刺成功后，抽液符合无菌原则	8	8	6	3	0	
		穿刺抽液结束，管道固定良好	5	5	3	1	0	
		管道有标识，日期、名称	5	5	3	1	0	
		观察患者穿刺过程中有不适	5	5	3	1	0	
		标本采集正确	5	5	3	1	0	
		标本分类正确	3	3	2	1	0	
		整理用物，洗手，记录	3	3	2	1	0	
评价	15	配合过程动作熟练、节力、无菌观念到位	5	5	3	1	0	
		操作过程注意保护患者安全	5	5	3	1	0	
		操作过程注意和患者的沟通	5	5	3	1	0	
总分	100		100					

［王雯　李颖（北京大学人民医院）］

【参考文献】

［1］中华医学会. 临床技术操作规范——胸外科学分册［M］. 北京：人民军医出版社，2009：1－2.

［2］欧阳钦. 临床诊断学［M］. 北京：人民卫生出版社，2005：452－453.

[3] 梁启坤,梁运宁. 胸膜腔穿刺负压引流装置的研制及应用[J]. 吉林医学,2009,30(20):2549.

[4] 冷霜,周世明,于秋艳,等. 套管针在胸膜腔穿刺术中的应用[J]. 中国乡村医药杂志,2002,9(7):44-45.

[5] 王其清,等. 胸膜腔穿刺术的一种改良方法[J]. 中国卫生产业,2011,8(9):101.

[6] 朱勇德,田作春,吴毓优,等. 中心静脉导管置管引流胸腔积液的临床应用[J]. 海南医学,2006,34(8):69-70.

第六节 胸腔闭式引流技术

一、保留置管接引流袋引流术

胸腔闭式保留置管接引流袋引流术是经胸壁向胸膜腔置入引流管道，连接无菌引流袋，持续引流胸膜腔内液体。

【操作目的及意义】

1. 引流胸膜腔内积液或气体。
2. 重建负压，保持纵隔的正常位置。
3. 促进肺膨胀。

【评估】

1. 患者神志状态、合作程度。
2. 患者生命体征、血氧饱和度。
3. 评估患者过敏史

【用物】

无菌包（弯盘两个、止血钳1把、镊子1把）、一次性引流袋/抗反流引流袋、无菌手套、安尔碘、无菌纱布或棉球、无菌透明敷料、治疗巾或小垫。

【操作步骤】

1. 护士：洗手、戴口罩。
2. 向患者解释操作的目的。
3. 操作过程

（1）协助患者取舒适体位，暴露留置引流管部位，在引流管与引流袋连接处下铺治疗巾/小垫。

（2）卫生手消毒，打开无菌换药包，将安尔碘倒入弯盘内的棉球上，打开一次性引流袋/抗反流引流袋外包装后放入无菌换药包内。

（3）戴手套，将两个弯盘置于治疗巾/小垫上，盛有安尔碘棉球的弯盘置于患者近侧平引流管位置。

（4）用止血钳夹闭引流管末端，断开引流管与引流袋连接处，引流管口置于近侧的弯盘中，换下的引流袋置于远侧的弯盘中。

（5）用镊子夹取安尔碘棉球，从引流管口由内向外壁螺旋式旋转，消毒引流管口及周围两遍，弃于医疗垃圾桶内。

（6）将一次性引流袋/抗反流引流袋头端的小帽取下后插入引流管并连接紧密。

4. 用别针将一次性引流袋/抗流引流袋固定于床边，位置低于引流出口高度/遵医嘱调整高度，松开引流管末端的止血钳，观察引流情况，询问患者的感受。

5. 摘手套，卫生手消毒。

6. 告知患者不要自行夹闭引流管，防止管路打折、扭曲、受压、脱出，若管路脱出要及时通知医务人员。

7. 拔管护理：拔管后观察患者有无胸闷、呼吸困难、切口处漏气、渗出、渗血、出血、皮下气肿等情况，如发现异常应及时处理。

8. 在护理记录上记录引流颜色、量。

【难点及重点】

如何确保安全更换？

1. 断开引流管与引流袋时动作要轻柔，不宜生拉硬拽。

2. 断开引流管与引流袋前要使用止血钳夹闭。

3. 更换后的引流袋与引流管一定要连接紧密。

4. 引流袋位置要低于引流出口位置，防止引流液逆流。

【注意事项】

1. 护士要严密观察穿刺部位有无渗血渗液。
2. 观察引流管与引流袋是否连接紧密。
3. 观察引流液的量、颜色及性状。

【评分标准】

胸腔闭式保留置管接引流袋引流技术考核评分标准

项目	总分	技术操作要求	评分	评分等级				得分
				A	B	C	D	
评估	10	评估患者一般情况、病情、生命体征	5	5	3	1	0	
		评估患者引流管的位置	5	5	3	1	0	
操作前准备	15	服装整洁、仪表端庄、戴口罩	5	5	3	1	0	
		向患者解释沟通，语言、内容适当，态度真诚	5	5	3	1	0	
		备齐物品、洗手，落实查对	3	3	2	1	0	
		环境整洁、舒适、安全	2	2	1	0	0	
操作过程	60	携用物至床旁放置合理，解释恰当	5	5	3	1	0	
		协助患者取正确体位	5	5	3	1	0	
		打无菌包不违反无菌原则	5	5	3	1	0	
		止血钳要夹闭引流管末端	5	5	3	1	0	
		消毒顺序及次数正确	10	10	6	3	0	
		引流管与引流袋连接紧密	10	10	6	3	0	
		引流袋位置低于引流出口高度	5	5	3	1	0	
		观察引流液的量、性状及颜色	5	5	3	1	0	
		患者体位舒适，床单位整洁	5	5	3	1	0	
		整理用物，洗手，记录	5	5	3	1	0	

续表

项目	总分	技术操作要求	评分	评分等级				得分
				A	B	C	D	
评价	15	操作动作熟练、节力	5	5	3	1	0	
		操作过程注意保护患者安全	5	5	3	1	0	
		操作过程注意和患者的沟通	5	5	3	1	0	
总分	100		100					

（梁丽君　王雯）

二、更换胸腔闭式引流瓶技术

胸腔闭式保留置管接水封瓶引流术是经胸壁向胸膜腔置入引流管道，连接无菌引流瓶，使胸膜腔内压力保持在 1～2cmH_2O，持续引流胸膜腔内液体或者气体。定期更换是为了保持有效的引流，减少并发症。

【操作目的】

1. 引流胸膜腔内积液或气体。
2. 重建负压，保持纵隔的正常位置。
3. 促进肺膨胀。

【评估】

1. 患者神志状态、合作程度。
2. 患者生命体征、血氧饱和度。

【用物】

无菌包（弯盘两个、止血钳两把）、一次性胸腔闭式引流瓶（三腔型）、0.9% 氯化钠注射液、无菌手套、安尔碘、无菌纱布、无菌透明敷料、治疗巾。

【操作步骤】

1. 护士：洗手、戴口罩。
2. 向患者解释操作的目的。
3. 准备并检查用物，各种物品在有效期内，无菌物品外包装完好，无潮湿、破损。

3. 操作过程

（1）打开一次性胸腔闭式引流瓶包装，将短连接管两端分别与引流瓶和水封瓶连接管柱口连接（图1－6－1）。

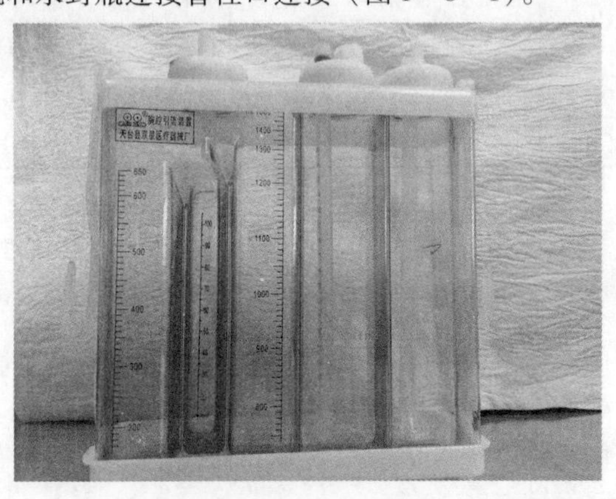

图1－6－1 胸腔闭式引流瓶

（2）分别在水封瓶、负压瓶加入0.9%氯化钠注射液至刻度0cmH_2O、刻度12cmH_2O。

（3）协助患者取平卧位或坐位，卫生手消毒，戴手套。

（4）将新准备好的胸腔闭式引流瓶放于原胸腔闭式引流瓶旁，用两把止血钳的手柄端将患者的胸腔闭式引流管打折后双重夹闭，去除无菌纱布，分离胸腔闭式引流瓶接柱处，用安尔碘棉签从引流管口由内向外消毒2遍，将胸腔闭式引流管与新的胸腔闭式引流瓶接柱紧密连接。

（5）确认连接正确，松开止血钳，嘱患者咳嗽，观察引流管水柱波动及气泡溢出情况。确认患者无胸闷、憋气等不适（图1－6－2）。

4. 记录引流量，将换下的胸腔闭式引流瓶放入医疗垃圾桶。

5. 摘手套，卫生手消毒。

6. 告知患者不要自行夹闭引流管，防止管路打折、扭曲、受压、脱出，若管路脱出要及时通知医务人员；保持引流瓶高度低于胸腔闭式引流穿刺处，防止逆行感染。

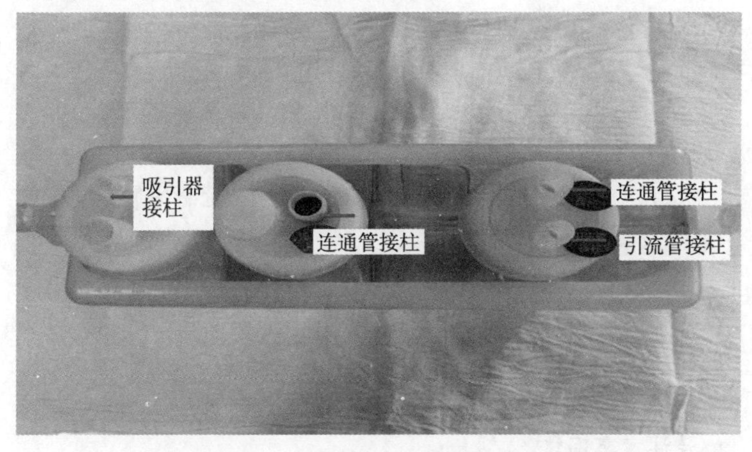

图1-6-2　胸腔闭式引流各接口

7. 拔管护理：拔管后观察患者有无胸闷、呼吸困难及切口处漏气、渗出、渗血、出血、皮下气肿等情况，如发现异常应及时处理。

8. 在护理记录上记录引流颜色、量。

【难点及重点】

1. 保证引流有效

（1）确保引流装置安全　引流瓶应放在患者不易踢到的地方，患者活动时不要将引流瓶提得太高，更不能跨床。引流管不要过长，避免折叠，以防瓶内的液体反流进入胸腔。

（2）观察引流管通畅情况　观察和记录引流液的量、色和性状。水柱波动不仅可以观察胸腔闭式引流的通畅性，还可反映肺膨胀的程度。正常平静呼吸时水柱波动为3～10cm，水柱波动的范围愈大，提示胸腔内残腔较大，肺膨胀不好。而当水柱波动突然消失，则考虑可能是管路不通畅或阻塞。当水柱波动仅为2～4cm或有轻微波动时可以考虑拔管。

（3）定时挤压引流管，保证引流管通畅　当引流液黏稠或引流出血性液体时，应根据病情定时捏挤引流管。操作时双手握住引流管 10～15cm 处，双手前后相接，一手手心向上，靠近胸壁，将引流管置于指腹与大鱼际之间，另一手在距前面一只手的下端 4～5cm 处阻断引流管，前面的手快速用力地挤压引流管，随后两只手同时松开，利用引流管内液体或空气冲击将堵塞引流管的血凝块或组织块冲出。

（4）防止意外：防止在搬动过程中发生引流管滑脱、漏气或引流液反流等意外情况。

2. 引流装置及伤口护理：严格无菌操作，引流瓶上的排气管外端应用 1～2 层纱布包好，避免空气中尘埃或脏物进入引流瓶内。伤口敷料每 1～2 天更换 1 次，有分泌物渗湿或污染时及时更换。

【注意事项】

1. 护士要严密观察引流管是否通畅。
2. 观察引流液的量、色及性状。
3. 告知患者有任何不适及时通知医务人员。

【评分标准】

胸腔闭式接水封瓶技术考核评分标准

项目	总分	技术操作要求	评分	评分等级				得分
				A	B	C	D	
评估	5	评估患者一般情况、病情、生命体征	5	5	3	1	0	
	5	评估患者过敏史	5	5	3	1	0	
操作前准备	15	服装整洁、仪表端庄、戴口罩	5	5	3	1	0	
		向患者解释沟通、语言、内容适当，态度真诚	5	5	3	1	0	
		备齐物品，洗手，落实查对	3	3	2	1	0	
		环境整洁、舒适、安全	2	2	1	0	0	

续表

项目	总分	技术操作要求	评分	评分等级				得分
				A	B	C	D	
操作过程	60	携用物至床旁放置合理，解释恰当	5	5	3	1	0	
		协助患者取正确体位	5	5	3	1	0	
		水封瓶连接正确	5	5	3	1	0	
		更换水封瓶前夹闭引流管	5	5	3	1	0	
		消毒方法正确	10	10	6	3	0	
		伤口敷料保持清洁干燥	10	10	6	3	0	
		拔管后患者无异常	10	10	6	3	0	
		患者体位舒适，床单位整洁	5	5	3	1	0	
		整理用物，洗手，记录	5	5	3	1	0	
评价	15	操作动作熟练、节力	5	5	3	1	0	
		操作过程注意保护患者安全	5	5	3	1	0	
		操作过程注意和患者的沟通	5	5	3	1	0	
总分	100		100					

（王雯　梁丽君）

【参考文献】

[1] 尤黎明,吴瑛．内科护理学[M]. 北京:人民卫生出版社,2012:107-116.

[2] 曹伟新,李乐之. 外科护理学[M]. 北京:人民卫生出版社,2006:6.

第七节　简易人工呼吸器使用技术

简易人工呼吸器使用技术是最简单的人工机械通气技术，可维持和增加肺通气量，改善组织缺氧状态。适用于自主呼吸微弱或停止，不能维持有效呼吸的患者。

简易人工呼吸器又称为加压给氧气囊（AMBU），由自张型气囊、单项呼吸活瓣、面罩、储氧袋和氧气连接管组成。

【操作目的及意义】

维持人体有效的呼吸活动，保证机体足够的氧气供给，排出二氧化碳。

【评估】

1. 患者病情，意识状态，合作程度。
2. 患者有无自主呼吸、呼吸型态、呼吸道是否通畅。
3. 患者生命体征、脉氧饱和度。
4. 检查患者有无假牙或牙齿松动。
5. 患者有无禁忌证：如中等以上的活动性咯血等。

【用物】

简易人工呼吸器、氧气装置、氧气流量表、纱布、弯盘、20ml 注射器（图 1－7－1）。

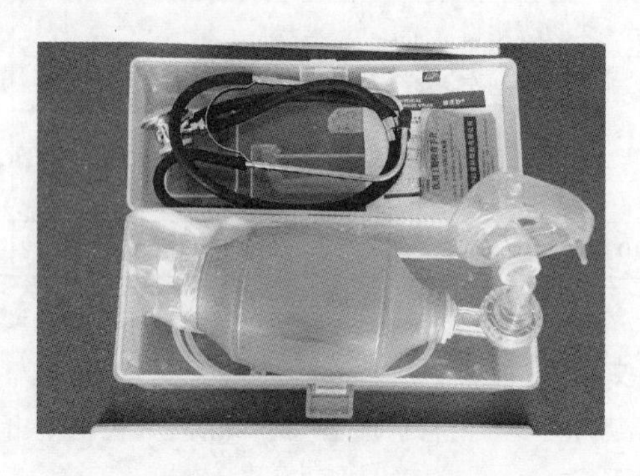

图 1－7－1　简易呼吸器

【操作步骤】

1. 护士：洗手、戴口罩。
2. 向患者或家属解释使用简易呼吸器的目的、操作方法。
3. 操作过程

（1）测试简易人工呼吸器是否完好，备齐用物，携用物至床旁。

（2）评估患者意识、呼吸及颈动脉搏动情况（图 1－7－2）。

（3）迅速掀开被子，三折置于床尾，解开患者上衣。

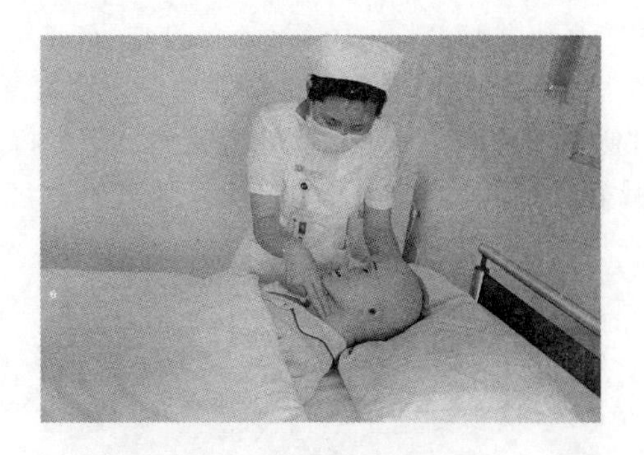

图1－7－2　评估患者

（4）将患者去枕平卧位，头偏向一侧，清除呼吸道分泌物，取出假牙，保护松动牙齿。

（5）充分开放气道，头颈部居正中，操作者左手小鱼际放于患者前额，手掌向后压，使患者头后仰，右手示指及中指将其下颏部向上抬起（图1－7－3）。

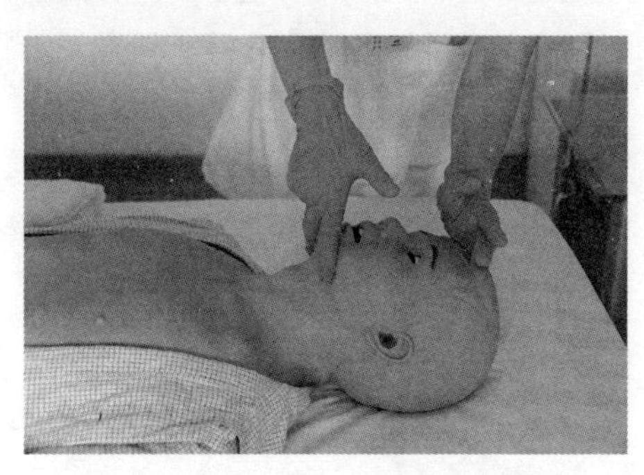

图1－7－3　开放气道

（6）移去床头栏，简易呼吸器连接氧气装置，调节氧流量为6～8L/min或8～10L/min。

（7）操作者立于患者床头位置，左手虎口完全且紧密的扣压面罩于患者口鼻部，防止漏气，同时用力上提下颌保持气道开放状态。

（8）右手有规律地挤压气囊，将气体压入肺内，见胸廓抬起后松开气囊，挤压频率为 12～16 次/分（图 1－7－4）。

（9）在挤压简易呼吸器气囊的同时，注意观察五项有效指征：单项呼吸活瓣活动正常，面罩内有雾气，患者口唇、颜面、甲床发绀减轻，患者胸廓有规律起伏，脉氧饱和度上升（图 1－7－5）。

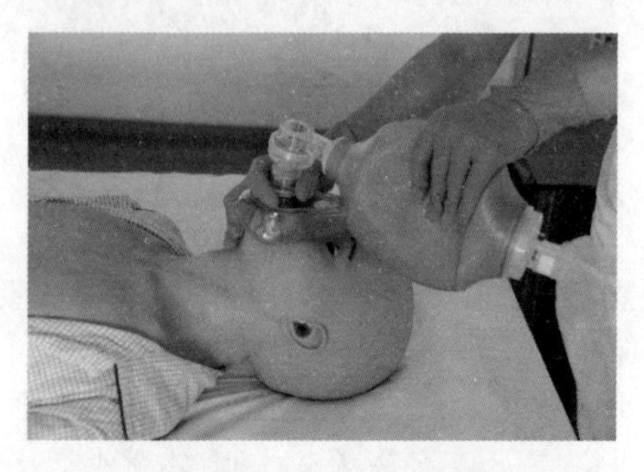

图 1－7－4 挤压通气

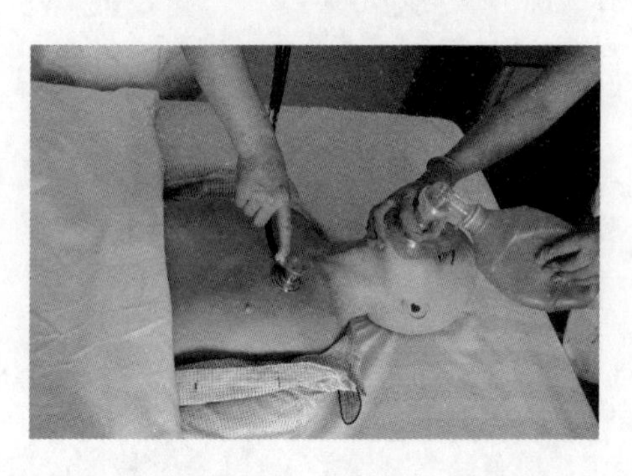

图 1－7－5 评估通气效果

（10）维持有效通气直至改用其他方式给氧。

【难点及重点】

1. 如何保证气道始终处于开放状态

（1）仰头抬颏法　左手置于患者的前额，掌根向后方用力，右手示指及中指置于患者下颏下方拇指置于下颏上方，同时向上向前用力，使气道开放。

（2）抬颌法 将患者头向后仰起，双手拇指、示指分别放于患者下颌角处同时向上提起，使患者气道开放。

（3）仰头抬颈法 一手以小鱼际侧下压患者前额，另一手抬起患者颈部，使其头后仰，气道开放。

（4）在挤压气囊的过程中，操作者的左手应用力上提下颏，保持气道始终处于开放状态。

2. 如何保证有效通气

（1）保证气道始终处于开放状态。

（2）面罩紧扣于患者口鼻部。

（3）有规律的挤压气囊，挤压与放松时间比为1∶2，每次送气量为500～600ml。

（4）球囊挤压频率为12～16次/分，机械通气患者按照呼吸机设定频率挤压气囊。

3. 如何正确地挤压气囊：单手挤压时，应捏住气囊中间部分，拇指和其他四指张开相对，用力均匀挤压气囊；双手挤压气囊时应两手捏住气囊中间部分，两拇指相对向内，四指并拢或略分开，两手用力均匀挤压气囊。待气囊重新膨胀后才能开始下一次挤压。有自主呼吸的患者应尽量在吸气时挤压气囊。

4. 如何判断通气有效

（1）单项呼吸活瓣活动正常。

（2）面罩内有雾气。

（3）患者口唇、颜面、甲床发绀减轻。

（4）患者胸廓有规律起伏。

（5）脉氧饱和度上升。

5. 已行气管插管、气管切开的患者，如何利用简易人工呼吸器进行机械通气：已行气管插管或气管切开的患者，不需要开放气道。取下简易人工呼吸器面罩，直接与导管连接。在进行机械通气时，特别注意应保持简易人工呼吸器与导管的紧密连接，可用手扶住连接处，防止导管脱出。

【注意事项】

1. 始终保持气道的开放状态。

2. 挤压气囊时压力不可过大，以气囊的1/3～2/3为宜（送气量约500～600ml），挤压频率亦应恒定，以免损伤肺组织，造成呼吸中枢紊乱，影响呼吸功能的恢复。

3. 如患者有自主呼吸，应按照患者的呼吸动作加以辅助，以免影响其自主呼吸运动。

4. 对清醒患者做好心理护理，解释应用简易人工呼吸器的目的及意义，缓解紧张情绪，使其主动配合，并在挤压气囊的同时指导患者进行呼吸动作。

5. 使面罩与患者口鼻部贴合紧密，防止漏气，如为充气式面罩即需充入气量恰当。

6. 小儿应用简易人工呼吸器时应使用安全阀装置，自动提供压力调整，防止小儿肺损伤。

7. 自张型气囊放置时不宜挤压变形，以免影响其弹性。

8. 定时检查、测试、维修和保养，使其处于备用状态，性能完好。

9. 复用型简易人工呼吸器使用完毕后须进行清洗和消毒。

【清洗和消毒】

1. 将简易人工呼吸器各配件依顺序拆开，置于1∶1000有效氯溶液中浸泡消毒30分钟。

2. 取出后用清水冲洗所有配件，去除残留的消毒剂。

3. 储氧袋只需清水擦拭消毒即可，禁用消毒剂浸泡。

4. 遇特殊感染患者，可使用环氧乙烷熏蒸消毒。

【测试方法】

1. 气囊测试：取下单向呼吸活瓣和储氧袋，挤压气囊，将手松开，气囊应很快自动弹回原状，说明气囊弹性良好。将气囊进、出气口堵住，挤压气囊，如发觉气囊不易被压扁，说明气囊完好无漏气。

2. 进气阀测试：将出气口用手堵住，挤压气囊时，气囊不易被压扁。如气囊被压扁，请检查进气阀组装是否正确。

3. 储氧袋测试：取下面罩，接头处连接储氧袋，挤压气囊，单向呼吸活瓣张开，储氧袋膨胀。如储氧袋没有膨胀，请检查组装是否正确或提示储氧袋漏气。

【并发症的预防及处理】

1. 胃胀气和胃内容物反流

（1）临床表现 腹胀、腹部膨隆、嗳气、口角有分泌物流出等。

（2）预防措施

①避免通气量过大、通气速度过快。

②检查和调整头部及气道位置，保持气道通畅。

（3）处理措施

①确保气道开放状态。

②观察胃部嗳气情况，胃部气体胀满时勿挤压腹部，必要时插胃管。

③有反流发生时，患者宜侧卧，负压吸引器吸净流出的胃内容物。

2. 误吸和吸入性肺炎

（1）临床表现 神志清醒者表现为咳嗽、气急。神志不清者无明显症状，但数小时后可出现呼吸困难、发绀、低血压，严重者可发生呼吸窘迫综合征。

（2）预防措施

①胃内容物未排空时挤压简易人工呼吸器要平缓，避免过高的潮气量。

②发现患者有误吸现象，应停止挤压气囊，立即吸净分泌物后再行辅助呼吸。

（3）处理措施

①立即吸出呕吐物，患者宜头低足高位或侧卧位。

②给予高浓度吸氧，密切观察生命体征。

③并发感染性休克时，可用白蛋白或低分子右旋糖酐等纠正低血压。

【评分标准】

简易人工呼吸器使用技术考核评分标准

项目	总分	技术操作要求	评分	评分等级				得分
				A	B	C	D	
评估	10	评估患者一般情况、病情、生命体征	5	5	3	1	0	
		评估患者口腔状况，有无禁忌证	5	5	3	1	0	
操作前准备	15	服装整洁、仪表端庄、戴口罩	5	5	3	1	0	
		备齐用物，测试物品是否完好，洗手	5	5	3	1	0	
		环境整洁、舒适、安全	5	5	3	1	0	
操作过程	60	协助患者取正确体位	5	5	3	1	0	
		清理呼吸道方法正确	5	5	3	1	0	
		开放患者气道方法正确	8	8	6	3	0	
		连接吸氧装置，调节氧流量正确	5	5	3	1	0	
		面罩固定于口鼻不漏气，保持气道开放状态	5	5	3	1	0	
		有节律的挤压气囊，挤压方法及频率正确	8	8	6	3	0	
		观察单项呼吸活瓣活动	4	4	3	2	0	
		观察面罩内雾气	4	4	3	2	0	
		观察患者口唇、颜面、甲床色泽	4	4	3	2	0	
		观察患者胸廓起伏	4	4	3	2	0	
		观察脉氧饱和度	4	4	3	2	0	
		整理床单位及用物，洗手，记录	4	4	3	2	0	

续表

项目	总分	技术操作要求	评分	评分等级				得分
				A	B	C	D	
评价	15	操作程序熟练，动作规范	5	5	3	1	0	
		操作过程中注意保护患者安全	5	5	3	1	0	
		操作过程中注意和患者的沟通	5	5	3	1	0	
总分	100		100					

（武淑萍　杨　晶）

【参考文献】

[1] 皮红英,陈海花,田晓丽.军队医院护士必读[M].北京:人民卫生出版社,2013:190.

[2] 皮红英,王玉玲.专科护理技术评分规范与操作标准[M].北京:人民军医出版社,2014:176－177.

[3] 黄金,李乐之.常用临床护理技术操作并发症的预防及处理[M].北京:人民卫生出版社,2013:112.

[4] 贾灵芝.实用ICU护理手册[M].北京:化学工业出版社,2012:180--181.

[5] 孔祥萍.ICU护士一本通[M].北京:化学工业出版社,2014:196－198.

[6] 杨一丹,喻姣,王燕娥.心肺复苏中简易呼吸器使用的常见技术错误分析及对策[J].护理实践与研究,2010,7(7):36.

第八节　血氧饱和度监测技术

血氧饱和度（SO_2）是血液中被氧结合的氧合血红蛋白（HbO_2）的容量占全部可结合的血红蛋白（hemoglobin，Hb）容量的百分比，即血液中血氧的浓度。它是呼吸循环的重要生理参数。而功能性氧饱和度为HbO_2浓度与HbO_2＋Hb浓度之比，有别于氧合血红蛋白所占百分数。因此，监测动脉血氧饱和度（SaO_2）可以对肺的氧合和血红蛋白携氧能力进行估计。正常人体动脉血的血氧饱和度为98% ，静脉血为75% 。

【操作目的及意义】

监测患者机体组织缺氧状况。

【用物】

根据医嘱准备监护仪、心电图纸、电极片、记录用的纸和笔、粘贴心电图的粘贴单等。

【操作步骤】

1. 评估患者

（1）了解患者身体状况、意识状态、吸氧流量。

（2）向患者解释监测目的及方法，取得患者合作。

（3）评估局部皮肤及指（趾）甲情况。

（4）评估周围环境光照条件，是否有电磁干扰。

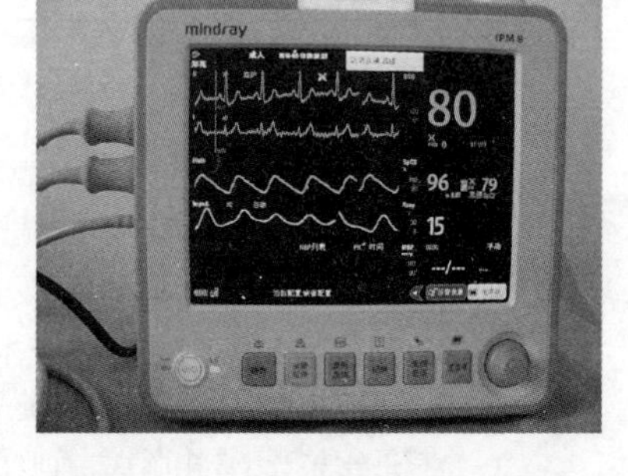

图1－8－1　血氧饱和度监测仪

2. 操作要点

（1）准备好脉搏血氧饱和度监测仪，或者将监测模块及导线与多功能监护仪连接，检测仪器功能是否完好。

（2）清洁患者局部皮肤及指（趾）甲。

（3）将传感器正确安放于患者手指、足趾或者耳廓处，使其光源透过局部组织，保证接触良好。

（4）根据患者病情调整波幅及报警界限。

3. 指导患者

（1）告知患者不可随意摘取传感器。

（2）告知患者和家属避免在监测仪附近使用手机，以免干扰监测波形。

【注意事项】

1. 注意保暖，如体温过低时可使用布套裹热水袋等保暖措施。

2. 注意观察局部皮肤及指（趾）甲情况，定时更换传感器位置。

3. 观察监测结果，发现异常及时报告医生。

4. 下列情况可影响监测结果

①休克、体温过低、使用血管活性药物及贫血等。

②周围环境光照太强、电磁干扰及涂抹指甲油等。

【评分标准】

血氧饱和度监测技术考核评分标准

<table>
<tr><th rowspan="2">项目</th><th rowspan="2">总分</th><th rowspan="2">技术操作要求</th><th rowspan="2">评分</th><th colspan="4">评分等级</th><th rowspan="2">得分</th></tr>
<tr><th>A</th><th>B</th><th>C</th><th>D</th></tr>
<tr><td>仪表</td><td>5</td><td>仪表端庄，服装整洁</td><td>5</td><td>5</td><td>3</td><td>1</td><td>0</td><td></td></tr>
<tr><td rowspan="4">评估与指导</td><td rowspan="4">10</td><td>了解患者意识状态及病情变化</td><td>3</td><td>3</td><td>2</td><td>1</td><td>0</td><td></td></tr>
<tr><td>评估患者末梢血液循环及皮肤、指（趾）甲</td><td>3</td><td>3</td><td>2</td><td>1</td><td>0</td><td></td></tr>
<tr><td>评估环境、照明、有无电磁波干扰</td><td>2</td><td>2</td><td>1</td><td>0</td><td>0</td><td></td></tr>
<tr><td>告知监测目的、方法，取得合作</td><td>2</td><td>2</td><td>1</td><td>0</td><td>0</td><td></td></tr>
<tr><td rowspan="3">操作前准备</td><td rowspan="3">10</td><td>洗手、戴口罩</td><td>3</td><td>3</td><td>2</td><td>1</td><td>0</td><td></td></tr>
<tr><td>检查监护仪及导线连接情况</td><td>2</td><td>2</td><td>1</td><td>0</td><td>0</td><td></td></tr>
<tr><td>患者体位舒适，注意保暖</td><td>5</td><td>5</td><td>3</td><td>1</td><td>0</td><td></td></tr>
<tr><td rowspan="5">操作过程</td><td rowspan="5">50</td><td>检查监护仪功能及导线连接情况</td><td>8</td><td>8</td><td>6</td><td>3</td><td>0</td><td></td></tr>
<tr><td>清洁患者局部皮肤及指(趾)甲</td><td>6</td><td>6</td><td>4</td><td>2</td><td>0</td><td></td></tr>
<tr><td>观察患者指（趾）端血液循环</td><td>6</td><td>6</td><td>4</td><td>2</td><td>0</td><td></td></tr>
<tr><td>将探头妥当地套在指（趾）端，保证接触良好</td><td>6</td><td>6</td><td>4</td><td>2</td><td>0</td><td></td></tr>
<tr><td>躁动的患者适当固定</td><td>6</td><td>6</td><td>4</td><td>2</td><td>0</td><td></td></tr>
</table>

续表

项目	总分	技术操作要求	评分	评分等级				得分
				A	B	C	D	
操作过程		根据病情调整波幅，保证监测波形清晰	6	6	4	2	0	
		设置合理的报警界限	6	6	4	2	0	
		记录时间、观察到的主客观资料、报告情况、处理措施及效果等	6	6	4	2	0	
操作后指导	10	告知患者不要自行移动或摘除探头	3	3	2	1	0	
		告知患者和家属避免在监测仪附近使用手机，以免干扰监测波形	3	3	2	1	0	
		指导患者正确使用血氧探头	4	4	3	2	0	
评价	10	严格执行查对制度	2	2	1	0	0	
		达到心电监护目的，波形清楚	2	2	1	0	0	
		设定报警界限，未关闭报警声音	2	2	1	0	0	
		探头放置合适	2	2	1	0	0	
		导线固定美观，导线未打折缠绕	2	2	1	0	0	
提问	5	条理清楚，重点突出	5	5	3	1	0	
总分	100							

（何剑）

【参考文献】

［1］梁淑琴．面罩吸氧治疗呼吸衰竭的疗效观察与护理［J］．内蒙古中医药，2014，33（1）：140.

[2] 邹泉. 巧做吸氧用一次性面罩[J]. 中国临床护理，2013，5(5)：390.

[3] 刘平，陈杨，彭征玉. 一次性口罩在固定面罩吸氧中的应用[J]. 齐鲁护理杂志，2014(15)：6.

[4] 尹美峰，付传翠. 简易小儿吸氧面罩的制作[J]. 齐鲁护理杂志，2010，16(13)：13.

[5] 桂敏华，李敏，夏梦. 自制接头在一次性吸氧管与吸氧面罩连接中的应用[J]. 中国临床护理，2013，5(2)：143.

[6] 沈冬梅. 舒适护理在呼吸衰竭患者经面罩无创正压机械通气治疗中的应用[J]. 全科护理，2013，11(12)：3215－3216.

[7] 陆炎，王璟. 经面罩无创正压机械通气治疗呼吸衰竭患者的临床护理分析[J]. 中国初级卫生保健，2013，27(3)：113－114.

[8] 凌亚. 面罩BIPAP在婴幼儿呼吸衰竭救治中的应用[J]. 山东医药，2011，51(42)：83.

[9] 张冬梅，丘冰，辛平. 烧伤患者气管切开后采用两种不同吸氧方式的效果比较[J]. 现代医院，2011，11(12)：84－85.

[10] 郑坤. 面罩固定带的改进[J]. 护理研究，2010，24(22)：2028.

第九节　肺动脉压监测技术

肺动脉压监测技术就是利用漂浮导管（Swan－Ganz导管）能迅速进行各种血流动力学监测。其中，在肺动脉主干测得的压力为肺动脉压，在肺小动脉嵌入部位所测压力为肺小动脉嵌压（PAWP）；或肺毛细血管嵌入压（PCWP）。这些都是反映左心房前负荷的重要指标。失血性休克的患者，如果PAWP降低，则提示应补充血容量。心源性休克的患者，如果PAWP升高，提示左心衰竭或肺水肿。肺动脉楔压或肺毛细血管楔压，是反映左心功能及其前负荷的可靠指标。正常值为1.60～2.40kPa（12～18mmHg）。当其值＞2.67kPa（20mmHg）时，说明左心功能轻度减退，但应限液治疗；＞3.33～4.0kPa（25～30mmHg）时，提示左心功能严重不全，有肺水肿发生的可能；

其值<1.07kPa（8mmHg）时，伴心输出量的降低，周围循环障碍，说明血容量不足临床多维持在1.60～2.40kPa（12～18mmHg）范围内。

【操作目的及意义】

肺动脉楔压能反映左房充盈压，可用作判断左心房功能。

【用物】

1. 肺动脉压监测仪器和设备

（1）漂浮导管的选择 Swan和Ganz于1970年最早应用于临床的漂浮导管（亦称Swan－Ganz导管）只有两腔，目前常用的有Swan－Ganz三腔漂浮导管，四腔及五腔热稀释漂浮导管，可根据临床要求选择（表1－9－1）。

①Swan－Ganz三腔漂浮导管：即导管顶端有一主腔（用于测定肺动脉压力）及通入气囊的副腔。

②Swan－Ganz三腔漂浮导管：除上述两腔外，尚在距离导管顶端30cm处有另一副腔开口，当导管顶端位于肺动脉时，此腔恰好位于右心房，用于测定右心房压力或输液。

③Swan－Ganz四腔漂浮导管：除上述三腔外，于导管远端近气囊处装有一热敏电阻，用于热稀释法测定心排出量。

④Swan－Ganz五腔漂浮导管：除上述四腔外，另有一腔开口于距导管顶端25cm处，用于监测压力或输液。

（2）肺动脉导管（Swan－Ganz） 漂浮导管最常用的是四腔导管，长度60～110cm不等，一般成人用7.5F（6－8F）；儿童4F。

表1－9－1 Swan－Ganz各导管前面颜色、开口位置及作用

导管名称	颜色	开口距顶端距离（cm）	功能
肺动脉导管	黄色	0	测量PAP
中心静脉导管	蓝色	30	测量RAP、CVP
球囊导管	红色	2	充气1.2ml，测量PCWP
热敏电阻导管	白色	3.5～4.5	测量PCWP、CO

（3）具有压力监测功能的床旁监护仪。

（4）测压装置（图1－9－1）。

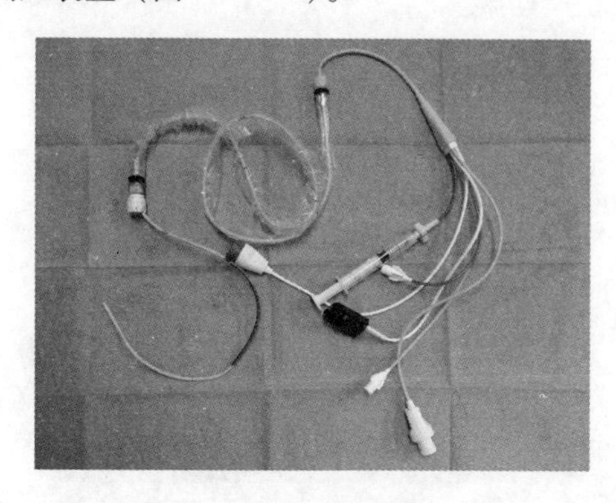

图1－9－1　测压装置

（5）穿刺物品。

3. 常用的穿刺部位：颈内、外静脉；锁骨下静脉；贵要静脉。

【操作步骤】

1. 置管前准备工作

（1）抢救药物的准备。

（2）物品的准备　无菌Swan－Ganz漂浮导管（图1－9－2）、导管鞘、无菌手套2副、静脉切开包、压力换能器、换能器支架、加压输液袋、0.01%肝素盐水500ml、生理盐水500ml、三通接头两个、10ml、20ml注射器（测心输出量时，另从冰箱准备冰生理盐水500ml 2袋或5%葡萄糖500ml 2袋、注射腔）。

（3）将测压输液管插入肝素生理盐水中并排尽管内气体。

（4）仪器的准备　准备好各种缆线、将压力传感器连接于监护模块上，并固定于专用支架上，使之与患者心脏中轴线（右心房）同高，然后校正零点。监护仪器屏幕面对操作者。

（5）患者的准备　首先应与患者交谈，以取得其配合。同时，根据拟选穿刺（或静脉切开）部位做好皮肤准备，即剃去毛发并清洗局部后更衣。插管前测量生命体征，身高、体重。平卧位、头偏向一侧。

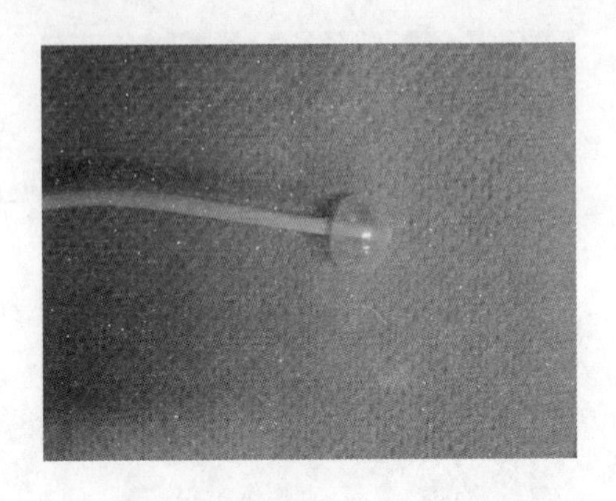

图 1－9－2 无菌 Swan－Ganz 漂浮导管

2. 操作步骤：护士配合医师进行操作。

（1）局部常规消毒皮肤，铺无菌巾。

（2）检查导管 检查球囊的完整性，检查导管是否通畅。灭菌导管使用前的处理：导管使用前用生理盐水反复冲洗导管表面和各腔道，再从管腔内注入含 0.01% 肝素生理盐水。用 2ml 干燥空针吸 1.2～1.5ml CO_2 或空气充盈气囊，以检查气囊是否漏气、偏移及其回缩性能等，然后抽空气体使其内成负压，备用。

（3）将导管与三通接头、换能器连接。

（4）穿刺插入导管，当导管进入约 20cm 左右时，可到达中心静脉的位置，给充气 1.2～1.5ml 的空气，导管随着气的漂移前进，在监护仪上我们依次可以见到右房、右室、肺动脉及肺小动脉楔压特征性波形。即当放松气显示肺动脉压，充气显示肺毛细血管嵌压时，可固定导管，包扎局部伤口以防导管脱出，撤除手术器械和用物。

3. 测压漂浮导管置入术中监护

（1）协助医师进行操作，严格执行无菌技术。

（2）当导管置入 45cm 时，准确向球囊内注入 1.2ml 气体使之充盈。

（3）在送入导管过程中密切监测心电图形及心率、呼吸、血压等生命体征。一旦出现异常心律，应及时与医师联系，立即给予处理。

（4）协助医师做心排出量测定。测量前，先将患者姓名、身高、体重等数据输入微型监护仪器（图1－9－3）内，并将生理盐水置入冰槽中以使溶液温度降至0～5℃

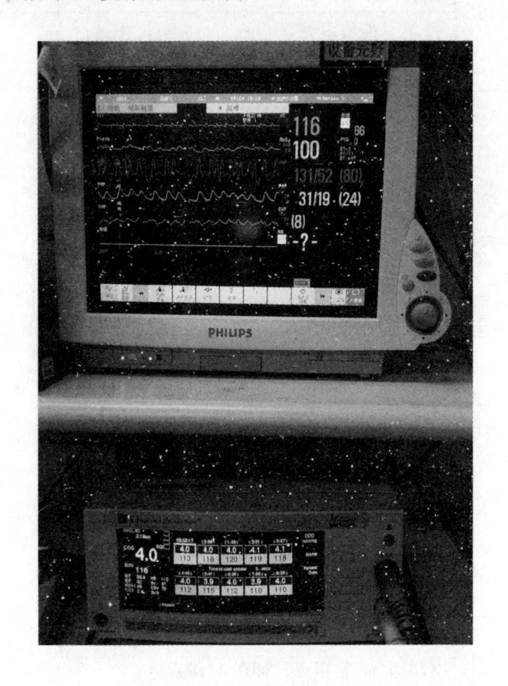

图1－9－3　微型监护仪器

（5）每小时以肝素生理盐水冲洗测压管道一次，每次2～3ml，防止管腔被血凝块堵塞。

（6）严密观察心脏与肺血管各部的压力变化，并准确记录。

【评分标准】

肺动脉压监测技术考核评分标准

项目	总分	技术操作要求	评分	评分等级				实际得分
				A	B	C	D	
仪表	5	仪表端庄，服装整洁	5	5	3	1	0	
操作前准备	15	评估患者正确	4	4	3	2	0	
		解释操作目的	4	4	3	2	0	
		洗手、戴口罩	3	3	2	1	0	
		备齐用物，放置合适	4	4	3	2	0	
操作过程	60	核对正确	5	5	3	1	0	
		协助患者取安全、舒适卧位	5	5	3	1	0	
		压力转换器应与压力计隔膜紧密接触，压力室内须充满液体，不能有空气进入	5	5	3	1	0	
		严格执行无菌操作	10	10	6	3	0	
		注气准确	5	5	3	1	0	
		严密观察监护记录，发现异常，及时通知医生，立即处理	10	10	6	3	0	
		测量前输入患者信息	5	5	3	1	0	
		容量液温度降至正常温度	5	5	3	1	0	
		按时间规定用肝素盐水冲洗测压管一次，保持导管通畅	5	5	3	1	0	
		每次测压前应校正零点，右房水平为标准零点，仰卧时该点在腋中线	5	5	3	1	0	
		及时纠正影响压力测定的因素	5	5	3	1	0	
操作后	15	处理并发症方法正确	10	10	6	3	0	
		先洗手，再准确记录数据	5	5	3	1	0	
理论提问	5	条理清楚，重点突出	5	5	3	1	0	
总分	100		100					

（何剑）

【参考文献】

[1] 李树霞,徐玉花,张海泳. 血液动力学监测的护理体会[J]. 临沂医专学报，1999(4):305－306.

[2] 徐向芳,刘占英. 血液动力学监测的并发症及护理[J]. 实用护理杂志，1996(4):153－153.

[3] 宋燕秋. 漂浮导管血液动力学监测的护理[J]. 齐鲁护理杂志,2000(3):201－202.

[4] 贾洪艳,由希雷,夏欣华,等. 无创血液动力学监测在血液透析患者干体重中的应用[J]. 岭南急诊医学杂志，2007, 12(2):90－91.

[5] 陶立翠. 急性心肌梗死患者血液动力学监测的护理[J]. 护士进修杂志，2004, 19(3):244－245.

[6] 张幼祥,何晓虹,吴成权,等. 超声对原位心脏移植术后早期观察及血液动力学监测[J]. 中国超声医学杂志，2003, 19(2):97－100.

[7] 王强,陈绍洋,熊利泽,等. 食管超声多普勒监测液体治疗时心脏血流动力学的变化[J]. 第四军医大学学报，2003, 24(15):1402－1404.

[8] 胡泉,柴家科,郝岱峰,等. PiCCO 心肺容量监护仪在危重烧伤患者血流动力学监测中的临床应用[J]. 解放军医学杂志，2009, 34(10):1228－1230.

[9] 何新兵,杨清华,潘朝锌,等. 参麦注射液治疗急性心力衰竭的无创血流动力学监测研究[J]. 新中医，2009(10):43－44.

[10] 陈楠楠,张书富,陈德,等. 心力衰竭患者无创性心功能监测的探讨[J]. 中国实用内科杂志，2009(S2):95－96.

第十节　降温机的使用技术

降温机又称冰毯机，是利用半导体制冷原理，将主机水箱内的蒸馏水冷却，然后通过输水管将主机内的水与毯面内的水进行循环交换，促使与毯面接触的皮肤散热，以达到降温目的。

冰毯机主要包括以下几个部分：控温毯主机、毯面、输水连接管和传感器（图1－10－1）。

【操作目的及意义】

1. 主要用于全身降温。

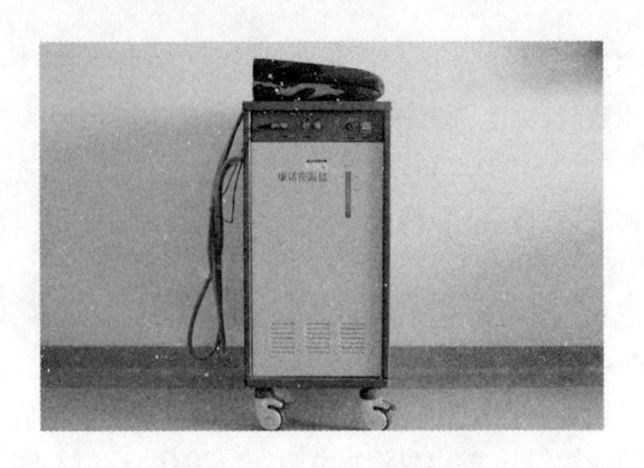

图 1-10-1 冰毯机

2. 应用于颅脑疾病术前、术后的亚低温状态。

3. 各种类型的顽固性高热不退的患者。

【评估】

1. 患者意识状态、病情、配合程度。

2. 患者躯体感觉、皮肤营养状况。

3. 患者体温、脉搏、血压等生命体征。

【用物】

冰毯机、中单、乙醇、纱布、体温计。

【操作步骤】

1. 护士：查对医嘱，洗手，戴口罩。

2. 检查冰毯机水位在上限与下限之间，进、出水管连接是否牢固，有无漏水、漏电，保护器是否在“合”位置以及机器运行状况。

3. 推用物至床旁，核对患者姓名，解释操作目的，取得配合。

4. 操作过程

（1）将冰毯机毯面平铺于大单上，毯面上端与双肩平齐，下端在臀部上方。再铺中单，将输水管路沿床边向床尾理顺包裹于中单下，患者平卧于床上。

（2）接通电源，开启电冰毯，冰毯机界面显示 HELLO（1-10-2）。

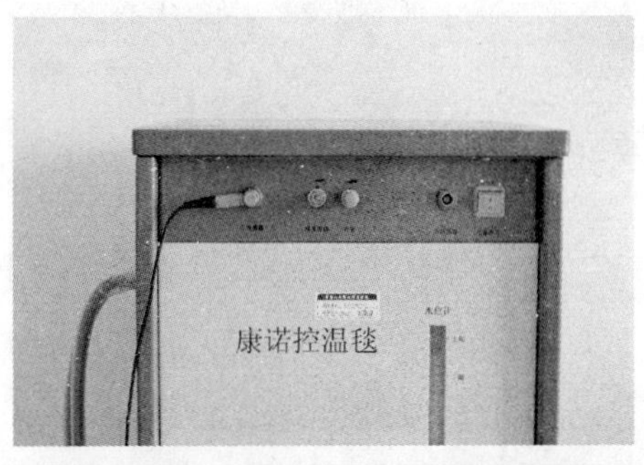

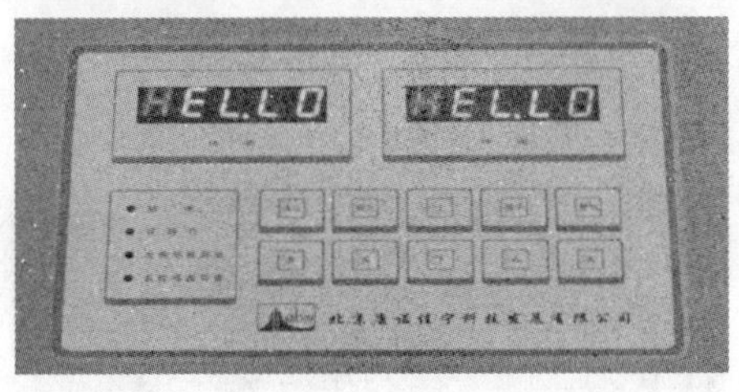

图 1－10－2 开启冰毯机开关

（3）双键操作，设定数值。

①同时按下设定＋右（左），界面显示 OPEN（图 1－10－3）。

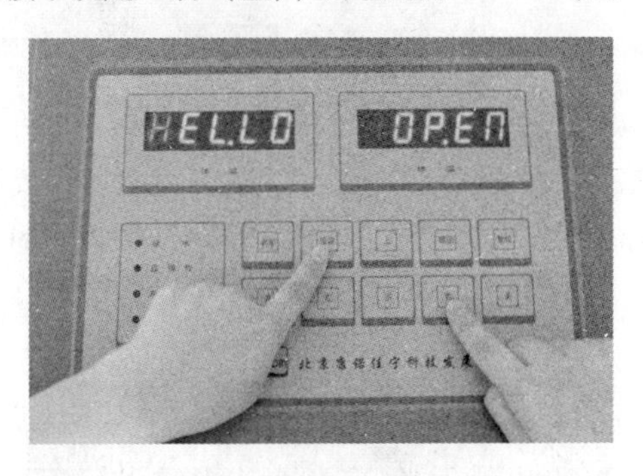

图 1－10－3 开启设置程序

②同时按右（左）＋上键设置冰毯启动温度 H38.50。

③同时按右（左）＋下键设置冰毯停止温度 L37.50（图 1－10－4）。

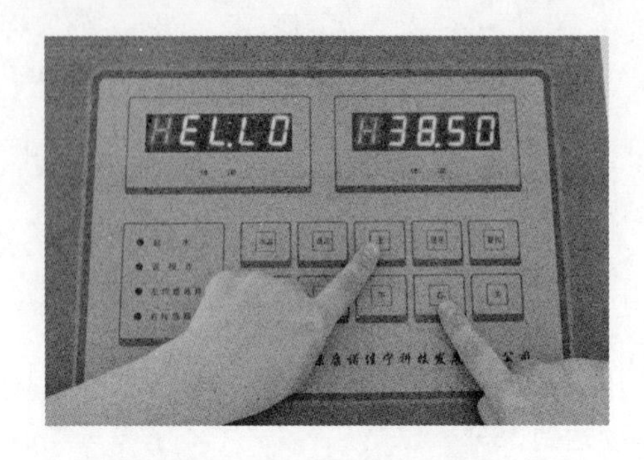

图 1－10－4　设置冰毯温度

④设定＋关，界面显示 HELP（1－10－5）。

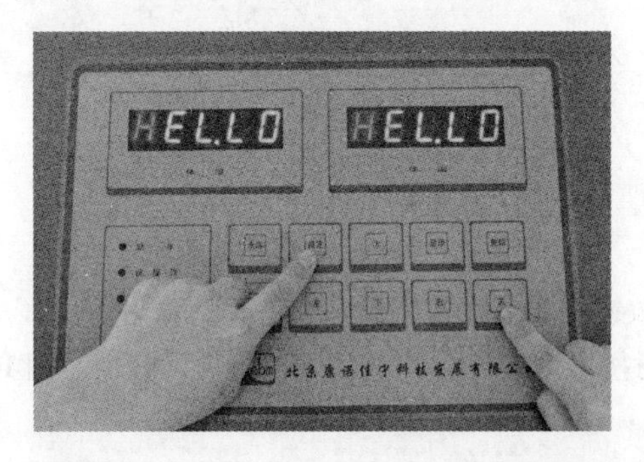

图 1－10－5　保存设置参数

（4）用乙醇纱布消毒传感器，并置于患者腋下或腹股沟处。

（5）同时按下开＋右(左)键，界面显示 C0000(图 1－10－6)。

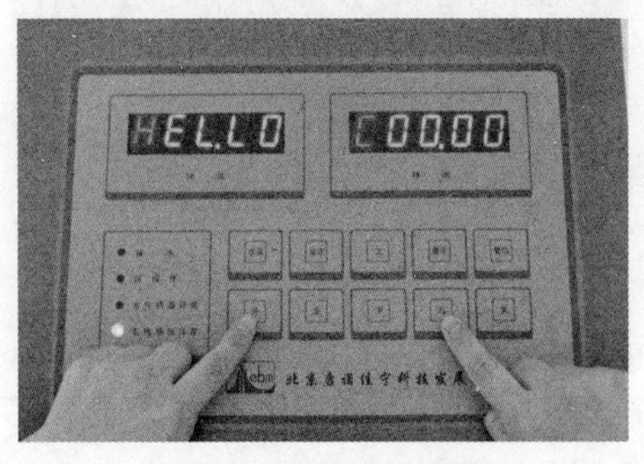

图 1－10－6　启动降温

（6）显示右（左）侧传感器温度，延时、运行。

（7）30分钟后测量体温并记录，若体温≥39℃，需在体温单上做降温标记。

【难点及重点】

1. 如何保证冰毯机使用的有效性

（1）准确掌握冰毯机使用的适应证

①主要用于全身降温，一般为抗生素和普通物理降温法效果差，体温持续达到38.5℃以上患者。

②应用于颅脑疾病术前、术后的亚低温状态。

③各种类型的顽固性高热不退患者。

（2）患者背部皮肤与冰毯机毯面接触面积最大化。

（3）使用前检查冰毯机水位在上限与下限之间，进、出水管连接必须牢固，设置参数正确合理，传感器放置位置准确。

2. 如何保证冰毯机使用的安全性

（1）冰毯机使用时毯面不要触及颈部，以免引起心跳过缓。

（2）密切监测生命体征的变化，发现异常立即停止使用。

（3）及时擦干冰毯周围凝聚的水珠，防止漏电发生。

（4）连续使用者每小时翻身变换体位1次，预防压疮。

【注意事项】

1. 使用冰毯机时，毯面铺于患者肩部至臀部，不要触及颈部，以免因副交感神经兴奋引起心跳过缓。

2. 毯面上不铺任何隔热用物，以免影响效果。可用单层吸水性强的床单，及时吸除因温差存在产生的水分，床单一旦浸湿，要及时更换，必要时可铺浴巾。及时擦干冰毯周围凝聚的水珠，以免影响机器的正常运转，防止漏电发生。

3. 密切观察患者反应，监测生命体征变化，患者如发生寒战、面色苍白、皮肤青紫或生命体征异常时应立即停止使用。亚低温治疗患者出现寒战时可遵医嘱加用冬眠药物，防止肌肉收缩。

4. 评估并观察与毯面接触部位的皮肤情况，防止冻伤和压疮，连续使用者每小时翻身变换体位1次。

5. 清醒患者不宜将温度调的过低，随时询问患者的感受，了解需求。

6. 使用过程中观察冰毯机水位是否在正常范围，毯面以及连接处有无漏水。

7. 严禁在开机状态下插入或拔出连接主机的传感器插头。

8. 严格把握冰毯机的使用指征，一般为抗生素和普通物理降温法效果差，体温持续达到38.5℃以上患者。当患者体温降至37.5℃以下时，应停止使用冰毯机。

9. 当患者不需要持续降温时，应及时撤去冰毯，防止皮肤受损，撤冰毯时，需先将毯面撤离病床，勿断开输水管路，以免漏水。

10. 嘱患者及家属切勿随意调节按钮，有需求请呼叫护士。

【评分标准】

降温机使用技术考核评分标准

项目	总分	技术操作要求	评分	评分等级				得分
				A	B	C	D	
评估	10	评估患者意识状态、一般情况、配合程度	2	2	1	0	0	
		评估患者躯体感觉、皮肤营养状况	4	4	3	2	0	
		患者体温、脉搏、血压等生命体征	4	4	3	2	0	
操作前准备	20	护士着装整洁、仪表端庄、洗手、戴口罩	2	2	1	0	0	
		查对医嘱、备足用物	3	3	2	1	0	
		检查冰毯机水位在上限与下限之间	3	3	2	1	0	
		检查进、出水管连接是否牢固，有无漏水	3	3	2	1	0	

续表

项目	总分	技术操作要求	评分	评分等级				得分
				A	B	C	D	
操作前准备		接通电源检查冰毯机运行状况	3	3	2	1	0	
		向患者解释操作目的内容适当、语言亲切	3	3	2	1	0	
		冰毯主机放置位置合理、环境安全	3	3	2	1	0	
操作过程	60	协助患者翻身、平铺毯面于床上位置准确	10	10	6	3	0	
		接通电源，开启电冰毯至界面显示 HELLO	5	5	3	1	0	
		双键操作，设定数值顺序正确： 同时按下设定 + 右（左），界面显示 OPEN 同时按右（左） + 上键设置启动温度 H38. 50 同时按右（左） + 下键设置停止温度 L37. 50 同时按设定 + 关，界面显示 HELP	20	20	16	12	8	
		酒精纱布消毒传感器后置患者腋下或腹股沟处	5	5	3	1	0	
		启动冰毯运行： 同时按下开 + 右（左）键，界面显示 C0000 观察右（左）侧传感器温度上升 - 延时 - 运行	10	10	6	3	0	
		观察冰毯机运行情况，患者体位舒适	5	5	3	1	0	
		洗手，记录。降温 30 分钟后测量体温	5	5	3	1	0	

续表

项目	总分	技术操作要求	评分	评分等级				得分
				A	B	C	D	
评价	10	平铺毯面方法正确	2	2	1	0	0	
		放置传感器位置准确	2	2	1	0	0	
		设置冰毯机启动数值动作熟练、顺序正确	4	4	3	2	0	
		操作过程注意和患者的沟通	2	2	1	0	0	
总分	100		100					

（张玉兰　杨晶）

【参考文献】

[1] 孙红,侯惠如,杨莘. 老年护理技能实训[M]. 北京:科学出版社,2014:119-120.

[2] 王春亭,王可富. 现代重症抢救技术[M]. 北京:人民卫生出版社,2007:8.

[3] 李明际. 康诺 KN01 型冰毯机故障检修及维护保养[J]. 医疗卫生装备,2009,30(12):126.

[4] 康春华. 冰毯机用于重度中暑患者降温效果观察[J]. 实用临床医学,2011,12(9):117-118.

[5] 杨秀章. 中枢性高热患者冰毯机降温与冰毯机加药物降温效果观察[J]. 大理学院学报,2014,13(8):74-75.

[6] 卫香,李娜,汪希文,章凯. 冰毯物理降温在重症监护病房中枢性高热患者中的临床应用价值[J]. 临床医药实践,2013,22(11):844-845.

[7] 高静. ICU 患者体表物理降温法最新研究进展[J]. 内蒙古中医药,2014,2:119-120.

[8] 黄允香. 脑卒中中枢性高热物理降温护理进展[J]. 全科护理,2013,11(1):266-267.

第十一节　酒精擦浴法

酒精是一种挥发性的液体，在皮肤上迅速蒸发时，能够吸收和带走机体大量的热，同时其具有刺激皮肤扩张血管的作用，散热能力较强，故酒精擦浴是临床上常用的简单有效的降温方法。

【操作目的及意义】

促进机体散热，以降低体温。

【评估】

1. 患者病情（有无寒战）、体温数值（39.5℃及以上）、年龄、意识状态。

2. 患者全身皮肤情况。

3. 患者有无酒精过敏史。

4. 患者自理能力、合作程度及对冷刺激的耐受程度。

5. 患者是否使用过其他降温措施，使用的时间。

6. 询问患者有无大小便。

7. 病室温度、隐蔽程度。

【用物】

护理车、治疗碗两个、75%乙醇（图1－11－1）、快速手消毒液、大毛巾1条、小毛巾两条、温开水、热水袋及布套、冰袋及布套、病号服1套、干净被服1套（图1－11－2）。必要时：屏风、便器。

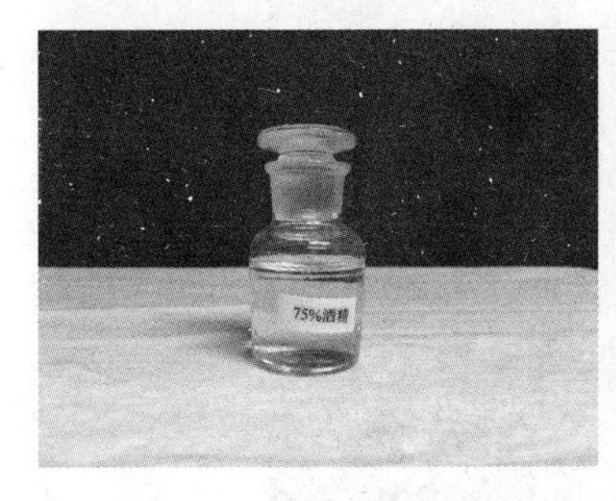

图1－11－1　医用酒精

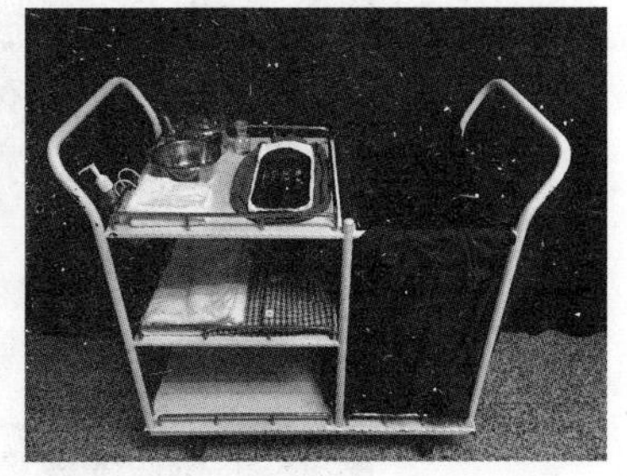

图1－11－2　护理车

【操作步骤】

1. 护士：洗手、戴口罩。

2. 向患者解释应用酒精擦浴的目的、配合方法。

3. 操作过程

（1）配制擦浴用酒精　用75%的酒精1份加温水2份，配成浓度为25%～35%、温度为27～37℃擦浴用酒精。

（2）推护理车至患者床旁，核对医嘱、患者床号、床头卡，反问式询问患者姓名，核对腕带信息。

（3）关闭门窗，保持室内温度适宜，调节室温至22～24℃。

（4）松开被尾，不过多暴露患者，根据患者需要给予便器。

（5）擦浴前将冰袋装入布套置于患者头部，热水袋装入布套内置于患者足底。

（6）给予患者取舒适体位，协助患者脱去上衣，盖在胸部，松开裤带，暴露近侧上肢，身下垫大毛巾，将小毛巾浸酒精后拧至半干，缠于操作者手上成手套式（图1－11－3），从颈侧面开始，沿肩、上臂外侧、前臂外侧至手背进行拍拭，再从侧胸上经腋窝沿上臂内侧、肘窝、前臂内侧拍拭至手心。血管丰富处（颈部动脉、腋窝处动脉、肘部动脉）要适当延长拍拭时间，增加拍拭力度。拍拭后用大毛巾轻轻蘸干，共3分钟，依同法擦拭对侧手臂及胸侧。

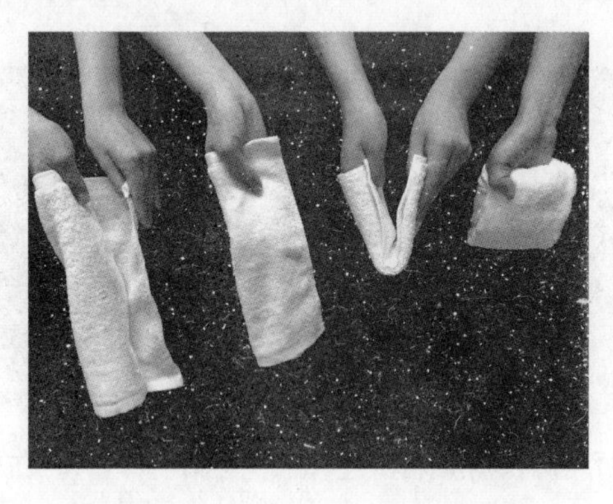

图1－11－3　手套式毛巾缠绕法

（7）协助患者侧卧，背向操作者，大毛巾半铺半盖，将患者背部分为左、中、右或者分为上、中、下三部分依次拍拭后用大毛巾轻轻沾干，共3分钟。撤除大毛巾置于床尾，协助患者穿干净上衣并取仰卧位。

(8) 更换治疗碗，重新配制擦浴酒精，更换小毛巾。

(9) 协助患者脱去裤子、平卧，暴露近侧下肢，垫上大毛巾从髋骨部沿下肢外侧拍拭至足背。再沿腹股沟、下肢内侧拍拭至内踝，然后自臀下沟经下肢后侧，腘窝至足跟，血管丰富处（股动脉、腘动脉）要适当延长拍拭时间，增加拍拭力度，拍拭后轻轻用大毛巾沾干，共3分钟。同法擦拭另一侧。擦毕，穿好干净裤子，撤去热水袋。

(10) 整理床单位、处理用物，协助患者取舒适体位，将呼叫器置于患者床头。

(11) 快速手消，向患者交待注意事项，并鼓励患者饮水。

(12) 擦浴后30分钟复测体温，并记录在体温单上；若体温降至39℃以下，可停止物理降温，并取下头部冰袋。

【难点及重点】

1. 血液病患者、新生儿禁忌使用酒精擦浴。因为血液病患者凝血机制较差，酒精擦浴可使皮肤出现散在出血点；新生儿皮肤薄，毛细血管丰富，而大脑皮层发育不完整，容易导致酒精中毒而加重高热惊厥。

2. 在擦浴过程中，擦浴部位不能一次全部裸露，注意给患者保暖。由于擦浴过程中皮肤冷却速度加快，可引起周围血管收缩及血流淤滞，出现以上情况，必须按摩患者四肢及躯干，以促进血液循环。

3. 全身禁用酒精擦浴的部位及其原因

(1) 心前区：容易发生反射性心率减慢，心房或心室纤颤、房室传导阻滞。

(2) 腹部：容易引起胃肠痉挛、腹痛、腹泻。

(3) 足底：容易引起放射性末梢血管收缩而影响散热或引起一过性冠状动脉收缩。

(4) 昏迷、年老体弱、感觉异常者慎用。

4. 头部置冰袋、足底置热水袋的目的

(1) 头部放冰袋可以减轻头部充血并有助于降温。

(2) 足底置热水袋可促进局部末梢血管扩张，避免患者出现寒战等不适。

【注意事项】

1. 擦拭需暴露部分身体，操作中要注意病室环境的隐蔽。

2. 擦拭时要注意询问患者的感受，观察患者病情变化，如出现面色苍白、寒战、脉搏或呼吸异常时应立即停止擦浴，通知医生查看患者。

3. 擦浴时应以拍拭方式进行，不宜采用擦拭的方式，以免过度摩擦患者皮肤，引起皮肤破损。在拍拭腋窝、掌心、腹股沟、腘窝等血管丰富的部位时，时间可以适当延长，以便更好地散热。

4. 使用的酒精温度应接近体温，以免过冷刺激引起患者不适或致使大脑皮层兴奋，导致体温继续上升。

5. 随时检查冰袋、化学制冷袋有无破损漏水现象，布套潮湿后、冰融化后均应立即更换。使用冰袋期间注意观察患者皮肤状况，如患者出现局部皮肤苍白、青紫或有麻木感时，应立即停止使用，防止冻伤发生，并严格交接班。

6. 擦浴后需告知患者多饮用温开水，以补充散热时机体丢失的水分。

7. 注意心理护理，在操作前耐心向患者及家属说明操作目的、方法，在操作过程中尽量做到动作轻、稳，减少患者的不适。

【评分标准】

酒精擦浴法考核评分标准

项目	总分	技术操作要求	评分	评分等级				得分
				A	B	C	D	
评估	10	评估患者病情、意识状态、体温数值（39.5℃及以上）	5	5	3	1	0	
		评估患者对冷的耐受程度、自理及合作程度	5	5	3	1	0	

续表

项目	总分	技术操作要求	评分	评分等级				得分
				A	B	C	D	
操作前准备	20	服装整洁、仪表端庄、戴口罩	5	5	3	1	0	
		向患者解释沟通，语言、内容适当，态度真诚	5	5	3	1	0	
		备齐用物、洗手、落实查对、检查物品	5	5	3	1	0	
		环境安排合理（关闭门窗、调节室温、必要时围屏风）、整洁、舒适、安全	2	2	1	0	0	
		患者体位舒适、安全	2	2	1	0	0	
		注意保护患者隐私	1	1	0.5	0	0	
操作过程	60	携用物至床旁放置合理、解释恰当	5	5	3	1	0	
		正确核对床号、床头卡，反问式核对患者姓名，核对腕带信息	5	5	3	1	0	
		松开盖被方法正确，不过多暴露患者	2	2	1	0	0	
		热水袋放置部位正确	2	2	1	0	0	
		冰袋放置部位正确	2	2	1	0	0	
		脱衣方法正确	2	2	1	0	0	
		擦浴（拍拭）方法正确	5	5	3	1	0	
		擦拭部位顺序正确、无遗漏	10	10	6	3	0	
		酒精温度适宜	2	2	1	0	0	
		注意观察患者反应、询问患者感受	5	5	3	1	0	
		擦浴毕及时擦干皮肤，穿衣、裤方法正确	3	3	2	1	0	

续表

项目	总分	技术操作要求	评分	评分等级				得分
				A	B	C	D	
操作过程		复测体温时间及记录方法正确	3	3	2	1	0	
		撤离热水袋时间正确	2	2	1	0	0	
		撤离冰袋时间正确	2	2	1	0	0	
		协助患者取体位舒适、整理床单位	5	5	3	1	0	
		整理用物、洗手、记录	5	5	3	1	0	
评价	10	操作过程中动作轻柔、准确、节力	5	5	3	1	0	
		操作过程中患者舒适、体温下降	5	5	3	1	0	
总分	100		100					

[龚春雨　蔡鑫　李颖(北京大学第三医院海淀院区)]

【参考文献】

[1] 黄剑琴. 现代临床护理技术手册[M]. 北京:北京大学医学出版社,2008:69 - 70.

[2] 李小萍. 基础护理学[M]. 北京:人民卫生出版社,2013:170.

[3] 张静. 高热患者物理降温的护理进展[J]. 中国护理教育,2010,7(10):473 - 474.

第十二节　冰帽的使用技术

冰帽是临床上一种常见的物理降温方法，主要通过降低头部的温度，降低脑组织代谢，减少耗氧量，减轻脑细胞损害，预防脑水肿。

【操作目的及意义】

1. 减轻局部水肿、出血及疼痛。

2. 控制炎症的扩散，降低体温，减少脑细胞耗损。

【评估】

1. 患者病情、年龄、意识、体温、自理及治疗情况。

2. 头部的皮肤情况，有无红肿、充血及出血。

3. 患者的活动能力及合作程度。

【用物】

冰块，冰帽，治疗巾1块，布套，干毛巾两块，止血钳两把。

【操作步骤】

1. 护士：洗手、衣帽整洁。

2. 向患者解释使用冰帽的目的、方法。

3. 操作过程

（1）用止血钳夹住冰帽排水管，将冰块放入冰帽内1/2或2/3满，注入少量凉水，使冰块棱角变钝。

（2）排尽空气，盖紧帽口，倒提检查有无漏水，套上布袋。

（3）携物至床旁，核对并解释，以取得患者的合作。

（4）患者取舒适卧位。

（5）床头垫治疗巾，保护床单避免潮湿，患者头部和颈部用干毛巾包裹后置冰帽中，保护双耳，防止冻伤和不良反应。

（6）观察患者用冷局部及周围皮肤情况，记录时间、效果、反应。

（7）整理床单位，卫生手消毒。

（8）告知患者或家属使用冰帽的注意事项。

（9）使用完毕后倒净水，晾干后旋紧盖子，置放于阴凉处。

【难点及重点】

1. 冰块放入冰帽内1/2或2/3满，注入少量凉水。

2. 排尽空气，倒提检查有无漏水。

3. 患者头部和颈部用干毛巾包裹后置冰帽中，保护双耳，防止冻伤和不良反应。

4. 放置于颈部处侧的冰块不宜过多，以免影响呼吸和颈静脉回流。

【注意事项】

1. 注意观察头部皮肤变化，尤其注意病患者耳廓部位有无发紫麻木及冻伤发生。

2. 注意心率的变化，有无心房纤颤及房室传导阻滞等心律失常的发生。

3. 用于高热降温时，使用后每30分钟测量体温一次，并做好记录，当体温下降至39度以下时，可取下冰帽，具体情况遵医嘱执行。

4. 注意冰块融化时间及室内温度。

5. 维持肛温在摄氏33度左右，不宜低于30度，以防心房纤颤等并发症发生。

【评分标准】

冰帽使用技术考核评分标准

项目	总分	技术操作要求	评分	评分等级				得分
				A	B	C	D	
评估	10	患者病情、年龄、意识、体温、自理及治疗情况	3	3	2	1	0	
		头部的皮肤情况，有无红肿、充血及出血	4	4	3	2	0	
		患者的活动能力及合作程度	3	3	2	1	0	
操作前准备	15	服装整洁、仪表端庄	2	2	1	0	0	
		向患者解释沟通，语言、内容适当，态度真诚	5	5	3	1	0	
		洗手、戴口罩	3	3	2	1	0	
		物品准备齐全、放置合理	5	5	3	1	0	
操作过程	60	装冰方法正确	10	10	6	3	0	
		检查冰帽方法正确	5	5	3	1	0	
		协助患者取正确体位	5	5	3	1	0	
		冰帽放置部位正确	10	10	6	3	0	

续表

项目	总分	技术操作要求	评分	评分等级				得分
				A	B	C	D	
操作过程		巡视观察内容正确	10	10	6	3	0	
		记录时间、效果、反应	5	5	3	1	0	
		整理用物	5	5	3	1	0	
		洗手，记录	5	5	3	1	0	
		降温 30 分钟后测量体温	5	5	3	1	0	
评价	15 分	操作动作熟练	5	5	3	1	0	
		操作过程注意患者的反应	5	5	3	1	0	
		操作过程注意和患者的沟通	5	5	3	1	0	
总分	100		100					

（王雯）

第十三节　峰流速仪的使用技术

峰流速仪主要是测量呼气峰流速（peak expiratory flow, PEF），也就是用力呼气时，气流通过气道的最快速率。主要反映呼吸肌的力量及气道有无阻塞。通过对比一日内不同时间点的差异，来协助疾病的诊断。

【操作目的及意义】

1. 随时监测呼气流量峰值（PEF）及日间变异率，并记录哮喘日记或绘成图表，用以评价与监测哮喘轻重程度。

2. 发现哮喘的发作规律，提前预防，可以有效地减少哮喘急性发作的次数。

【评估】

1. 患者神志状态、合作程度。

2. 患者的依从性、接受能力。

3. 峰流速仪的完好状态。

【用物】

峰流速仪、记录表格。

【操作步骤】

1. 护士：洗手、衣帽整洁。

2. 向患者解释使用峰流速仪的目的、记录方法。

3. 操作过程

（1）检测仪器是否正常，上下移动峰流速仪，如果游表的指针（箭头）不动，则表明是正常的，如果游表的指针随着峰流速仪上下移动而随意活动，则表明仪器已损坏（图1-13-1）。

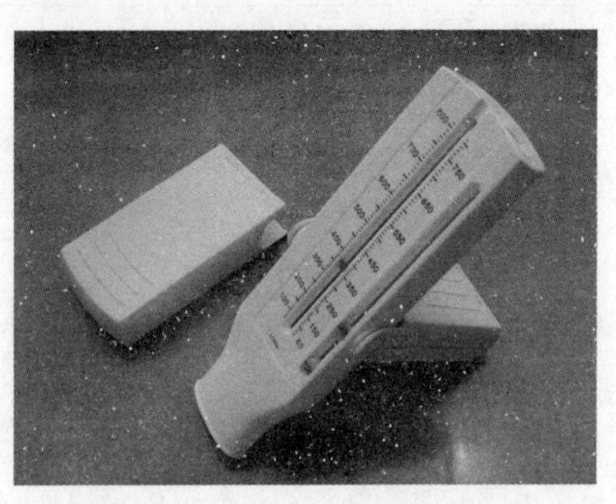

图1-13-1 峰流速仪

（2）用手指轻轻地将游表上的指针放在0度上，就可以开始测量，测量时患者可呈站立位，也可以坐在椅子上，只要能保证呼吸通畅即可。

（3）右手水平持峰流速仪，注意手指不要阻挡游表指针移动，尽量深吸一口气，然后快速地将峰流速仪的咬口塞进口腔，用口唇紧紧地包围住咬口，然后用最大的力气和最快的速度将气呼出，最后观察峰流速仪上游表指针停留指向的刻度，可重复测量3次，选择最大值作为呼气峰值流速（表1-13-1）。

表 1-13-1　表格参考值

年龄（岁）	身高（cm）（女性）										
	130	135	140	145	150	155	160	165	170	175	180
15	287	304	321	338	355	372	389	406	423	441	458
20	302	319	336	353	370	387	404	422	439	456	473
25	314	331	348	365	382	399	416	433	450	467	485
30	332	339	356	373	390	407	425	442	459	476	493
35	327	344	361	378	395	412	430	447	464	481	498
40	329	346	363	380	397	414	431	448	465	482	500
45	427	344	361	478	395	412	429	446	463	481	498
50	321	338	355	372	390	407	424	441	458	475	492
55	312	329	346	363	381	398	415	432	449	466	483
60	300	317	334	451	368	385	402	419	436	453	471
65	283	300	318	335	352	369	386	403	420	437	454
70	263	281	298	315	332	349	366	383	400	417	434
75	240	257	274	291	308	325	342	360	377	394	411
80	213	230	247	264	281	298	315	332	349	366	384
85	182	199	216	233	250	267	284	301	318	335	353

（4）数值分区：绿区：预计值×80%以上；黄区：预计值×60%～80%；红区：预计值×60%以下。

（5）使用峰流速仪时注意每次吹气时需最大力、最快速吐气，每日在晨起、睡前、用药前吹气一次，三次中取高值。

【难点及重点】

1. 保持患者每次测量时体位的一致性。

2. 操作过程中避免手指阻挡游表指针移动。

3. 口唇包紧咬口，注意整个呼气动作要连贯，中间不能停止，要做到一气呼成。

4. 持之以恒。

【注意事项】

1. 保持峰流速仪的清洁。

2. 用最大的力气和最快的速度将气呼出。

3. 每日坚持测量，记录。

4. 发现峰流速仪上游表指针指在黄区、红区及时就医。

【评分标准】

峰流速仪使用技术考核评分标准

项目	总分	技术操作要求	评分	评分等级				得分
				A	B	C	D	
评估	10	评估患者一般情况、病情、理解力	5	5	3	1	0	
		评估患者口腔状况	5	5	3	1	0	
操作前准备	15	服装整洁、仪表端庄、戴口罩	5	5	3	1	0	
		向患者解释沟通，语言、内容适当，态度真诚	5	5	3	1	0	
		备齐峰流速仪、记录表格、洗手	3	3	2	1	0	
		环境整洁、舒适、安全	2	2	1	0	0	
操作过程	60	携用物至床旁，解释恰当	3	3	2	1	0	
		协助患者取正确体位	5	5	3	1	0	
		指导患者使用前检查峰流速仪	5	5	3	1	0	
		指导患者记录表格的绘制方法	8	8	6	3	0	
		观察峰流速仪上游表指针归零	5	5	3	1	0	
		口唇紧紧地包围住咬口，用最大的力气和最快的速度将气呼出	8	8	6	3	0	
		观察峰流速仪上游表指针指向的刻度	5	5	3	1	0	
		可重复测量 3 次，选择最大值作为呼气峰值流速绘制到纪录表格上	5	5	3	1	0	
		清洁峰流速仪咬口	5	5	3	1	0	
		峰流速仪上游表指针归零	5	5	3	1	0	
		收好峰流速仪及记录表格	3	3	2	1	0	
		洗手，记录	3	3	2	1	0	

续表

项目	总分	技术操作要求	评分	评分等级				得分
				A	B	C	D	
评价	15	操作动作熟练	5	5	3	1	0	
		操作过程注意患者的反应	5	5	3	1	0	
		操作过程注意和患者的沟通	5	5	3	1	0	
总分	100		100					

［王　雯　李　颖（北京大学人民医院）］

【参考文献】

陈兆晓. 峰流速仪在支气管哮喘缓解期应用价值探讨[J]. 医学信息，2014,7(27):351－352.

第十四节　多导睡眠监测连接技术

多导睡眠监测技术是在全夜睡眠过程中，连续并同步记录睡眠期间的脑电图、肌电图、眼动电图、呼吸气流、血氧饱和度等生理信号，是诊断睡眠呼吸疾患的金标准。

【操作目的及意义】

进行多导睡眠监测。

【评估】

1. 患者病情。
2. 患者合作程度。
3. 患者皮肤清洁情况。

【用物】

多导睡眠监测仪、电极、传感器、血氧传感器、气流传感器、胸腹带、磨砂膏/95%乙醇溶液、导电膏、医用胶带、治疗盘、皮尺、剪刀、速干手消毒剂、医疗垃圾桶、生活垃圾桶。

【操作步骤】

1. 洗手，戴口罩。

2. 核对患者

（1）两名医护人员持多导睡眠生理检查申请单与患者核对姓名、性别、年龄、病历号。

（2）核对检查项目、检查时间。

3. 解释并评估：向患者解释操作目的和方法，评估患者病情，查看皮肤清洁情况。

4. 指导患者做准备：告知患者皮肤要清洁，有指甲油或假发者 去除。

5. 输入患者信息，建患者个人信息档案。

6. 确定连接位置

（1）测量脑电电极连接位置　找到脑电电极定点重要参考部位。

1）确定脑电电极 FP_z、O_z、F_z、C_z 点。

①分别在鼻根点和枕后隆凸点做标记，测量两点间的距离，假设两点的距离为 50cm。

②确定 FP_z 点：从鼻根向上沿中心线测量 10%，该处做水平标记线，中心线与水平标记线的交点为 FP_z 点，如鼻根向上测量 10% 的 50cm，即向上 5cm，确定为 FP_z 点。

③确定 Oz 点：沿中心线从枕后隆凸向上测量 10%，该处做水平标记线，中心线与水平标记线的交点为 O_z 点，如枕后隆凸向上测量 10% 的 50cm，即向上 5cm，确定为 O_z 点。

④确定 F_z 点：从 FP_z 点向上测量 20%，该处做水平标记线，中心线与水平标记线的交点为 F_z 点，如 FP_z 点向上测量 20% 的 50cm，即 10cm 交界处为 F_z 点。

⑤确定 C_z 点的第一条标记线：沿中心线找到鼻根点和枕后隆凸的中点，在该处做一水平线，此为 C_z 点的第一条标记线，如鼻根点和枕后隆凸的中点，即 25cm 处，为 C_z 点的第一条标记（图 1－14－1）。

2）确定脑电电极 Cz、T_3、T_4、C_3、C_4 点

①确定 Cz 点的第二条标记线：测量左右耳前点之间的距离，

皮尺沿确定 Cz 的第一条标记线通过，在正中点做前后走形的标记线，该线与之前第一条左右走形标记线的交点即 Cz 点，如左右耳前点间距离为 40cm，正中点即 20 cm 处为第二次确定的 Cz 点。

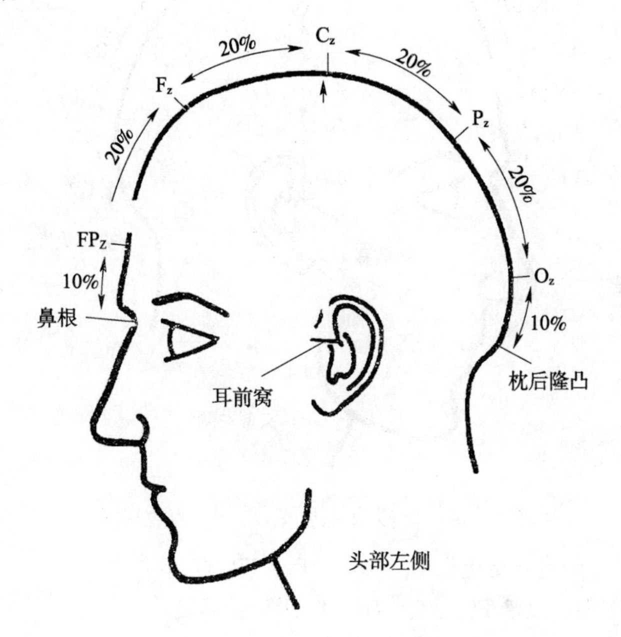

图 1-14-1　头部电极位置图

②确定 T_3、T_4 点：分别从左右耳前点向上测量 10% 的点，左边为 T_3 点（图 1-14-2）、右边为 T_4 点，如左右耳前点向上测量 10% 的 40cm，即 4cm，为 T_3 和 T_4 点。

③确定 C_3 的第一条标记线：左右耳前点向上测量 10% 为 T_3 和 T_4 点，左为 T_3 点、右为 T_4 点，在左侧找到从 T_3 至 Cz 之间的中点，做前后走行的标记线，这是确定 C_3 的第一条标记线，如 T_3 至 Cz 间的中点即 T_3 开始 8cm 处为 C_3 的第一条标记线（图 1-14-2）。

④确定 C_4 的第一条标记线：在右侧找到从 T_4 到 Cz 之间的中点，做前后走形的标记线，这是确定 C_4 的第一条标记线，如 T_4

到 Cz 间的中点即 T_4 开始 8cm 处为 C_4 的第一条标记线。

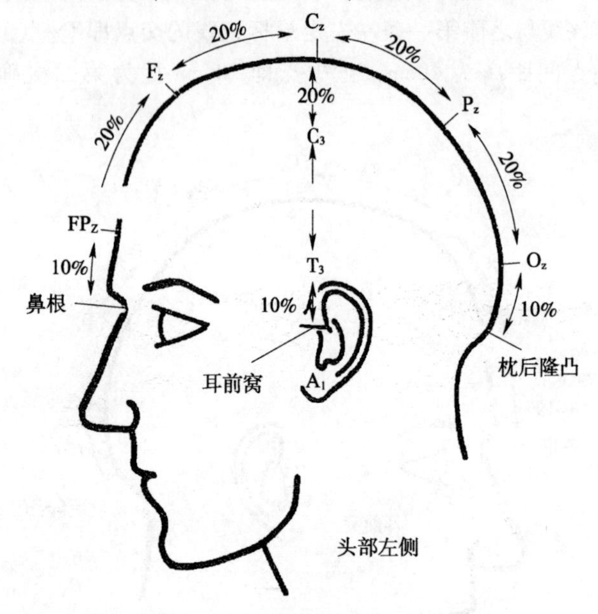

图 1 - 14 - 2　头部电极 T_3 点、C_3 点位置图

3）确定脑电电极 O_1、O_2、FP_1、FP_2 点

①将皮尺沿 FP_z、T_3、O_z、T_4 测量头周长。

②确定 FP_1、FP_2 点：从 FP_z 分别向两侧测量 5%，分别做垂直标记线，与水平皮尺的交点左边为 FP_1，右边为 FP_2 点，如周长为 60cm，FP_z 点左右周长的 5% 即 3cm，左边为 FP_1 点，右边为 FP_2 点。

③确定 O_1、O_2 点：在脑后从 O_z 点分别向两侧测量 5%，确定 O_1 和 O_2 点，如周长为 60cm，O_z 点左右周长的 5% 即 3cm，左边为 O_1 点（图 1 - 14 - 3），右边为 O_2 点。

4）确定脑电电极 F_3、F_4 点

①确定 F_3 点：将皮尺通过 C_3 的第一条前后走行的标记线连接 FP_1 和 O_1 点，找到中点位置做左右走行的标记线，此线与第一条标记线的交点为 C_3，找到从 FP_1 到 C_3 的中点位置，此为 F_3 点。

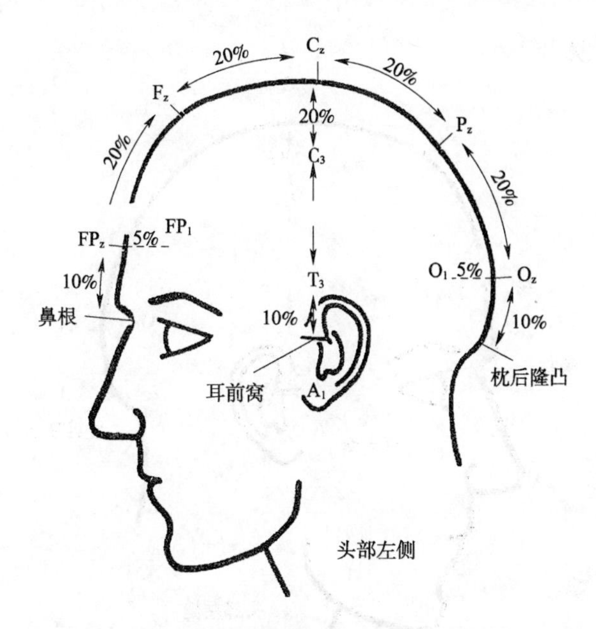

图 1－14－3　头部电极 FP_1 点、O_1 点位置图

②确定 F_4 点：将皮尺通过 C_4 的第一条前后走行的标记线连接 FP_2 和 O_2 点，找到中点位置做左右走行的标记线，此线与第一条标记线的交点为 C_4，找到从 FP_2 到 C_4 的中点位置，此为 F_4 点（图 1－14－4）。

（2）确定耳后电极的连接位置

1）左耳后隆突处位置为 A_1 点。

2）右耳后隆突处位置为 A_2 点。

（3）确定眼电的连接位置

1）左眼眼电的连接位置在左眼外眦上 1cm 处。

2）右眼眼电的连接位置在右眼外眦下 1cm 处。

（4）确定下颌肌电的连接位置

1）中线下颌骨下缘上 1cm。

2）以下颌中心为基点，在左右两处相距 2cm，放置 2 个电极。

3）下颌骨下缘下 2cm 中线右旁开 2cm ，下颌骨下缘下 2cm

中线左旁开 2cm。

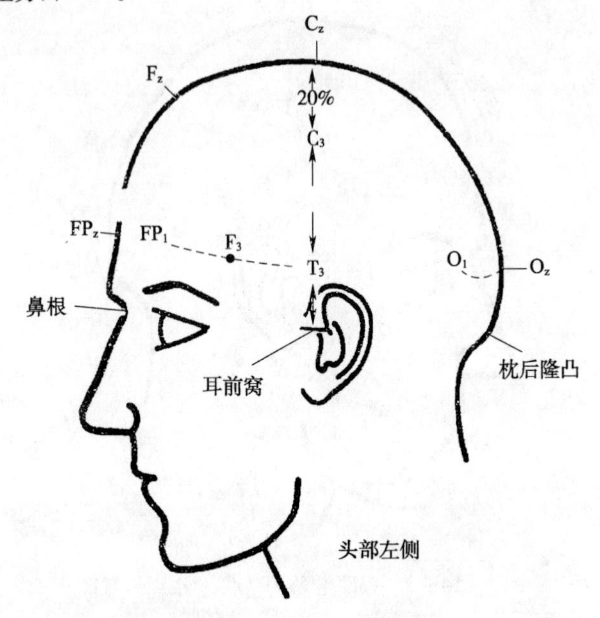

图 1-14-4 头部电极 F_3 点位置图

7. 连接脑电及参考电极

（1）将头部电极定点位置用剪刀剪除电极大小面积的头发，露出头皮。

（2）用磨砂膏/95%乙醇溶液擦拭皮肤。

（3）持金杯电极盛满导电膏后放至处理过的皮肤处并用医用胶带进行固定。

（4）依次连接脑电电极、参考电极、眼电电极、下颌肌电电极。

8. 连接心电电极

（1）右侧连接位置为锁骨中线下。

（2）左侧连接位置为心尖区域。

9. 连接胸腹带：胸腹带松紧适度，以一指为宜。

（1）在患者胸部平乳头处缠绕胸带。

（2）在患者腹部平脐处缠绕腹带。

10. 连接腿动电极：在患者大拇趾屈曲时，将电极放置在胫骨前肌的上 1/3 处，沿肌肉中段长轴对称放置 2 个电极，电极间距 2 ~ 4cm。

11. 佩戴血氧传感器：将探头套在患者手指上并用医用胶带固定，红外线探头侧对准患者指甲面。

12. 佩戴气流传感器：将气流传感器放入鼻腔，用医用胶带固定在患者鼻翼两侧。

13. 佩戴鼾声传感器：将鼾声传感器放于患者甲状软骨侧并固定。

14. 告知患者配合定标

（1）睁开眼，直视前方。

（2）闭上眼，放松。

（3）保持头部位置不变，双眼分别向上、向下、向左、向右看，做完后重复一遍。

（4）保持头部位置不变，慢慢眨眼 5 次。

（5）下颌用力，咬紧牙齿，张嘴时放松。

（6）慢慢吸气，慢慢呼气。

（7）屏气 10 秒。

（8）依次向上屈伸左、右腿。

（9）定标完成，感谢患者配合，告知患者准备入睡，关灯。

15. 点击“开始”键，多导睡眠监测开始。

16. 整理用物，洗手。

【难点及重点】

1. 电极的放置质量密切关系到多导睡眠图监测质量。

2. 脑电图、眼动图、下颌肌电图是睡眠分期的 3 个关键指标，对此电极的安装尤为重要。

3. 为了更准确地定位，必须明确头面部各解剖点的位置，如：鼻根点、枕后隆凸、左耳前点、右耳前点、左耳后隆突、右耳后隆突、左眼外眦、右眼外眦等。

4. 注意定点测量和连接顺序：依次测定和连接脑电电极、耳后电极、眼电电极、下颌肌电电极、心电电极、胸腹带、腿动电极、血氧传感器、气流传感器、鼾声传感器。

5. 定标时发现问题要在监测开始前及时处理。

【注意事项】

1. 定点及连接电极前清洁头面部皮肤，以确保监测结果的准确性。

2. 用磨砂膏/95%乙醇溶液擦拭皮肤时，切忌擦破皮肤。

3. 讲解睡眠监测的方法、意义、安装电极后可能会影响睡眠质量等，以缓解患者监测前的紧张情绪。

4. 监测全过程务必关好门窗，以确保遮光隔音效果，创造舒适的睡眠环境。

【评分标准】

多导睡眠监测连接技术评分标准

项目	总分	技术操作要求		评分	评分等级				得分
					A	B	C	D	
评估	10	评估患者的病情		5	5	3	1	0	
		评估患者的清洁情况		3	3	2	1	0	
		核对患者、医嘱及申请单		2	2	1	0	0	
操作前准备	15	服装整洁、仪表端庄、戴口罩		5	5	3	1	0	
		备齐物品，洗手，落实查对		3	3	2	1	0	
		环境整洁、舒适、安全		2	2	1	0	0	
		输入建档信息		5	5	3	1	0	
操作过程	60	确定连接位置	测量脑电电极连接位置	10	10	6	3	0	
			确定耳后电极的连接位置	2	2	1	0	0	
			确定眼电的连接位置	2	2	1	0	0	
			确定颏肌电的连接位置	4	4	3	2	0	

续表

项目	总分	技术操作要求		评分	评分等级				得分
					A	B	C	D	
操作过程		连接脑电及参考电极	剪除安放电极部位头发，露出头皮	4	4	3	2	0	
			擦拭皮肤	2	2	1	0	0	
			依次连接电极	10	10	6	3	0	
		连接心电电极		3	3	2	1	0	
		连接胸腹带		5	5	3	1	0	
		连接腿动电极		5	5	3	1	0	
		佩戴血氧传感器		2	2	1	0	0	
		佩戴气流传感器		3	3	2	1	0	
		佩戴鼾声传感器		2	2	1	0	0	
		告知患者配合定标		3	3	2	1	0	
		整理用物、洗手、记录		3	3	2	1	0	
评价	15	操作动作熟练、节力		5	5	3	1	0	
		沟通有效		5	5	3	1	0	
		关心患者感受		5	5	3	1	0	
总分	100			100					

（王雯　刘君）

【参考文献】

（美）Richard B. Berry，MD. 高和，等译. 睡眠医学基础（上册）[M]. 北京：人民军医出版社，2014：1－10.

第十五节　体外膜肺氧合的护理技术

体外膜肺氧合（extracorporeal memberane oxygenation，ECMO）又称体外生命支持系统，是指将患者的静脉血液从体内引流至体外,经体外膜肺氧合后再由血泵将氧合血回输入患者动脉或静脉的中短期心肺辅助治疗,使衰竭的心肺得到充分的休息。该方法可使心肺充分休息减少呼吸机的使用强度及因使用呼吸机而引起的各种并发症,保持血液的正常氧合,减少儿茶酚胺类药物支持,降低心肌组织的氧耗,改善全身灌注,为心功能和肺功能的恢复赢得宝贵时间。

【操作目的及意义】

1. 有效地改善低氧血症,排除 CO_2,降低肺血管阻力。

2. 有效的循环支持。

3. 避免长期高氧吸入所致的氧中毒。

4. 避免机械通气所致的气道损伤。

5. 长期支持性灌注为心肺功能恢复赢得时间。

6. 对水、电解质进行可控性调节。

【评估】

1. 患者的意识、年龄、病情,全身状况,合作及配合能力。

2. 病室环境及消毒隔离情况,预防感染。

3. 转流途径:①静脉-静脉转流(V-V):用于单纯的呼吸功能辅助。插管位置选择左股静脉-右股静脉或者右颈内静脉-右股静脉;②静脉-动脉转流(V-A):用于呼吸功能和循环功能同时辅助。插管位置静脉可选用股静脉、颈静脉、右心房,动脉可选用股动脉、升主动脉、颈动脉。

4. 适应证:①心肺复苏;②围术期难以控制的心肺功能障碍:应用大剂量正性肌力药物治疗心功能得不到改善。肾上腺素 $>2\mu g/(kg \cdot min)$,多巴胺或多巴酚丁胺 $>20\mu g/(kg \cdot min)$。应用呼吸机及吸入 NO 仍无法改善血液氧合及二氧化碳排出,$PaO_2 < 55mmHg$;代谢性酸中毒,碱剩余(BE)$> -5mmol/L$ 达 3 小时以上;动脉平均压(MAP)过低,新生儿 $<40mmHg$;婴幼儿 $<50mmHg$;儿童和成人 $<60mmHg$;尿每小时少于 0.5ml/kg;③手术畸形矫正满意确切,使用大量血管活性药效果不佳,难以脱离体外循环机者;④心脏术后右室功能衰竭合并可逆性的肺动脉

高压；⑤心脏术后急性肺功能衰竭；⑥人工心脏、心脏移植的过渡。

【用物】

膜式氧合器（图1-15-1）、血泵、插管及管道系统、变温水箱、监测系统（包括ACT、动静脉血氧饱和度、氧合器跨膜压差、静脉管路负压监测等）、两套专用的空气氧气的气源及管道、开胸包、无影灯、头灯、敷料、管道钳、晶体及胶体预充液、血制品、抢救药品、肝素、鱼精蛋白、血气机等。

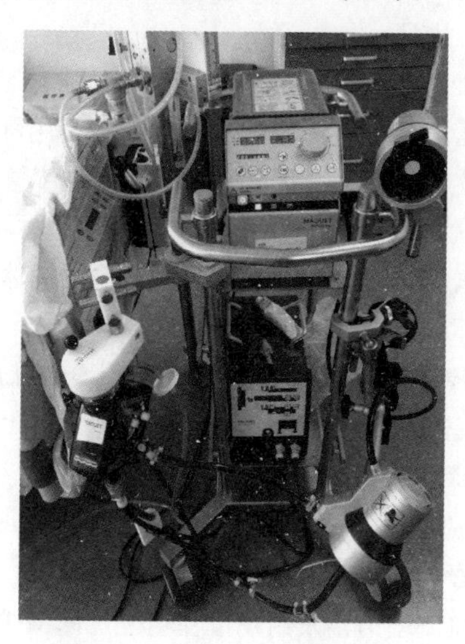

图1-15-1　体位膜肺装置

【操作步骤】

1. 术前准备

（1）向患者及家属解释沟通，取得配合及支持。

（2）明确适应证、ECMO支持的方式和途径。

（3）由体外循环医师、外科医师、ICU医师和护士组成精干的ECMO工作小组，分工明确。

（4）将患者安排在ICU相对独立的房间，以便于在ECMO治疗中消毒隔离工作能够到位，对于预防感染有重要作用。

（5）备齐 ECMO 系统全套器材及专用物品。

（6）血气机相对固定，以保障测量数据的准确度。

2. 初始阶段

（1）监护设置 ECMO 一般以 2000 转/分起始，流量约为 2.5～3.0L/min，力求尽快改善机体缺氧状况，ECMO 起始时氧浓度给予 70%～80%，根据血气 PaO_2 结果逐减。

（2）密切监测心率、心律、血压、中心静脉压（CVP）等血流动力学指标变化。

（3）置管处出血情况 由于 ECMO 动静脉管道及膜肺为全肝素化状态，因此，起始阶段 ACT 值偏高，可不用肝素抗凝，同时注意观察 ECMO 管道张力有无异常，以便调整流量。

（4）皮肤状况 结合血气中乳酸结果，通过观察皮肤颜色、温度及末梢血氧饱和度来估计组织灌注情况及机体缺氧状况的改善程度。

（5）观察 ECMO 辅助有效的指标 平均动脉压维持在 50～60mmHg，中心静脉压（CVP）回落，肺动脉压（PAP）下降。此后根据情况将 ECMO 调整到适当流量，约 2 小时后进入 ECMO 支持阶段。

3. 支持阶段

（1）根据血流动力学及组织灌注情况逐渐减少血管活性药物的用量，甚至不用。

（2）随时调整呼吸机及 ECMO 氧合器参数，保证氧供和氧耗的平衡。ECMO 期间呼吸机保持低压低频状态，以免增加肺的负担。对肺部已有气压伤的患者可不用人工呼吸。开始 1～2 天肺功能常不佳，X 线胸片阴影密度较重，肺部听诊有湿啰音，此期间患者完全依赖 ECMO，血气需 2～3 小时监测一次。应将动脉血气与氧合器血气对照，调整呼吸机及氧合器的氧浓度，分别减至 50% 左右，使 PaO_2 仍能维持在 80mmHg 左右，$PaCO_2$ 在 35～45mmHg 即可，最佳静脉混合血氧饱和度为 70%。及时纠正酸碱失衡。

（3）监测并保持体温在36.5～37.3℃。温度过高机体氧耗增加；温度过低易发生凝血机制和血流动力学紊乱。

（4）ECMO支持期间全血激活凝固时间（ACT）需维持在160～180秒，每2小时测ACT，当ACT低于120秒需应用肝素抗凝，可将肝素用200U/kg稀释至50ml静脉泵入，根据ACT结果随时调整。每日查血常规，血小板低于（50～70）$\times 10^9$/L水平需输注新鲜血小板，维持HCT在35%左右，每日监测游离血红蛋白，若游离血红蛋白值偏高伴有尿色偏红，应适当碱化尿液，促进游离血红蛋白排出，防止溶血。

（5）ECMO期间血液有形成分破坏，血小板数目减少，导致凝血功能障碍，应用前列环素类药物，对血小板有良好的保护作用，还可减轻血液破坏。

（6）密切观察患者神志，瞳孔大小，对光反射，置管肢体感觉，皮肤温度、颜色，足背动脉搏动等情况，并与对侧肢体比较，以便及时发现出血或栓塞状况。

（7）维持水电解质平衡，准确记录每小时出入量，保持液体平衡。维持尿量>1ml/(kg·h)。根据CVP、皮肤弹性等补充液体。防止电解质紊乱。维持血浆胶体渗透压在20～24mmHg。

（8）避免使用脂溶性药物，如异丙酚，脂肪乳等，以防膜肺血浆渗漏。如长时间应用ECMO，膜肺出现血浆渗漏、气体交换不良、栓塞和严重血红蛋白尿时应及时更换膜肺。

（9）加强体疗和皮肤护理，预防肺部并发症和压疮的发生。循环稳定，每2～3小时翻身叩背1次。翻身前检查ECMO管道是否固定牢固，翻身时动作要轻柔，保持管道功能位，避免管道牵拉、扭曲。

（10）加强营养支持，每日补充能量57kcal/kg。持续少量胃肠营养（TPN），可调动胃肠生理功能并中和肠道内酸性消化液，预防消化道出血。未用人工机械呼吸或已脱离呼吸机的患者，鼓励患者多进食。

（11）严格执行无菌技术操作和消毒隔离技术：各插管及穿刺处皮肤每日消毒并更换敷料，切口出血渗血敷料及时更换，保持切口无菌干燥；每日行口鼻咽腔冲洗2次。对应用肝素导致的口腔、鼻腔出血应及时进行清洗。预防性使用抗生素，预防感染的发生。

（12）加强心理护理，减少紧张、恐惧、焦虑和疼痛等因素的影响，增强患者战胜疾病的信心。遵医嘱适当应用镇静镇痛药物。

4. 终止阶段

（1）ECMO灌注流量减少至机体正常血流量的10%～25%（1.5L/min），血流动力学仍维持稳定。

（2）血管活性药物用量不大，且依赖性小。

（3）心电图无心律失常或心肌缺血的表现。

（4）X线胸片正常，肺顺应性改善，气道峰压下降。

（5）膜式氧合器的吸入氧浓度已降至21%，机械通气的FiO_2 <50%，PIP <30cmH_2O，PEEP <8cmH_2O，而血气正常。

（6）在ECMO应用7～10天后有下列情况时，应终止并撤除ECMO辅助：①不可逆的脑损伤；②其他重要器官功能严重衰竭；③顽固性出血；④肺部出现不可逆损伤。

5. 并发症的监护

（1）出血　这是ECMO早期最多见的并发症，以脑出血最为严重。定时监测凝血酶原激活时间（ACT）、凝血酶原时间（PT）、活化部分凝血酶原时间（PTT），依此调整肝素用量，以达到良好的抗凝目的又不引起抗凝过度而出血。观察伤口、穿刺针眼、各种引流液、大小便、全身皮肤黏膜如牙龈口腔黏膜、眼睑等有无出血点，减少不必要的穿刺，穿刺部位按压时间5～10分钟，应选用有创动脉穿刺留置管口，避免反复穿刺造成医源性的损伤。ECMO期间血小板消耗较为严重，及时补充新鲜血浆及血小板，维持血小板大于5×10^9/L。有出血倾向或出血时，及时遵医嘱应用止血药及对症处理，必要时进行手术。出血时，准确评估出血量，查找出血原因并给予及时补充。出血严重时，如能在呼吸支持下维持生命体征，可考虑终止 ECMO（图 1－15－2、图 1－15－3）。

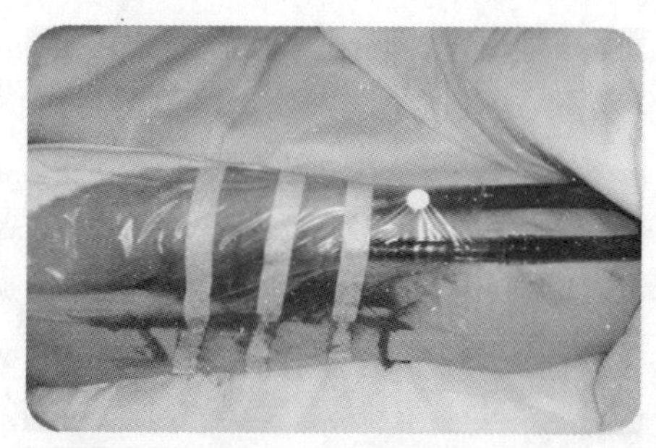

图 1－15－2 伤口出血的观察

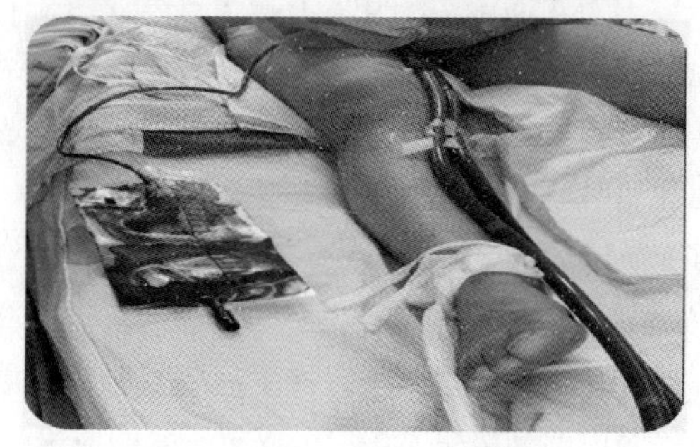

图 1－15－3 伤口出血的引流

（2）栓塞 与抗凝不足、血流缓慢、肝素诱导血栓形成，血小板激活并黏附于管道和氧合器而形成血栓等因素有关。主要部位有脑部、四肢的血管及左心大量血栓等。注意评估神志状况，观察瞳孔大小、对光反射、两侧瞳孔是否等大，注意观察四肢动脉尤其是穿刺侧肢体动脉搏动、皮温色泽、感觉、反应、有无水肿等情况，每日测量穿刺侧肢体臂围/腿围，并与对侧肢体对比，注意有无缺血、僵硬、皮肤发白等，以及早发现和预防血栓形成。

（3）感染 应用 ECMO 支持继发感染的危险极高。应严格执行无菌操作原则，各插管及穿刺处皮肤每日消毒并更换敷料，切口渗血敷料及时更换，保持切口及穿刺处皮肤无菌干燥。加强肺部护理，及时清除呼吸道分泌物，预防呼吸道感染。

（4）肢体缺血性损伤 定时观察插管侧肢体的颜色、温度及足背动脉搏动情况，足背动脉未触及时可用多普勒超声探及血流；注意肢体保温，必要时遵医嘱使用保温毯，如肢体皮肤出现发凉、发绀时，及时通知医生给予处理。

（5）肾功能不全 肾功能不全也是ECMO最常见的并发症之一，可能与ECMO期间溶血、非搏动灌注、儿茶酚胺分泌增加、栓子形成栓塞、全身炎性反应等因素有关。观察患者尿量及肾功能变化。在ECMO期间发生肾功能不全者使用连续肾替代治疗（CRRT）或腹膜透析方法，肾功能不全均得到明显改善。

（6）溶血 发生原因为静脉血引流不良，造成离心泵前负压过大，引起溶血；离心泵轴心产生血栓，造成泵转动不平衡或血栓在泵内转动，直接破坏红细胞，造成溶血。护理时要严密观察尿液颜色，并定时监测血常规和尿常规。

【注意事项】

1. 报警处理：合理设置各种报警限，并使报警通道处于“开通”状态，听到报警声或看到报警提示后要及时查找原因快速处理，复杂报警及时通知医生，避免造成不必要的后果。

2. 合理调配护理人员：ECMO是抢救过程的中心生命支持环节。因此，护理此类患者时，需调配、选用ECMO技术及各项护理技术熟练、有高度责任心、高度奉献精神的护理人员，以确保安全。

3. 氧气的供给：使用ECMO时必须有氧气的供给，湿化瓶里不能装有蒸馏水，管道与ECMO机器的接口要紧密，用胶布粘紧，防止有松脱现象发生。

4. 管路的固定：因ECMO成套管路为3/8英寸，动脉插管为15F，静脉插管为17F，重力很大容易坠地，所以固定起来有一定的难度。方法是动脉、静脉插管要与皮肤缝合固定，再予弹力胶布缠绕一圈固定于大腿上，成套管路则需理顺固定于床单上，并预留活动空间。

5. 观察膜肺的颜色：在使用ECMO初期，管道的血液为鲜红色，一般到第4天会出现血浆从膜肺里渗出，呈泡沫样，提示必须要更换管道。

6. 预防感染：应用ECMO支持者，创伤大、管道多、介入性操作频繁，而且患者抵抗力低，易继发感染。所以在插管、更换敷料、介入性操作、拔除管道等操作时需严格无菌技术操作，并密切观察伤口有无红、肿、热、痛等感染征象和渗血情况，及时更换被污染的敷料，发现任何感染征象，立即进行细菌培养，并予相应的抗感染治疗。

7. 患者的注意事项：患者是否配合对ECMO的使用起着决定作用，不配合的患者比较躁动，致使流量不稳定机器报警，也容易导致管道松脱，造成出血，威胁患者生命。取得患者的配合就必须要向其解释ECMO的重要性以及松脱导致的后果会危及生命，只有患者理解了才能配合好。这就要求护士多给患者讲解，同时做好心理护理，分析利弊。适当约束患者，但约束时必须向患者解释清楚原因和作用，以消除其心理顾虑。勤于观察，发现患者想活动时及时给予协助，危重患者要定时予以翻身、叩背，减轻不适的同时也减少了肺部并发症的发生，不能让患者自己活动，否则容易导致管道的扭曲、松脱等。

【评分标准】

ECMO护理技术考核评分标准

项目	总分	技术操作要求	评分	评分等级				得分
				A	B	C	D	
仪表	5	服装整洁、仪表端庄、戴口罩、洗手	5	5	3	1	0	
评估	10	患者的意识、年龄、合作及配合能力	5	5	3	1	0	
		主要病情及诊断，适应证及ECMO支持方式及途径	5	5	3	1	0	

续表

项目		总分	技术操作要求	评分	评分等级				得分
					A	B	C	D	
操作前准备		15	向患者解释沟通、语言、内容适当，态度真诚	5	5	3	1	0	
			人员准备、分工明确，环境整洁、舒适	5	5	3	1	0	
			器材及物品准备齐全、放置妥当、卧位选择正确	5	5	3	1	0	
操作过程	初始阶段	20	监护设置合理	5	5	3	1	0	
			密切监测血流动力学指标变化	5	5	3	1	0	
			观察 ECMO 辅助有效的指标	5	5	3	1	0	
			观察置管处出血及皮肤情况	5	5	3	1	0	
	支持阶段	30	循环系统监护	8	8	6	3	0	
			呼吸系统监护	8	8	6	3	0	
			ECMO 系统监测	8	8	6	3	0	
			并发症的监测及处理	6	6	4	2	0	
	终止阶段	10	观察患者血流动力学，配合医生撤除循环管道	5	5	3	1	0	
			对损伤血管进行修复，继续监测病情变化	5	5	3	1	0	
评价		10	病情观察及 ECMO 系统监测细致，适合的情况报告医生，护患沟通到位	5	5	3	1	0	
			文字记录及时、客观、准确，条理清楚，重点突出	5	5	3	1	0	
总分		100		100					

（刘志平　丁迎新）

【参考文献】

[1]阜外心血管病医院护理部. 心血管病护理手册[M]. 北京:中国协和医科大学出版社,2006:224－232.

[2]房淑清,苏大宇,李大鹏,等. 现代医学诊治与护理(下册)[M]. 长春:吉林科学技术出版社,2007:1211－1214.

[3]李旭,石丽,吴荣. 成人体外膜肺氧合支持治疗中的护理[J]. 护士进修杂志,2011,26(4):344－345.

[4]丁迎新. 体外膜肺氧合技术的临床应用及护理进展[J]. 护理研究,2010,24(27):2445－2447.

[5]李雁平,李春芳. 体外膜肺氧合的并发症及其护理现状[J]. 护理研究,2013,27(28):3080－3082.

[6]徐雪影. 体外膜肺氧合的注意事项[J]. 全科护理,2011,09(36):3330.

[7]李俊,杨燕平,胡琼,等. 心内直视手术患者应用体外膜肺氧合治疗的监测与护理[J]. 实用临床医药杂志,2014,18(4):6－8.

[8]任卫红,袁肖媚,叶婷. 应用人工体外膜肺氧合技术救治危重症患者的护理[J]. 护理研究,2010,24(7):606－608.

第二章

氧疗技术

第一节　鼻导管吸氧技术

【操作目的及意义】

1. 纠正低氧血症或可疑的组织缺氧。

2. 缓解慢性缺氧的临床症状。

3. 预防或减轻心脏负荷。

【评估】

1. 患者生命体征、如呼吸频率、节律及深浅度，心率。

2. 评估患者神志，如意识情况、面容与表情、缺氧程度（口唇、甲床、皮肤颜色、血氧饱和度、动脉血气分析结果），体位及合作程度

3. 评估患者鼻腔状况：有无鼻息肉、鼻中隔偏曲或分泌物阻塞等。

4. 动态评估氧疗效果。

【用物】

氧气装置一套（流量表、湿化装置），一次性吸氧管，棉签、用氧记录单、PDA，手电筒，清水（图2－1－1）。

【操作步骤】

1. 护士：洗手、戴口罩。

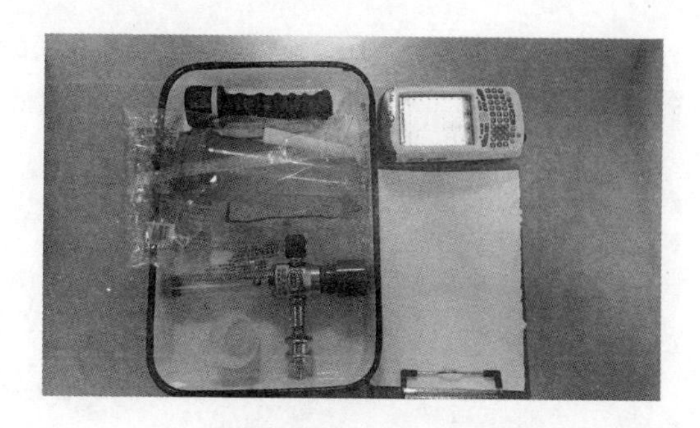

图2-1-1 用物准备

2. 向患者解释吸氧目的。

3. 操作前准备

①核对医嘱，核对患者信息。

②检查氧气装置包装有效期。

4. 操作过程

（1）协助患者摆好体位（图2-1-2），做好解释。

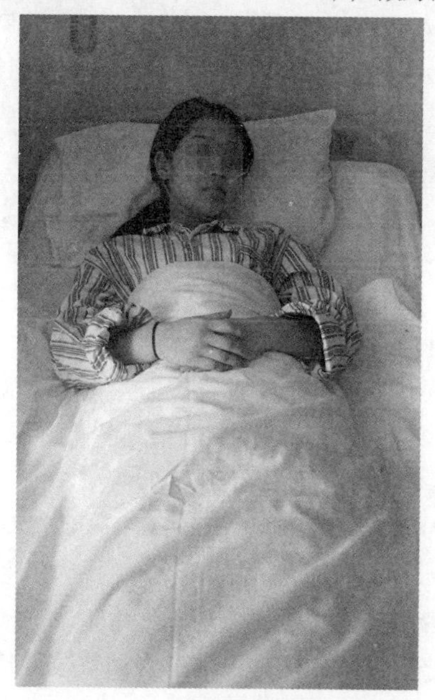

图2-1-2 协助患者摆好体位

（2）评估缺氧情况：口唇甲床发绀（图2－1－3）。

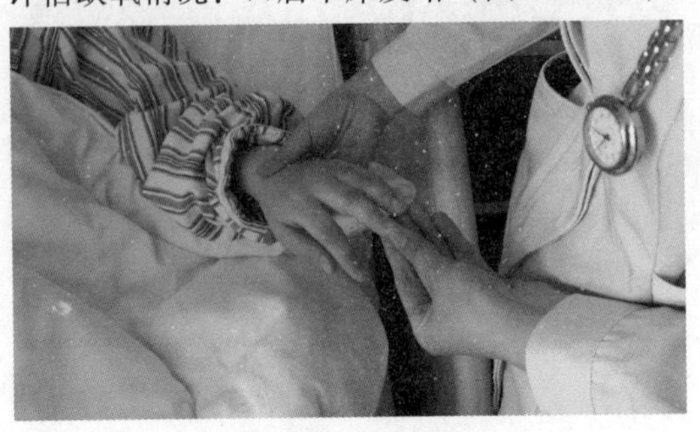

图2－1－3 检查甲床发绀情况

评估呼吸情况：呼吸节律、深浅度。

评估鼻腔情况：鼻腔通畅情况（图2－1－4）。

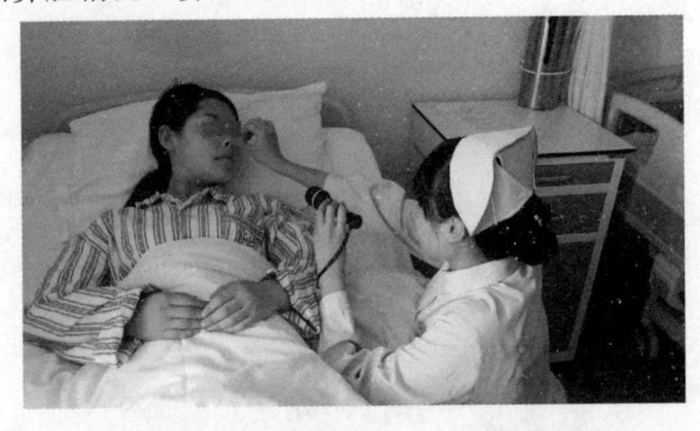

图2－1－4 评估鼻腔情况

（3）检查并安装用氧装置。

（4）轻轻旋开流量调节手柄，遵医嘱调节氧流量（以球形浮标中经为准），读出示值升/分（图2－1－5）。以睫毛试吹气大小，作为流量参考（图2－1－6）。

（5）以湿棉签清洁鼻孔（图2－1－7），将双腔鼻导管插入鼻孔并固定挂于双耳廓（图2－1－8）。

5. 协助患者取舒适体位，保暖，洗手记录。

6. 遵医嘱停止吸氧，再次评估患者用氧改善情况，发绀有无转为红润。

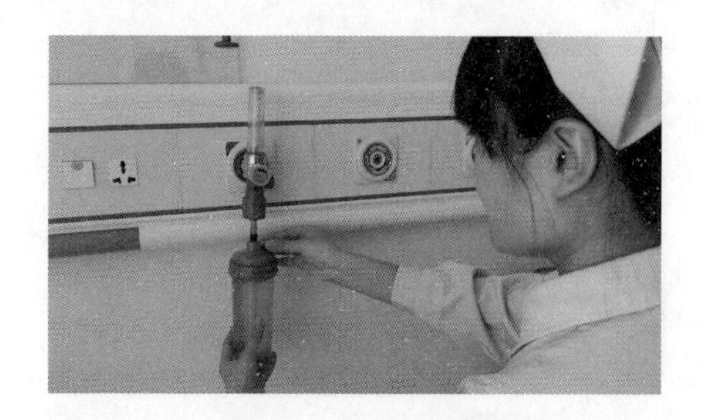

图2－1－5　调节流量

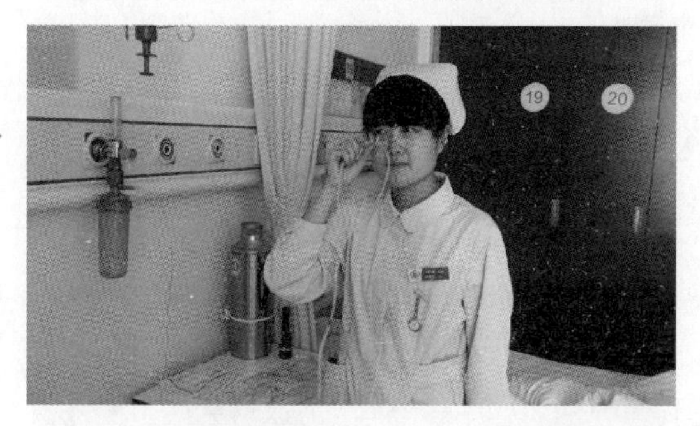

图2－1－6　取下鼻导管

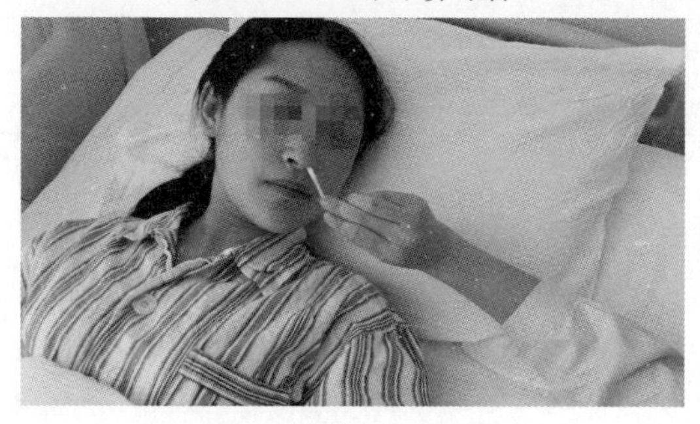

图2－1－7　清洁鼻孔

7. 先取下鼻导管，再关流量表，将氧气管盘于手套中。
8. 擦净患者面部，整理用物，记录用氧时间。
9. 用物处理：按垃圾分类进行用物处理。

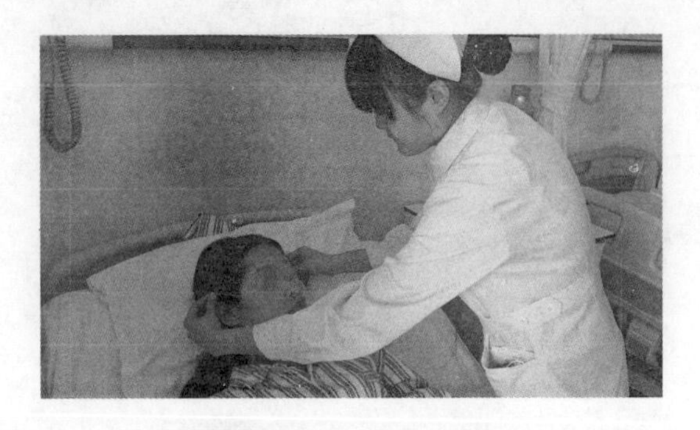

图2-1-8　佩戴鼻导管

【注意事项】

1. 了解患者生命体征，选择合适的吸氧用具，观察评估氧疗效果。

2. 吸入氧浓度在24%～44%之间。

3. 持续吸氧患者每周更换氧气装置一次。

4. 使用氧气应先调节流量后应用，停用时应先拔出鼻导管，再关闭氧气开关，防止大量氧气突然冲入呼吸道而损伤肺部组织。

5. 高流量可能引起患者不适导致鼻腔黏膜干燥。

6. 此操作不能用于鼻道完全阻塞患者。

【评分标准】

氧气吸入技术考核评分标准

项目	总分	技术操作要求	评分	评分等级				得分
				A	B	C	D	
仪表	4	仪表端庄、着装符合要求	4	4	3	2	0	
操作前准备	16	评估患者病情，缺氧情况，鼻腔情况	8	8	6	3	0	
		洗手，戴口罩	2	2	1	0	0	
		用物准备：吸氧装置一套，清水，手电筒，PDA，用氧记录单，棉签	5	5	3	1	0	
		环境整洁、舒适、安全	1	1	0.5	0	0	

续表

项目	总分	技术操作要求	评分	评分等级				得分
				A	B	C	D	
操作过程	60	备齐用物，放置合理	5	5	3	1	0	
		核对患者信息，执行单，PDA扫描腕带，向患者做好解释	6	6	4	2	0	
		安装零感装置，先旋开氧气开关冲瓶口再安装氧气管	6	6	4	2	0	
		轻轻旋开流量调节手柄，遵医嘱调节氧流量（以球形浮标中经为准），读出示值升/分	10	10	6	3	0	
		以睫毛试吹气大小作为流量参考	6	6	4	2	0	
		以湿棉签清洁鼻孔，将双腔鼻导管插入鼻孔并固定挂于双耳廓	10	10	6	3	0	
		协助患者处于舒适体位，保暖，放好呼叫器	5	5	3	1	0	
		吸氧完毕时，先取下鼻导管，后关流量表	6	6	4	2	0	
		擦净患者面部，整理用物，记录用氧时间	6	6	4	2	0	
评价	20	操作动作熟练、节力	10	10	6	3	0	
		操作过程注意患者安全及生命体征观察	5	5	3	2	0	
		操作过程注意和患者的沟通	5	5	3	2	0	
总分	100		100					

（张静）

第二节　部分呼吸面罩吸氧技术

临床上常用的储存式给氧装置主要包括部分重复呼吸面罩、非重复呼吸面罩。储氧式给氧系统是以容量较大的人工储氧空间扩大了固有的上呼吸道储氧空间，将患者每次呼吸之间的氧气储存起来，也可以减少外界空气对氧气的稀释，又避免了患者在呼气相时氧气的浪费，提供较高浓度的氧气，储氧系统的作用更好地发挥。

【操作目的及意义】

扩大储氧空间，使其能提供的氧浓度从35%～55%可增大至60%左右。提高患者血氧饱和度，纠正缺氧。

【用物】

治疗车、部分吸氧面罩（图2－2－1）、氧气流量表、蒸馏水、棉签、胶布、临时医嘱单（或治疗本）、吸氧记录单、消毒洗手液 、笔。

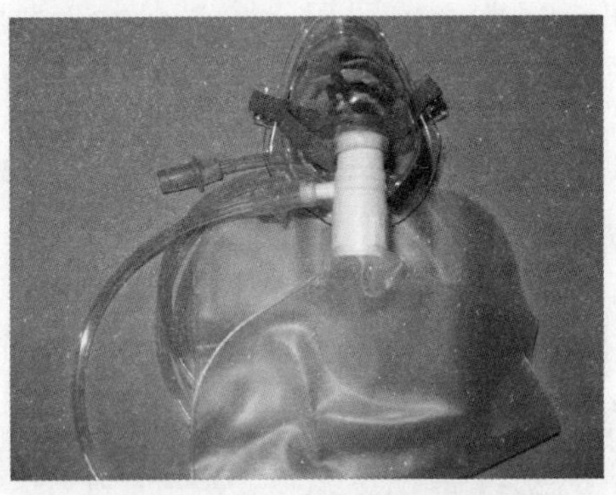

图2－2－1　部分吸氧面罩

【操作步骤】

1. 操作者洗手、戴口罩，将所用物品携至床旁。
2. 核对患者，向患者解释操作目的，取得患者同意。
3. 协助患者取安全、舒适卧位。
4. 检查患者鼻腔通畅情况，用湿棉签清洁两侧鼻孔。

5. 安装氧气表（图2-2-2）并检查是否漏气，连接一次性吸氧装置，接呼吸面罩（无单向阀呼吸面罩、有单向阀呼吸面罩），检查面罩各部分功能是否良好。

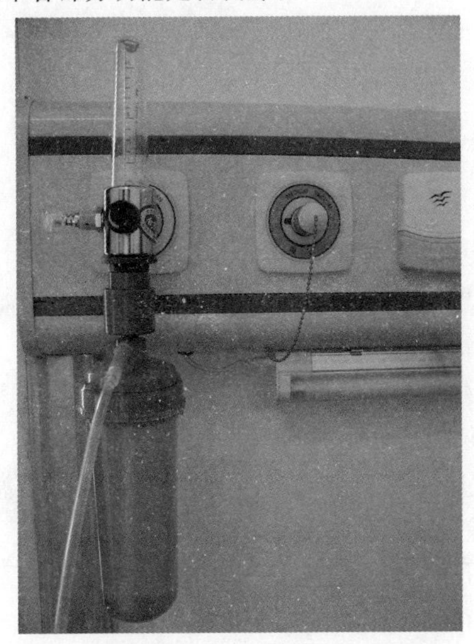

图2-2-2　安装氧气表

6. 遵医嘱调节氧流量（图2-2-3），一般3~4L/min，严重缺氧者7~8L/min。

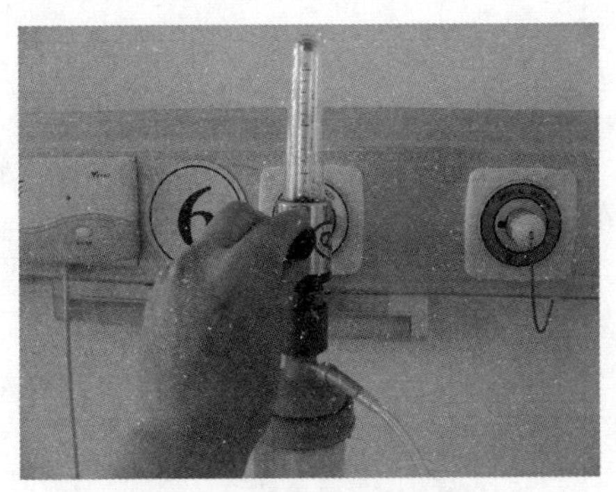

图2-2-3　调节氧流量

7. 再次核对患者，将吸氧面罩与患者面部紧密贴合并妥善固定。

8. 观察患者缺氧改善情况，如无改善立即通知医生。

9. 协助患者取安全、舒适卧位，向患者及家属告知注意事项，将呼叫器置患者伸手可及处。

10. 记录给氧时间、氧流量。

11. 清洁患者面部及整理床位。

12. 停止吸氧时先取面罩，再关闭流量表。

【难点及重点】

1. 氧气表是否安装是否漏气，吸氧装置是否功能良好。

2. 氧流量调节是否正确。

3. 患者缺氧状态是否改善。

【注意事项】

1. 治疗过程中，严密观察患者缺氧情况有无改善、氧气装置有无漏气、流量表指示与流量是否准确。

2. 持续用氧者，应经常检查面罩是否通畅，有无分泌物，注意面部皮肤有无压痕。

【评分标准】

部分吸氧面罩考核评分标准

项目	总分	技术操作要求	评分	评分等级				得分
				A	B	C	D	
仪表	5	仪表端庄，服装整洁	5	5	3	1	0	
操作前准备	15	评估患者正确	4	4	3	2	0	
		解释操作目的	4	4	3	2	0	
		洗手、戴口罩	3	3	2	1	0	
		备齐用物，放置合适	4	4	3	2	0	
操作过程	60	核对正确	5	5	3	1	0	
		协助患者取安全、舒适卧位	5	5	3	1	0	
		用湿棉签是否清洁两侧鼻孔	5	5	3	1	0	
		安装氧气表并检查是否漏气	5	5	3	1	0	

续表

项目	总分	技术操作要求	评分	评分等级				得分
				A	B	C	D	
操作过程		连接一次性吸氧装置，根据医嘱连接部分呼吸面罩正确	5	5	3	1	0	
		湿化瓶使用在有效期内	5	5	3	1	0	
		氧流量调节正确	10	10	6	3	0	
		是否再次核对患者信息	5	5	3	1	0	
		将吸氧面罩与患者面部紧密贴合并妥善固定	10	10	6	3	0	
		观察患者缺氧改善情况，无改善是否通知医生	5	5	3	1	0	
操作后	15	停止吸氧时先取面罩，再关闭流量表	5	5	3	1	0	
		是否协助患者取安全、舒适卧位，向患者及家属告知注意事项，将呼叫器置患者伸手可及处	5	5	3	1	0	
		记录给氧时间、氧流量	3	3	2	1	0	
		清洁患者面部及整理床位	2	2	1	0	0	
理论提问	5	条理清楚，重点突出	5	5	3	1	0	
总分	100		100					

（何剑）

【参考文献】

[1] 梁淑琴. 面罩吸氧治疗呼吸衰竭的疗效观察与护理[J]. 内蒙古中医药，2014,33(1):140.

[2] 邹泉. 巧做吸氧用一次性面罩[J]. 中国临床护理，2013,5(5):390.

[3] 刘平,陈杨,彭征玉. 一次性口罩在固定面罩吸氧中的应用[J]. 齐鲁护理杂志，2014(15):6.

第三节 非重复呼吸面罩吸氧技术

临床上常用的储存式给氧装置主要包括部分重复呼吸面罩、非重复呼吸面罩。储氧式给氧系统是以容量较大的人工储氧空间扩大了固有的上呼吸道储氧空间，将患者每次呼吸之间的氧气储存起来，也可以减少外界空气对氧气的稀释，又避免了患者在呼气相时氧气的浪费，提供较高浓度的氧气，储氧系统的作用更好地发挥。

【操作目的及意义】

扩大储氧空间，使其能提供的氧浓度从35%～55%可增大至60%左右。提高患者血氧饱和度，纠正缺氧。

【用物】

治疗车、非重复呼吸面罩（图2-3-1)、氧气流量表、蒸馏水、棉签、胶布、临时医嘱单（或治疗本)、吸氧记录单、消毒洗手液 、笔。

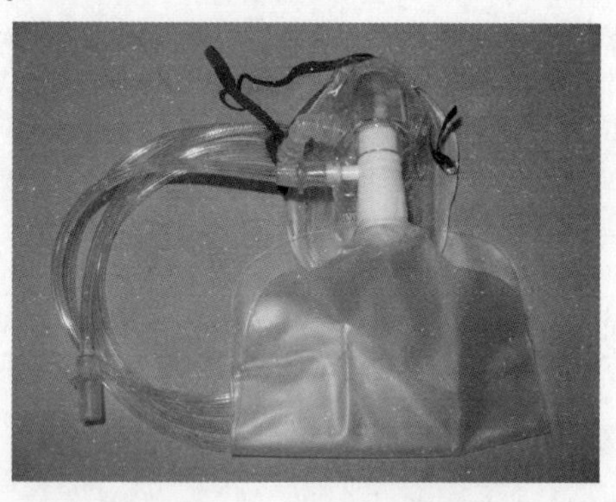

图2-3-1 非重复呼吸面罩

【操作步骤】

1. 操作者洗手、戴口罩，将所用物品携至床旁。
2. 核对患者，向患者解释操作目的，取得患者同意。
3. 协助患者取安全、舒适卧位。
4. 检查患者鼻腔通畅情况，用湿棉签清洁两侧鼻孔。

5. 安装氧气表并检查是否漏气，连接一次性吸氧装置，接呼吸面罩（无单向阀呼吸面罩、有单向阀呼吸面罩），检查面罩各部分功能是否良好。

6. 遵医嘱调节氧流量，一般 3 ~ 4L/min，严重缺氧者 7 ~ 8L/min。

7. 再次核对患者，将吸氧面罩与患者面部紧密贴合并妥善固定。

8. 观察患者缺氧改善情况，如无改善立即通知医生。

9. 协助患者取安全、舒适卧位，向患者及家属告知注意事项，将呼叫器置患者伸手可及处。

10. 记录给氧时间、氧流量。

11. 清洁患者面部及整理床单位。

12. 停止吸氧时先取面罩，再关闭流量表。

【难点及重点】

1. 氧气表是否安装是否漏气，吸氧装置是否功能良好。

2. 氧流量调节是否正确。

3. 患者缺氧状态是否改善。

【注意事项】

1. 治疗过程中，经常观察患者缺氧情况有无改善，氧气装置有无漏气，流量表指示与流量是否准确。

2. 持续用氧者，应经常检查面罩是否通畅，有无分泌物，注意面部皮肤有无压痕。

【评分标准】

非重复呼吸面罩吸氧技术考核评分标准

项目	总分	技术操作要求	评分	评分等级				得分
				A	B	C	D	
仪表	5	仪表端庄，服装整洁	5	5	3	1	0	
操作前准备	15	评估患者正确	4	4	3	2	0	
		解释操作目的	4	4	3	2	0	
		洗手、戴口罩	3	3	2	1	0	
		备齐用物，放置合适	4	4	3	2	0	

续表

项目	总分	技术操作要求	评分	评分等级				得分
				A	B	C	D	
操作过程	60	核对正确	5	5	3	1	0	
		协助患者取安全、舒适卧位	5	5	3	1	0	
		用湿棉签是否清洁两侧鼻孔	5	5	3	1	0	
		安装氧气表并检查是否漏气	5	5	3	1	0	
		连接一次性吸氧装置，根据医嘱连接非重复呼吸面罩正确	5	5	3	1	0	
		湿化瓶使用在有效期内	5	5	3	1	0	
		氧流量调节正确	10	10	6	3	0	
		是否再次核对患者	5	5	3	1	0	
		将吸氧面罩与患者面部紧密贴合并妥善固定	10	10	6	3	0	
		观察患者缺氧改善情况，无改善是否通知医生	5	5	3	1	0	
操作后	15	停止吸氧时先取面罩，再关闭流量表	5	5	3	1	0	
		是否协助患者取安全、舒适卧位，向患者告知注意事项，将呼叫器置患者伸手可及处	5	5	3	1	0	
		记录给氧时间、氧流量	3	3	2	1	0	
		清洁患者面部及整理床位	2	2	1	0	0	
理论提问	5	条理清楚，重点突出	5	5	3	1	0	
总分	100		100					

（何剑）

【参考文献】

[1] 安春霞，冯梅，孟令爱. 小儿面罩吸氧装置巧制作[J]. 齐鲁护理杂

志，2009，12:12.

[2] 桂敏华,李敏,夏梦. 自制接头在一次性吸氧管与吸氧面罩连接中的应用[J]. 中国临床护理,2013,5(2):143.

[3] 沈冬梅. 舒适护理在呼吸衰竭患者经面罩无创正压机械通气治疗中的应用[J]. 全科护理，2013,11(34):3215－3216.

第四节　文丘里面罩吸氧技术

文丘里面罩是指利用文丘里原理在喷射气流周围产生负压，携带一定量空气从开放的边缘或侧孔流入面罩。因输氧孔有一定直径，以致从面罩边缘或侧孔的空气与氧气混合后可保持固定的比例调整面罩边缘的大小和驱动氧气流量，可改变空气与氧气比例，比例的大小决定吸入氧气浓度的高低。文丘里面罩最大的好处是能够提供氧气浓度较稳定，有助于判断病情。

【操作目的及意义】

在治疗低氧血症伴高碳酸血症的患者时为患者提供稳定、准确的氧浓度。

【用物】

治疗车、文丘里吸氧面罩（图2－4－1）、氧气流量表、蒸馏水、棉签、胶布、临时医嘱单（或治疗本）、吸氧记录单、消毒洗手液 、笔。

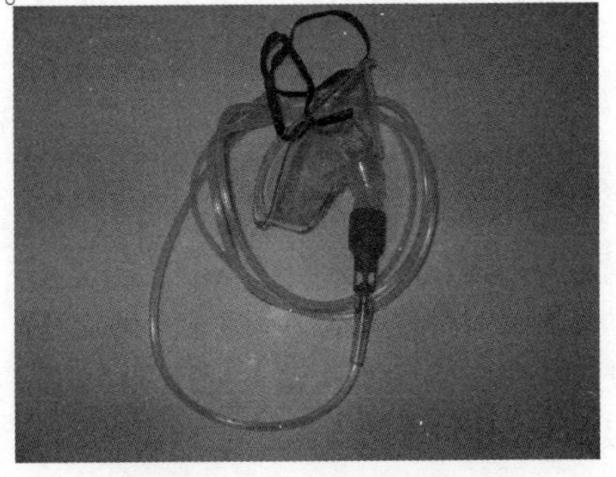

图2－4－1　文丘里吸氧面罩

【操作步骤】

1. 操作者洗手、戴口罩，将所用物品携至床旁。

2. 核对患者，向患者解释操作目的，取得患者同意。

3. 协助患者取安全、舒适卧位。

4. 检查鼻腔是否通畅，用湿棉签清洁两侧鼻孔。

5. 安装氧气表并检查是否漏气，连接一次性吸氧装置，接文丘里呼吸面罩，检查面罩各部分功能是否良好。

6. 遵医嘱调节氧浓度（在面罩与导管连接处有一个调节装置，可以调节6个浓度：24%、28%、31%、35%、45%、50%）（图2-4-2）。

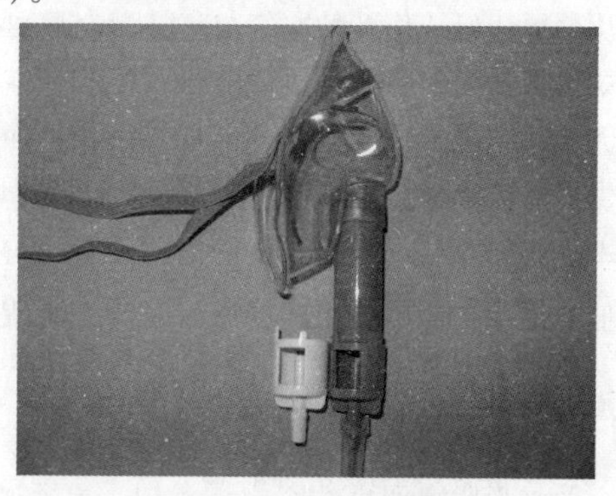

图2-4-2　氧气浓度调节装置

7. 再次核对患者，将吸氧面罩与患者面部紧密贴合并妥善固定。

8. 观察患者缺氧改善情况，如无改善立即通知医生。

9. 协助患者取安全、舒适卧位，向患者及家属告知注意事项，将呼叫器置患者伸手可及处。

10. 记录给氧时间、氧流量。

11. 清洁患者面部及整理床位。

12. 停止吸氧时先取下面罩，再关闭流量表。

【难点及重点】

1. 氧气表是否安装是否漏气，文丘里面罩是否功能良好。

2. 氧流量调节要遵医嘱，不能随便调节。

3. 患者缺氧状态是否改善。

4. 告知患者吸氧的注意事项。

【注意事项】

1. 治疗过程中，经常观察患者缺氧情况有无改善、氧气装置有无漏气、流量表指示与流量是否准确。

2. 持续用氧者，应经常检查面罩是否通畅，有无分泌物，注意面部皮肤有无压痕。

【评分标准】

吸氧面罩考核评分标准

项目	总分	技术操作要求	评分	评分等级				得分
				A	B	C	D	
仪表	5	仪表端庄，服装整洁	5	5	3	1	0	
操作前准备	15	评估患者正确	4	4	3	2	0	
		解释操作目的	4	4	3	2	0	
		洗手、戴口罩	3	3	2	1	0	
		备齐用物，放置合适	4	4	3	2	0	
操作过程	60	核对正确	5	5	3	1	0	
		协助患者取安全、舒适卧位	5	5	3	1	0	
		用湿棉签清洁两侧鼻孔	5	5	3	1	0	
		安装氧气表并检查是否漏气	5	5	3	1	0	
		连接一次性吸氧装置，根据医嘱连接文丘里呼吸面罩正确	5	5	3	1	0	
		湿化瓶使用在有效期内	5	5	3	1	0	
		氧浓度调节正常	10	10	6	3	0	
		是否再次核对患者	5	5	3	1	0	
		将文丘里吸氧面罩与患者面部紧密贴合并妥善固定	10	10	6	3	0	
		观察患者缺氧改善情况，无改善是否通知医生	5	5	3	1	0	

续表

项目	总分	技术操作要求	评分	评分等级				得分
				A	B	C	D	
操作后	15	停止吸氧时先取面罩，再关闭流量表	5	5	3	1	0	
		是否协助患者取安全、舒适卧位，向患者告知注意事项，将呼叫器置患者伸手可及处	5	5	3	1	0	
		记录给氧时间、氧流量	3	3	2	1	0	
		清洁患者面部及整理床位	2	2	1	0	0	
理论提问	5	条理清楚，重点突出	5	5	3	1	0	
总分	100		100					

（梁丽君　王雯）

【参考文献】

[1] 于英华,李福龙,贾丽群. 自制加湿三通吸氧接头用于人工气道患者吸氧[J]. 护理研究，2011,25(1):93.

[2] 许素芃,黄世英,李桂宝,等. 文丘里吸氧装置应用于人工气道患者的临床研究[J]. 当代护士(下旬刊)，2014(1):104－106.

[3] 张宗雪,徐振虎,毛秀莲. 医用三通管在人工气道持续吸氧及气道湿化中的应用效果观察[J]. 现代临床护理，2012,11(6):28－30.

[4] 董春,郑晓丽. 最佳湿化在人工气道中的应用[J]. 齐鲁护理杂志, 2010,16(5):94－95.

[5] 宋廷艳. 人工气道持续湿化法与间歇湿化法效果比较[J]. 中国实用医药, 2010,05(35):219－220.

[6] 王钢花,王波. 人工气道的管理[J]. 包头医学，2010,34(2):122－123.

[7] 陈薅,胡晓岚. 吸氧管防污粘贴的临床应用[J]. 护理研究，2013,27(30):3456.

[8] 贾传珍. 不同湿化液对人工气道湿化效果的影响[J]. 齐鲁护理杂志，2010,16(22):64－66.

[9] 王晓红. 50例人工气道患者的护理体会[J]. 中国保健营养，2013,23(3):1234－1235.

第五节 便携式（制氧机）吸氧技术

家用制氧机制氧原理有4种，这里只介绍分子筛制氧原理。是利用分子筛物理吸附和解析技术。制氧机内装填分子筛，在加压时可将空气中氮气吸附，剩余的末被吸收的氧气被收集起来，经过净化处理后即成为高纯度的氧气，分子筛在减压时将所吸附的氮气排放回空气中，在下一次加压时又可以吸附氮气并制取氧气，整个过程周期性地动态循环过程，分子筛并不消耗。

【操作目的及意义】

便携式制氧机为了满足人们生活水平及增强健康的需求，可以缓解神经疲劳、放松身心、保持旺盛精力、提高工作效率；改善大脑供氧情况，调节神经系统功能，提高记忆力和思维能力，提高学习效率。缓解支气管痉挛、减轻呼吸困难，改善通气功能障碍，改善右心负担，延缓肺心病的发生发展，改善慢性阻塞性肺疾病，延长生命。

【用物】

便携式制氧机（图2－5－1）、吸氧管、专用湿化瓶、蒸馏水或纯净水、棉签、胶布。

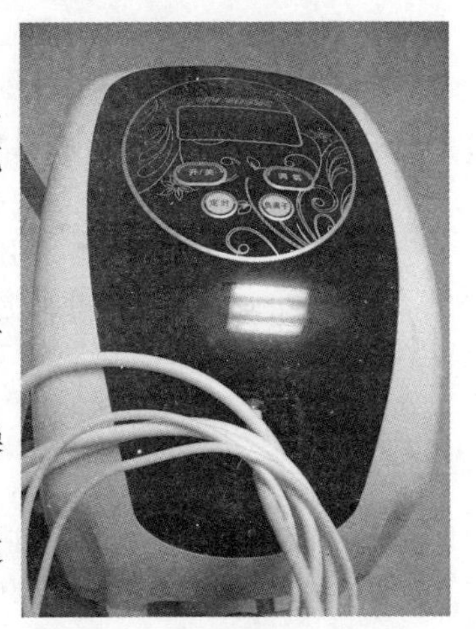

图2－5－1 便携式制氧机

【操作步骤】

1. 操作者洗手、戴口罩，将所用物品携至床旁。

2. 核对患者，向患者解释操作目的，取得患者同意。

3. 协助患者取安全、舒适卧位。

4. 检查患者鼻腔通气情况，

用湿棉签清洁两侧鼻孔。

5. 安装专用湿化瓶（图2-5-2），连接吸氧管（图2-5-3），检查管路是否通畅。

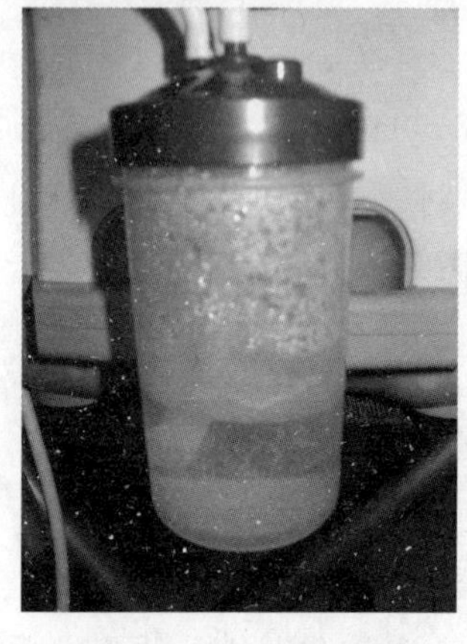

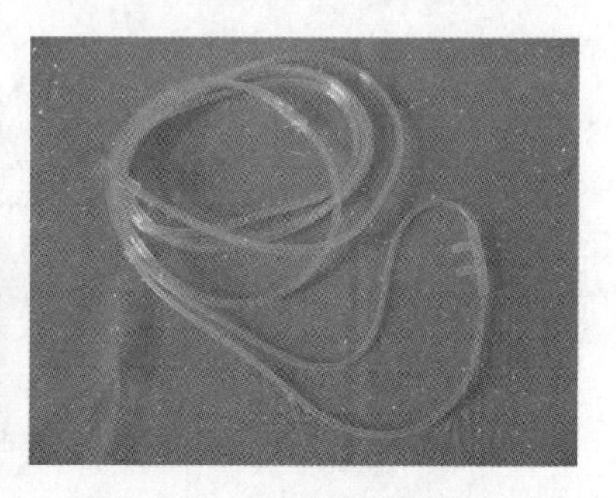

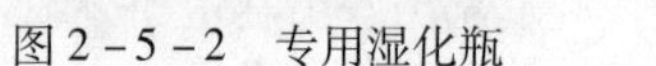

图2-5-2　专用湿化瓶　　　　图2-5-3　湿化瓶吸氧管

6. 接通电源，打开制氧机，显示屏亮起，根据病情调节氧浓度，一般分30%、60%、90%档。

7. 将鼻塞或鼻导管放置患者鼻前庭。

8. 观察患者缺氧改善情况，如无改善立即通知医生。

9. 协助患者取安全、舒适卧位，向患者及家属告知注意事项。

10. 记录给氧时间、氧流量。

11. 清洁患者面部及整理用物。

12. 停止吸氧时先取下吸氧管，再关闭制氧机开关。

【难点及重点】

1. 患者调节氧浓度是否正确。

2. 患者缺氧状态是否改善。

3. 患者是否了解吸氧的注意事项。

【注意事项】

1. 治疗过程中，制氧机放置在空气流通、远离明火的地方。

2. 吸氧完毕倒掉湿化瓶的水，拆下过滤网，清洗湿化瓶和过滤网，氧气管弃去。

3. 吸氧过程一定要注意防震、防火、防热、防油，严格遵守操作规程，注意用氧安全。

【评分标准】

便携式（制氧机）吸氧技术考核评分标准

项目	总分	技术操作要求	评分	评分等级				得分
				A	B	C	D	
仪表	5	仪表端庄，服装整洁	5	5	3	1	0	
操作前准备	15	评估患者正确	4	4	3	2	0	
		解释操作目的	4	4	3	2	0	
		洗手、戴口罩	3	3	2	1	0	
		备齐用物，放置合适	4	4	3	2	0	
操作过程	60	核对正确	5	5	3	1	0	
		协助患者取安全、舒适卧位	5	5	3	1	0	
		用湿棉签是否清洁两侧鼻孔	5	5	3	1	0	
		安装湿化瓶，检查管路是否通畅	5	5	3	1	0	
		打开制氧机，调节氧浓度适宜	10	10	6	3	0	
		将鼻塞或鼻导管放置患者鼻前庭	5	5	3	1	0	
		观察患者缺氧改善情况，无改善通知医生	5	5	3	1	0	
		制氧机放置位置远离明火位置	10	10	6	3	0	
		向患者告知吸氧注意事项	5	5	3	1	0	
		停止吸氧时先取下吸氧管，再关闭制氧机开关	5	5	3	1	0	

续表

项目	总分	技术操作要求	评分	评分等级				得分
				A	B	C	D	
操作后	15	吸氧完毕是否清洗湿化瓶及过滤网	5	5	3	1	0	
		协助患者取安全、舒适卧位	5	5	3	1	0	
		记录给氧时间、氧流量	3	3	2	1	0	
		清洁患者面部及整理床位	2	2	1	0	0	
理论提问	5	条理清楚，重点突出	5	5	3	1	0	
总分	100		100					

（何剑）

【参考文献】

[1] YY/T 0298－1998. 医用分子筛制氧设备通用技术规范[S]. 北京：中国标准出版社,1998.

[2]孙春堂. 医用制氧机的使用和维护[J]. 医疗装备,2011,05:86.

[3]郭振生,张峻辉. 对我院医用制氧机机在使用、维护与管理方面的几点体会[J]. 中国医疗器械信息,2010,16(5):66－68.

[4]高洪标. 浅谈高原医用制氧机的维护与管理[J]. 医疗装备，2011，6:83－84.

[5]杨建中,赵佳禾. 国产小型医用制氧机变压吸附控制的可靠性探讨[J]. 医疗装备,2005，4:15－17.

第三章

吸入疗法技术

吸入疗法又称气溶胶吸入疗法和雾化吸入疗法，是一种以呼吸道和肺为靶器官的局部治疗方法。这种方法使用特制的气溶胶发生装置，将水分和药物制成气溶胶的液体微粒或固体微粒，被吸入后并沉积于呼吸道和肺泡靶器官，以达到治疗疾病、改善症状的目的。气溶胶吸入疗法与其他途径给药相比其优点在于：支气管肺泡内浓度高，作用部位直接，给药剂量低，体内吸收少，起效迅速而作用时间满意，不良反应轻微。成人慢性气道疾病雾化吸入治疗专家共识，吸入疗法是治疗呼吸道疾病的常用方法，包括气雾吸入，经储雾罐气雾吸入，干粉吸入，以及雾化吸入等，以雾化吸入疗效最确切，适应证也最广泛。

第一节　定量吸入器气雾吸入技术

气雾吸入（metered dose inhalers，MDI）已普遍应用于临床，包括门诊和急诊患者，而且通过一些辅助装置也可用于建立人工气道进行机械通气的患者。它具有定量、操作简单、携带方便、不必定期消毒、无院内交叉感染和吸入疗效肯定等特点。

MDI 工作原理：密封的贮药罐内盛有药物和助推剂，药物溶解或悬浮于助推剂内，药液通过一个定量阀口与定量室相通，然后再经喷管喷出。揿压一次，计量阀门供应 25 ~ 100μl 药液而达到定量的目的，助推剂在遇到大气压后突然蒸发迅速喷射，卷带出气溶胶微粒（图 3－1－1）。

临床上用的定量吸入器有万托林、爱全乐、必可酮。

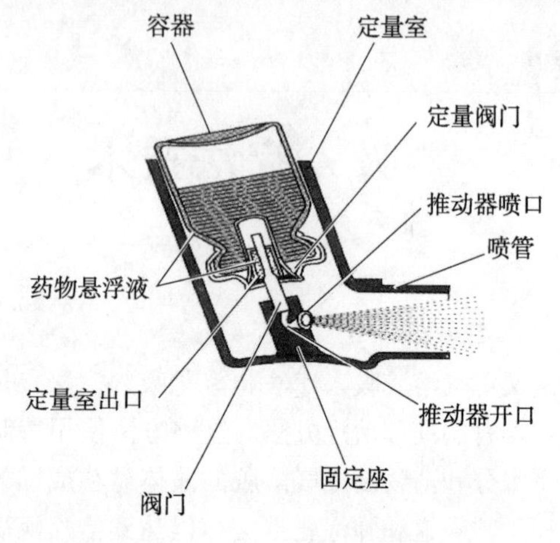

图 3－1－1 MDI 矢量图

【操作目的及意义】

1. 改善症状。

2. 治疗疾病。

【用物】

1. 药物。

2. 治疗单。

【操作步骤】

1. 核对患者、治疗单、药物。

2. 评估患者病情、年龄、意识状态、合作程度、自理能力、心理反应；咳痰能力及痰液黏稠度情况；呼吸频率、节律、深度；患者面部及口腔黏膜状况。

3. 护士洗手，戴口罩，准备用物。

4. 携用物至患者床旁，再次核对患者、治疗单、药物。

5. 协助患者采取正确舒适卧位。

6. 向患者讲解用药目的和方法，取得患者理解和配合。并演示方法。

7. 移开口含嘴的盖，一手拿着气雾剂（图 3－1－2），检查附着在吸入器的内外侧包括咬嘴的盖上的松散物质，确保任何松散物质被弃去，摇匀药液，确保吸入器内物质被充分混合。

8. 轻轻地呼气直到不再有空气可以从肺内呼出（图 3－1－3）。

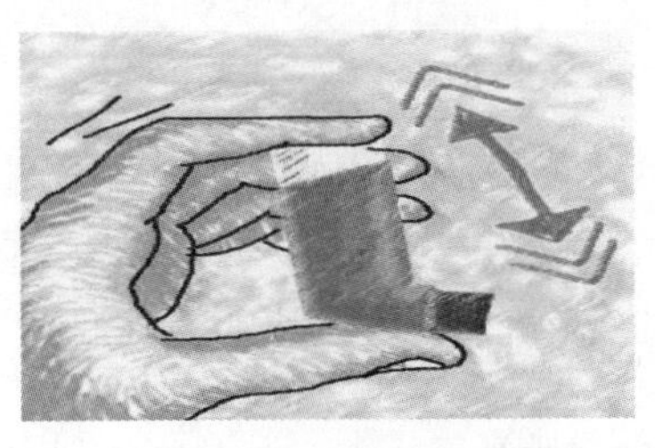
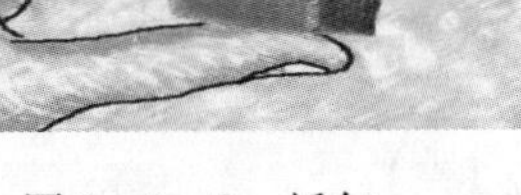

图 3－1－2　摇匀

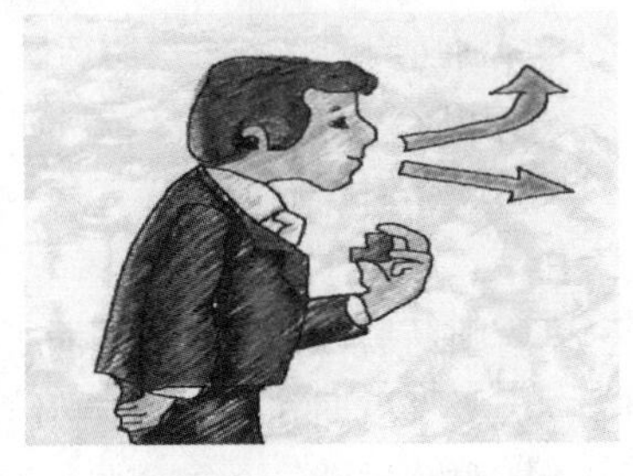

图 3－1－3　呼气

9. 将口含嘴放进口内，并合上嘴唇包含口含嘴。

10. 在开始通过口部深深地、缓慢地吸气后，马上按下吸入器使之将药物释放出，并继续吸气（图 3－1－4）。

11. 屏息 10 秒或在没有不适的感觉下尽量屏息久些，然后才缓慢地呼气（图 3－1－5）。

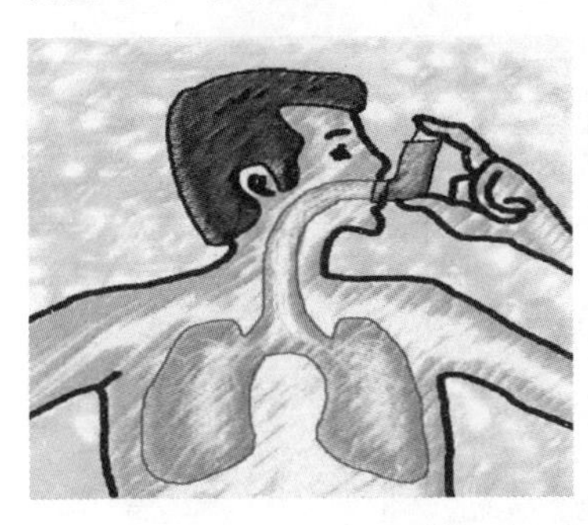
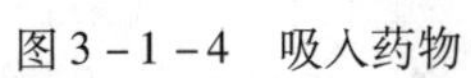

图 3－1－4　吸入药物

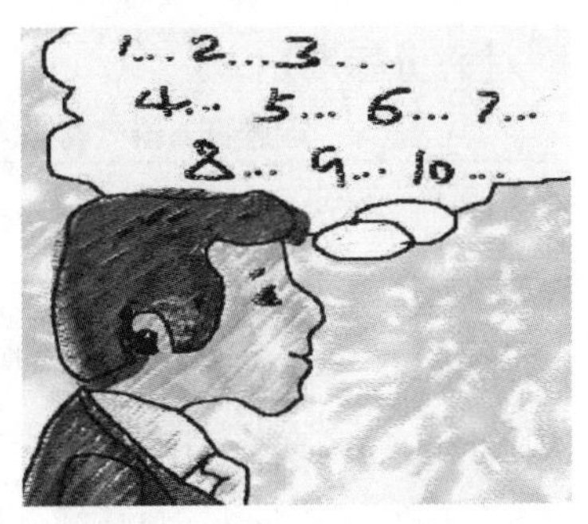

图 3－1－5　屏息 10 秒

12. 若需要多吸一剂，应等待至少 1 分钟再重复以上步骤。

13. 用后，将盖套回口含嘴上。

14. 请患者演示并完成操作步骤，确保步骤正确。

【注意事项】

需要强调的是，掌握 MDI 正确的使用方法非常重要。上述方法是一个协调的连贯的动作，手部操作与吸气动作相配合，对初次使用者或虽经常使用，但不得要领者，应在医护人员指导下认真训练，力求正确掌握。

特别强调的是：每次用药后漱口（仰颈）。

使用时常见的问题（依次如下）：

1. 喷药时没有同步吸气（观察到喷药后气雾从口腔中返回空气中）。
2. 喷药后马上闭嘴（阻断了吸气气流，气雾停留在口咽部）。
3. 吸气后期和呼气相喷药。
4. 喷药后屏气（完全没有吸气过程）。
5. 吸入后没有屏气。
6. 连续喷药数次后才开始吸气。
7. 喷药前没有充分摇匀药液。
8. 吸入后没有漱口。
9. 喷嘴与储药罐上下倒转。
10. 没有打开盖子。

【评分标准】

定量吸入器气雾吸入技术考核评分标准

项目	总分	技术操作要求	评分	评分等级				得分
				A	B	C	D	
评估	10	评估患者病情、年龄、意识状态、合作程度、自理能力、心理反应	5	5	3	1	0	
		评估患者咳痰能力、痰液黏稠度情况、面部及口腔黏膜状况	5	5	3	1	0	
操作前准备	15	告知患者操作目的、方法，指导配合	5	5	3	1	0	
		服装整洁、仪表端庄、戴口罩	5	5	3	1	0	
		备齐物品、洗手，落实查对	3	3	2	1	0	
		环境整洁、舒适、安全	2	2	1	0	0	

续表

项目	总分	技术操作要求	评分	评分等级				得分
				A	B	C	D	
操作过程	60	核对医嘱	5	5	3	1	0	
		检查药品有效期	5	5	3	1	0	
		再次核对并解释	5	5	3	1	0	
		协助患者采取舒适卧位	5	5	3	1	0	
		摇匀药液	5	5	3	1	0	
		吸入药液正确	15	15	10	6	0	
		指导患者有效咳痰	5	5	3	1	0	
		协助患者清洁面部、漱口	5	5	3	1	0	
		患者体位舒适，床单位整洁	5	5	3	1	0	
		整理用物，洗手，记录	5	5	3	1	0	
评价	15	操作动作熟练、节力	5	5	3	1	0	
		操作过程注意保护患者安全	5	5	3	1	0	
		操作过程注意和患者的沟通	5	5	3	1	0	
总分	100		100					

（李莉）

第二节　经储雾罐定量吸入器气雾吸入技术

对于掌握 MDI 常规使用方法有困难的患者，如婴幼儿和年老体弱的患者，可以配合储雾罐的使用。储雾罐（又称延伸器）可提高气溶胶吸入疗效，改善药物在肺部的沉降，使药物在肺部沉降增加，减少在口咽部沉降。患者使用 MDI 无论是否有困难，均适合借助储雾器，不要求患者在吸气和喷药时的协调动作。吸入激素时，使用延伸器可减少声嘶、口咽部霉菌感染等副作用的发生率。缺点是体积较大，携带不便。

【操作目的及意义】

1. 改善症状。

2. 治疗疾病。

【用物】

1. 药物。

2. 储雾罐。

3. 治疗单。

【操作步骤】

1. 核对患者、治疗单、药物。

2. 评估患者病情、年龄、意识状态、合作程度、自理能力、心理反应；咳痰能力及痰液黏稠度情况；呼吸频率、节律、深度；患者面部及口腔黏膜状况。

3. 护士洗手，戴口罩，准备用物。

4. 携用物至患者床旁，再次核对患者、治疗单、药物。

5. 协助患者采取正确舒适卧位。

6. 向患者讲解用药目的和方法，取得患者理解和配合。并演示方法。

7. 移开口含嘴的防尘帽，一手拿着气雾剂（图3－2－1），检查附着在吸入器的内外侧包括咬嘴的盖上的松散物质，确保任何松散物质被弃去，摇匀药液，确保吸入器内物质被充分混合。

8. 连接储雾罐（图3－2－2）。

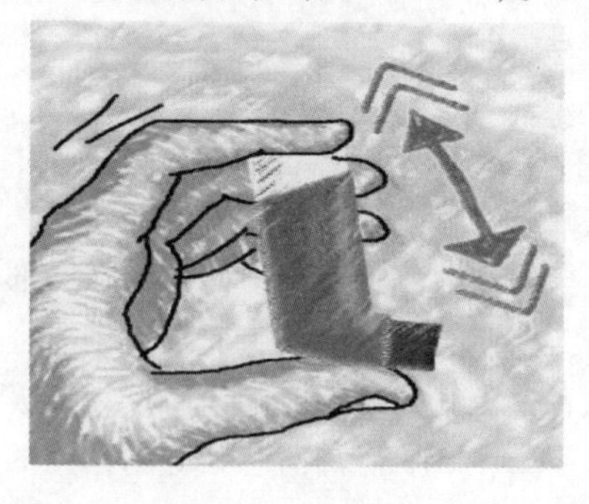

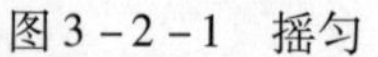

图3－2－1　摇匀

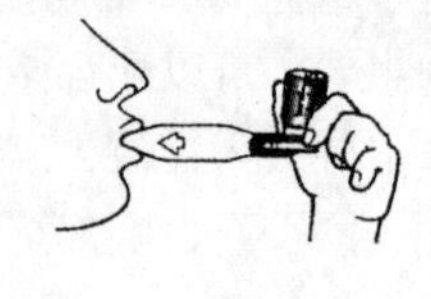

图3－2－2　连接储雾罐

9. 轻轻地呼气直到不再有空气可以从肺内呼出（图3-2-3）。

10. 将口含嘴放进口内，并合上嘴唇包含口含嘴。在开始通过口部深深地、缓慢地吸气后，马上按下吸入器使之将药物释放出，并继续吸气（图3-2-4）。

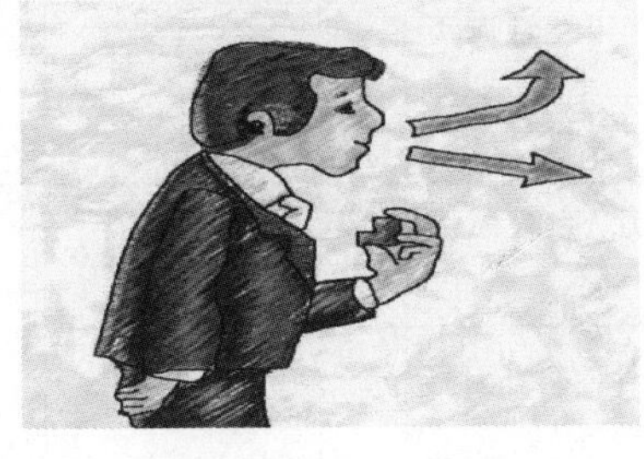

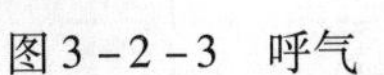

图3-2-3　呼气

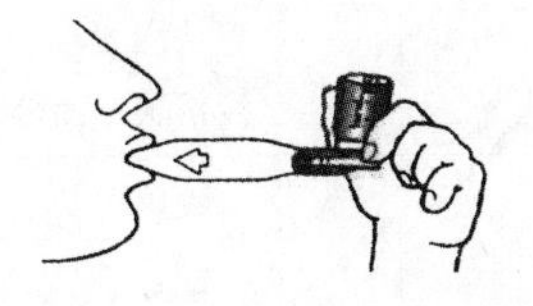

图3-2-4　吸入药液

11. 屏息10秒或在没有不适的感觉下尽量屏息久些，然后才缓慢地呼气（图3-2-5）。

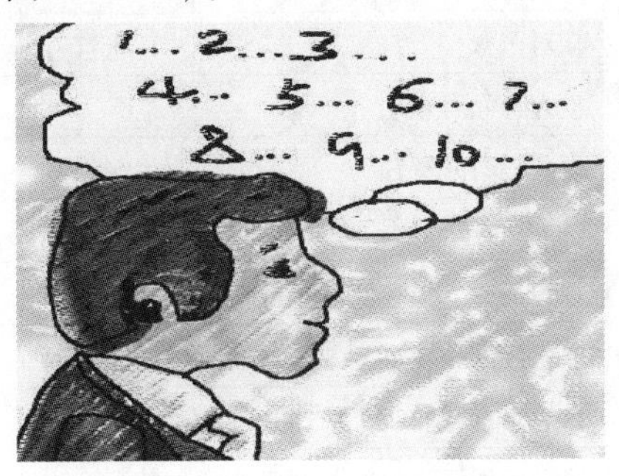

图3-2-5　屏息

12. 可再次或多次吸入。

13. 若需要多吸一剂，应等待至少1分钟再重复以上步骤。

14. 用后，将盖套回口含嘴上。

15. 请患者演示并完成操作步骤，确保步骤正确。

【注意事项】

1. 储雾器定期清水清洗，晾干备用。

2. 余同定量吸入器气雾吸入。

【评分标准】

经储雾器定量吸入器气雾吸入技术考核评分标准

项目	总分	技术操作要求	评分	评分等级				得分
				A	B	C	D	
评估	10	评估患者病情、年龄、意识状态、合作程度、自理能力、心理反应	5	5	3	1	0	
		评估患者咳痰能力、痰液黏稠度情况、面部及口腔黏膜状况	5	5	3	1	0	
操作前准备	15	告知患者操作目的、方法、指导配合	5	5	3	1	0	
		服装整洁、仪表端庄、戴口罩	5	5	3	1	0	
		备齐物品、洗手，落实查对	3	3	2	1	0	
		环境整洁、舒适、安全	2	2	1	0	0	
操作过程	60	核对医嘱	5	5	3	1	0	
		检查药品有效期	5	5	3	1	0	
		再次核对并解释	5	5	3	1	0	
		协助患者采取舒适卧位	5	5	3	1	0	
		摇匀药液、连接储雾器正确	5	5	3	1	0	
		吸入药液正确	15	15	10	6	0	
		指导患者有效咳痰	5	5	3	1	0	
		协助患者清洁面部、漱口	5	5	3	1	0	
		患者体位舒适，床单位整洁	5	5	3	1	0	
		整理用物，洗手，记录	5	5	3	1	0	
评价	15	操作动作熟练、节力	5	5	3	1	0	
		操作过程注意保护患者安全	5	5	3	1	0	
		操作过程注意和患者的沟通	5	5	3	1	0	
总分	100		100					

（李莉）

第三节 经储雾器（带单向阀）定量吸入器气雾吸入技术

推荐应用单向阀（带吸气按需活瓣）的大容量储雾罐，气溶胶微粒的喷射由患者吸气气流触发。将MDI与储雾罐连接，喷出的药物在储雾罐减速，部分推进剂蒸发使雾粒直径变小，有利于减少口咽部的碰撞沉积量，提高肺内沉积量，从而提高疗效和减少口咽部不良反应。每次喷药后，马上深吸气，如果吸气容量小和屏气时间短，可以呼气后重复吸气2~4次（图3-3-1）。

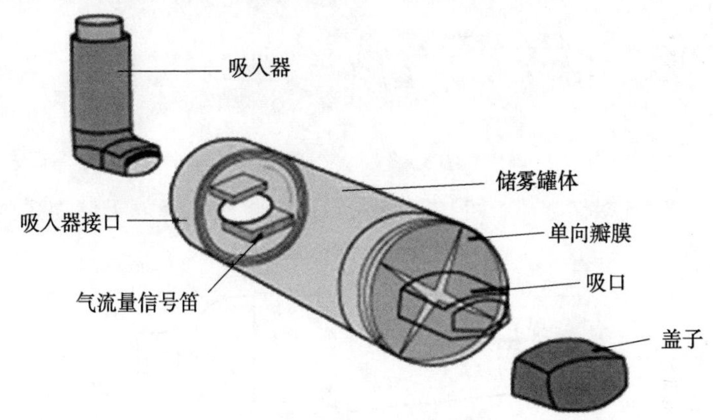

图3-3-1 带活瓣的大容量储雾罐

【操作步骤】

1. 核对患者、治疗单、药物。

2. 评估患者病情、年龄、意识状态、合作程度、自理能力、心理反应；咳痰能力及痰液黏稠度情况；呼吸频率、节律、深度；患者面部及口腔黏膜状况。

3. 护士洗手，戴口罩，准备用物。

4. 携用物至患者床旁，再次核对患者、治疗单、药物。

5. 协助患者采取正确舒适卧位。

6. 向患者讲解用药目的和方法，取得患者理解和配合。并演示方法。

7. 移开口含嘴的防尘帽，一手拿着气雾剂（图 3 - 3 - 2），检查附着在吸入器的内外侧包括咬嘴的盖上的松散物质，确保任何松散物质被弃去，摇匀药液，确保吸入器内物质被充分混合。

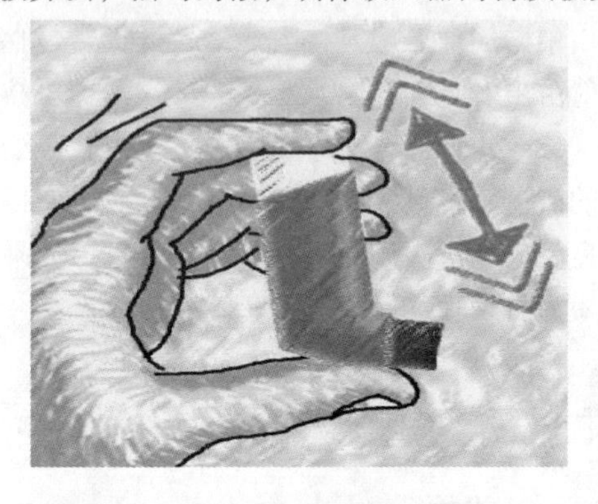

图 3 - 3 - 2 气雾剂

8. 连接储雾罐，可按下吸入器使之将药物释放于储物罐内（图 3 - 3 - 3）。

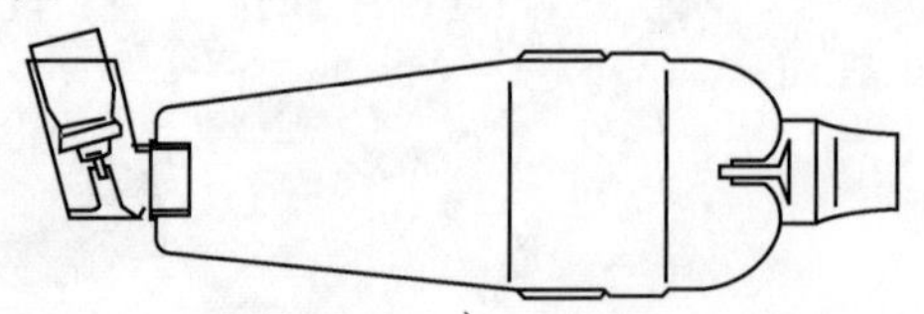

图 3 - 3 - 3 储雾罐

9. 轻轻地呼气直到不再有空气可以从肺内呼出。

10. 将储雾罐口含嘴放进口内，并合上嘴唇包含口含嘴。开始通过口部深深地、缓慢地吸气（图 3 - 3 - 4）。

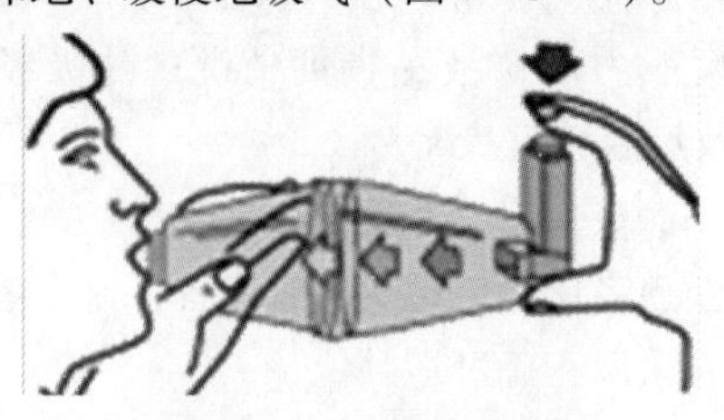

图 3 - 3 - 4 连接储雾罐

11. 屏息 10 秒或在没有不适的感觉下尽量屏息久些，然后才缓慢地呼气。

12. 可再次或多次吸入。

13. 若需要多吸一剂，应等待至少 1 分钟再重复以上步骤。

14. 用后，将防尘帽套回口含嘴上。

15. 请患者演示并完成操作步骤，确保步骤正确。

【注意事项】

同定量吸入器气雾吸入技术。

【评分标准】

经储雾器（带单向阀）定量吸入器气雾吸入技术考核评分标准

项目	总分	技术操作要求	评分	评分等级				得分
				A	B	C	D	
评估	10	评估患者病情、年龄、意识状态、合作程度、自理能力、心理反应	5	5	3	1	0	
		评估患者咳痰能力、痰液黏稠度情况、面部及口腔黏膜状况	5	5	3	1	0	
操作前准备	15	告知患者操作目的、方法、指导配合	5	5	3	1	0	
		服装整洁、仪表端庄、戴口罩	5	5	3	1	0	
		备齐物品、洗手，落实查对	3	3	2	1	0	
		环境整洁、舒适、安全	2	2	1	0	0	
操作过程	60	核对医嘱	5	5	3	1	0	
		检查药品有效期	5	5	3	1	0	
		再次核对并解释	5	5	3	1	0	
		协助患者采取舒适卧位	5	5	3	1	0	
		吸入药液正确	20	20	16	12	8	
		指导患者有效咳痰	5	5	3	1	0	
		协助患者清洁面部、漱口	5	5	3	1	0	
		患者体位舒适，床单位整洁	5	5	3	1	0	
		整理用物，洗手，记录	5	5	3	1	0	

续表

项目	总分	技术操作要求	评分	评分等级				得分
				A	B	C	D	
评价	15	操作动作熟练、节力	5	5	3	1	0	
		操作过程注意保护患者安全	5	5	3	1	0	
		操作过程注意和患者的沟通	5	5	3	1	0	
总分	100		100					

（李莉）

第四节　便携式雾化器气雾吸入技术

便携式雾化器是新型的吸入器。该装置不含助推剂，采用压缩弹簧的机械势能驱动，触发主动喷雾，将药液缓慢释放，对吸气流速要求低，患者可实现轻松吸入，气雾低速运行，口咽部沉积少，高肺部沉降率，保证药物高效沉积，操作简单，大小合适，易于携带。

首先熟悉便携式雾化器吸入装置的构造，其最顶端是可以翻开的防尘帽，打开防尘帽里面就是吸嘴，两侧各有一个通气孔。吸入装置的一侧有一个药物释放按钮，中间部分有一个保险扣；另外一面则是药物指示计。此吸入器有一个透明底座，装置内部还有一个可刺穿药瓶的针刺器。

【目的】

1. 改善症状。
2. 治疗疾病。

【用物】

1. 药物。
2. 治疗单。

【操作步骤】

1. 核对患者、治疗单、药物。

2. 评估患者病情、年龄、意识状态、合作程度、自理能力、心理反应；咳痰能力及痰液黏稠度情况；呼吸频率、节律、深度；患者面部及口腔黏膜状况。

3. 护士洗手，戴口罩，准备用物。

4. 携用物至患者床旁，再次核对患者、治疗单、药物。

5. 协助患者采取正确舒适卧位。

6. 向患者讲解用药目的和方法，取得患者理解和配合。并演示方法。

7. 将吸入装置朝上握好，把防尘帽盖紧，然后将透明底座旋转半圈，直到听到“咔嗒”声。

8. 将防尘帽完全打开，检查附着在吸入器内外侧包括咬嘴上的松散物质，确保任何松散物质被弃去。

9. 轻轻地呼气直到不再有气体可以从肺内呼出。

10. 然后紧闭双唇含住吸入器的口含嘴（注意不要遮住两侧的通气孔）。

11. 将该装置水平握好，并将吸嘴指向自己的喉咙深处。

12. 开始用口慢慢地深吸气时，按压药物释放按钮。

13. 然后尽可能地继续缓慢吸气，屏息10秒或在没有不适的感觉下尽量屏息久些，然后再缓慢地呼气。

14. 若需要多吸一剂，应等待至少一分钟再重7~13步骤。

15. 用毕，盖上防尘帽，直到需要再使用该装置时。

16. 请患者演示并完成操作步骤，有针对性地进行观察，便于及时发现错误并予以纠正，确保操作步骤正确。

【注意事项】

1. 安装药瓶

首次使用该装置之前，必须先插入药瓶。先将防尘帽盖紧，按压住保险扣，然后拔下透明底座，将药瓶的窄端插入吸入器直到发出“咔嗒”声，表明药瓶已装好；装透明底座时，需确认凹槽已经对准保险扣；在这个步骤之后，不需要再将透明底座取下。该装置需保持清洁，每周擦拭一次。

2. 使用前须知

确认防尘帽盖紧，将该装置朝上握好。然后将透明底座向右旋转半圈，直到听到“咔嚓”声，打开防尘帽将吸入装置朝下，然后按压药物释放按钮，重复最后两个步骤，直到可以看到药物气雾（注意：这些准备步骤不会影响药物使用次数）。现在，该装置已准备好，可供日常使用。

3. 药量指示计

该装置有药量指示计，可以显示还剩余多少药量。因此您可以知道何时须取得新装置。当药量指示针进入红色区域时，就必须取得新装置；当药量指示计到达红色区域的末端时，透明底座将无法再被旋转，该装置也就无法再被使用。

4. 清洁与注意事项

请务必保持该装置的清洁，可以用湿布清洁吸嘴及吸嘴内的金属部分，并请每周至少擦拭一次。吸嘴如出现轻微褪色，也不必担心，这不会影响该装置的功能。请切记，不要将该装置拆开，也不要在插入药瓶之后再取下透明底座。请勿触碰底座内的针刺器。该装置不可冷冻。绝大部分慢性阻塞性肺疾病患者均适合使用该装置。

【评分标准】

便携式雾化器气雾吸入技术考核评分标准

单位＿＿＿＿＿＿　科室＿＿＿＿＿＿　姓名＿＿＿＿＿＿

项目	总分	技术操作要求	评分	评分等级				得分
				A	B	C	D	
仪表	5	仪表端庄，衣帽整洁	5	4	3	2		
评估	5	评估患者病情、年龄、意识状态、合作程度、自理能力、心理反应，咳痰能力及痰液黏稠度情况，呼吸频率、节律、深度，患者面部及口腔黏膜状况	5	5	3	1	0	

续表

项目	总分	技术操作要求	评分	评分等级				得分
				A	B	C	D	
操作前准备	10	环境符合操作要求，洗手，戴口罩，告知患者操作目的、方法，指导配合	5	5	3	1	0	
		备齐用物，检查用物，合理放置用物	5	5	3	1	0	
操作过程	60	核对医嘱，检查药品有效期、药品质量，携用物至患者床旁，再次核对并解释，协助患者采取正确、舒适卧位，将该装置朝上握好，把防尘帽盖紧，然后将透明底座旋转半圈，直到听到“咔嗒”声，将防尘帽完全打开，检查附着在吸入器内外侧包括咬嘴盖上的松散物质，确保任何松散物质都被弃去	20	20	16	12	8	
		轻轻地呼气直到不再有空气可以从肺内呼出，然后紧闭双唇含住吸入器的口含嘴（注意不要遮住两侧的通气孔），将该装置水平握好，并将吸嘴指向喉咙深处，开始用口慢慢地深深吸气，同时按压药物释放按钮	20	20	16	12	8	
		屏息十秒或在没有不适的感觉下尽量屏息久些，然后再缓慢地呼气（若需要多吸一剂，应等待至少一分钟再重复以上步骤），用后，将防尘帽盖好，协助患者漱口，协助患者取舒适卧位	20	20	16	12	8	

续表

项目	总分	技术操作要求	评分	评分等级				得分
				A	B	C	D	
操作后	15	请患者演示并完成操作步骤，及时发现错误并予以纠正，确保步骤正确	10	10	6	3	0	
		整理用物，洗手，签字	5	3	3	1	0	
提问	5	理论提问	5	5	3	1	0	
总分	100		100					

主考教师＿＿＿＿＿＿　　　　考核日期＿＿＿＿＿＿

第五节 碟式吸入器干粉吸入技术

碟式干粉吸入器是多剂量型的，内含有60个药囊，有准确计数装窗显示。临床上碟式干粉吸入器的规格有50/100ug/吸、50/250ug/吸、50/500ug/吸。

【目的】

1. 改善症状。

2. 治疗疾病。

【用物】

1. 药物。

2. 治疗单。

【操作步骤】

1. 核对患者、治疗单、药物。

2. 评估患者病情、年龄、意识状态、合作程度、自理能力、心理反应；咳痰能力及痰液黏稠度情况；呼吸频率、节律、深度；患者面部及口腔黏膜状况。

3. 护士洗手，戴口罩，准备用物。

4. 携用物至患者床旁，再次核对患者、治疗单、药物。

5. 协助患者采取正确舒适卧位。

6. 向患者讲解用药目的和方法，取得患者理解和配合。

7. 打开外盖：用一手握住外壳，另一手的大拇指放在拇指柄上。向外推动拇指直至防尘盖子完全打开。

8. 一手拿着气雾剂，检查附着在吸入器的内外侧包括咬嘴的盖上的松散物质，确保任何松散物质被弃去。

9. 准备：推开、握住吸入器使吸嘴对着自己，向外推滑动杆直至发出“咔哒”声，表明吸入器已做好吸药的准备。

10. 吸药：先将气慢慢呼出（不要对着吸嘴呼气），再将吸嘴放入口中深深地、平稳地吸入药物，切勿从鼻吸入；将吸入器从口中拿出。

11. 屏息十秒或在没有不适的感觉下尽量屏息久些，然后再缓慢地呼气，关闭准纳器防尘盖。

12. 请患者演示并完成操作步骤，有针对性地进行观察，便于及时发现错误并予以纠正，确保操作步骤正确。

13. 特别要强调的是：每次吸入后，用清水漱口（仰颈），漱液吐出，不要咽下。

【注意事项】

1. 对吸气气流有一定要求，不适合于幼儿或吸气流量低的患者。

2. 需要将药物干粉打开的操作过程 ，操作步骤增加。

3. 拨动滑动杆打开药物后，应保持其基本水平，否则部分药物可能由于重力作用而丢失。

4. 打开药物后不能摇动装置，不可对着吸嘴呼气。

5. 吸入不完全时 ，残留药粉有可能阻塞吸入通道。

【评分标准】

碟式干粉吸入器吸入技术考核评分标准

单位__________ 科室__________ 姓名__________

项目	总分	技术操作要求	评分	评分等级				得分
				A	B	C	D	
仪表	5	仪表端庄，衣帽整洁	5	5	3	1	0	

续表

项目	总分	技术操作要求	评分	评分等级				得分
				A	B	C	D	
评估	5	评估患者病情、年龄、意识状态、合作程度、自理能力、心理反应，咳痰能力及痰液黏稠度情况，呼吸频率、节律、深度，患者面部及口腔黏膜状况	5	5	3	1	0	
操作前准备	10	环境符合操作要求，护士洗手，戴口罩，告知患者操作目的、方法，指导配合	5	5	3	1	0	
		备齐用物，检查用物，合理放置用物	5	5	3	1	0	
操作过程	60	核对医嘱，检查药品有效期，携用物至患者床旁，再次核对并解释，协助患者采取正确舒适卧位；打开外盖：用一手握住外壳，另一手的大拇指放在拇指柄上，向外推动拇指直至盖子完全打开；一手拿着气雾剂装置，检查附着在吸入器内外侧包括咬嘴盖上的松散物质，确保任何松散物质被弃去；握住吸入器使吸嘴对着自己，向外推滑动杆直至发出“咔哒”声，表明吸入器已做好吸药的准备	20	20	16	12	8	
		轻轻地呼气（不要对着吸嘴呼气），直到不再有空气可以从肺内呼出；平放装置；将吸嘴放入口中深深地、平稳地吸入药物（切勿从鼻吸入）	20	20	16	12	8	

续表

项目	总分	技术操作要求	评分	评分等级				得分
				A	B	C	D	
操作过程		将吸入器从口中拿出，用口深吸气，屏息十秒或在没有不适的感觉下尽量屏息久些，然后再缓慢地呼气，用后，关闭装置，漱口，协助患者取舒适卧位	20	20	16	12	8	
操作后	15	请患者演示并完成操作步骤，及时发现错误并予以纠正，确保步骤正确	10	10	6	3	0	
		整理用物，洗手，签字	5	5	3	1	0	
提问	5	理论提问	5	5	3	1	0	
总分	100		100					

主考教师____________　　考核日期____________

第六节 都保干粉吸入技术

都保装置是储存剂量型涡流式吸入器，其口器部分的内部结构采用双螺旋通道，吸入时的气流有利于药物颗粒的分散，增加了吸入肺部的药量。由于装置的内在阻力低，吸入药量与吸气流速直接相关，使用时应采用尽可能快速的峰流速吸气方式吸药，吸入肺部的药量高于准纳器。

【目的】

1. 改善症状。
2. 治疗疾病。

【用物】

1. 药物。

2. 治疗单。

【操作步骤】

1. 核对患者、治疗单、药物。

2. 评估患者病情、年龄、意识状态、合作程度、自理能力、心理反应；咳痰能力及痰液黏稠度情况；呼吸频率、节律、深度；患者面部及口腔黏膜状况。

3. 护士洗手，戴口罩，准备用物。

4. 携用物至患者床旁，再次核对患者、治疗单、药物。

5. 协助患者采取正确舒适卧位。

6. 向患者讲解用药目的和方法，取得患者理解和配合，并演示方法。

7. 一手拿着气雾剂，旋松并拔出瓶盖。

8. 检查附着在吸入器内外侧包括口含嘴盖上的松散物质，确保任何松散物质被弃去。

9. 拿直药瓶，握住底部红色部分和药瓶中间部分，向某一方向转到不能再转时原路返回，当听到“咔嗒”一声时，表明一次剂量的药粉已装好（垂直）。

10. 先将气慢慢呼出（不要对着口含嘴呼气）。

11. 平放，将口含嘴置于齿间，用双唇包住口含嘴用力吸气，然后将装置从口中拿出，继续屏气，10 秒钟后恢复正常呼吸（不要对着吸嘴呼气）。

12. 如果需要多个剂量，可重复 3～5 步。

13. 吸毕，盖上防尘帽。

14. 用清水漱口（仰颈），漱液吐出，不要咽下。

15. 请患者演示并完成操作步骤，有针对性地进行观察，便于及时发现错误并予以纠正，确保操作步骤正确。

【注意事项】

使用都保时常存在的问题

1. 当旋转时不垂直，取药剂量不准确。

2. 含吸嘴时间长，药物潮湿，形成硬结，以致药吸不出。

3. 吸气流速要求高，急性发作患者 PEF 太低，吸不动。

4. 口含嘴的太小。

5. 吸气时间太短，没屏气。

6. 多次旋转导致药物浪费。

7. 药物接近用完时，对装置上的提示数字（药物用量）不注意。

8. 由于都保药粉剂量很小，患者不会感到药物吸入的过程或尝到残留药粉的味道。若需证实，可在口含嘴上包裹一块黑布，吸入后可清晰地发现白色的药粉粘在黑布上。

【评分标准】

都保干粉吸入技术考核评分标准

单位__________　科室__________　姓名__________

项目	总分	技术操作要求	评分	评分等级				得分
				A	B	C	D	
仪表	5	仪表端庄，衣帽整洁	5	5	3	1	0	
评估	5	评估患者病情、年龄、意识状态、合作程度、自理能力、心理反应，咳痰能力及痰液黏稠度情况，呼吸频率、节律、深度，患者面部及口腔黏膜状况	5	5	3	1	0	
操作前准备	10	环境符合操作要求，护士洗手，戴口罩，告知患者操作目的、方法，指导配合	5	5	3	1	0	
		备齐用物，检查用物，合理放置用物	5	5	3	1	0	

续表

项目	总分	技术操作要求	评分	评分等级				得分
				A	B	C	D	
操作过程	60	核对医嘱，检查药品有效期，携用物至患者床旁，再次核对并解释，协助患者采取正确舒适卧位；一手拿着气雾剂，旋松并拔出瓶盖，检查附着在吸入器内外侧包括口含嘴盖上的松散物质，确保任何松散物质被弃去；拿直药瓶，握住底部红色部分和药瓶中间部分，向某一方向转到不能再转时原路返回，当听到“咔嗒”一声时，表明一次剂量的药粉已装好（垂直）	20	20	16	12	8	
		先将气慢慢呼出（不要对着口含嘴呼气）；平放装置，将口含嘴置于齿间，用双唇包住口含嘴用力吸气，然后将装置从口中拿出	20	20	16	12	8	
		屏息十秒或在没有不适的感觉下尽量屏息久些；然后再缓慢地呼气（不要对着吸嘴呼气）；吸毕，盖上防尘帽，漱口，协助患者取舒适卧位	20	20	16	12	8	
操作后	15	请患者演示并完成操作步骤，及时发现错误并予以纠正，确保步骤正确	10	10	6	3	0	
		整理用物，洗手，签字	5	5	3	1	0	
提问	5	理论提问	5	5	3	1	0	
总分	100		100					

主考教师__________ 考核日期__________

第七节　吸乐装置干粉吸入技术

吸乐装置是单剂量吸入器，药物放置胶囊内，需要时装入吸乐装置，用吸乐装置的针刺破胶囊。

【目的】

1. 改善症状。

2. 治疗疾病。

【用物】

1. 药物。

2. 治疗单。

【操作步骤】

1. 核对患者、治疗单、药物。

2. 评估患者病情、年龄、意识状态、合作程度、自理能力、心理反应；咳痰能力及痰液黏稠度情况；呼吸频率、节律、深度；患者面部及口腔黏膜状况。

3. 护士洗手，戴口罩，准备用物。

4. 携用物至患者床旁，再次核对患者、治疗单、药物。

5. 协助患者采取正确舒适卧位。

6. 向患者讲解用药目的和方法，取得患者理解和配合，并演示方法。

7. 放药

（1）打开防尘帽和口含嘴；检查附着在吸入器内外侧包括口含嘴盖上的松散物质，确保任何松散物质被弃去。

（2）从药物包装中取出一粒胶囊，放于中心储药腔。

（3）合上口含嘴直至听到“咔塔”声。

8. 按压：将穿刺按钮完全按下一次，然后松开。

9. 吸药

（1）先将气慢慢呼出（不要对着口含嘴呼气）。

（2）平放装置，将口含嘴置于齿间，用双唇紧紧包住口含嘴，缓慢、平稳地用力深吸气（其速率应足以听到胶囊振动）。

（3）然后将装置从口中拿出，继续屏气，10 秒钟后恢复正常呼吸（不要对着口含嘴呼气）。

10. 如果需要多个剂量，可重复 3 ~5 步。

11. 吸毕，打开口含嘴倒出用过的胶囊，关闭口含嘴和防尘帽保存。

12. 用水漱口（仰颈），漱液吐出，不要咽下。

13. 请患者演示并完成操作步骤，有针对性地进行观察，便于及时发现错误并予以纠正，确保操作步骤正确。

【注意事项】

取出胶囊的方法：

1. 沿着疱状包装上的穿孔将疱状条板分为两板。

2. 揭开疱眼背面的铝箔（只在使用前即可），使一粒胶囊完全露出。

3. 取出胶囊。

清洁您的吸入装置：每月清洁一次装置。

打开防尘帽和口含嘴，然后向上推起刺孔按钮打开基托，用温水全面淋洗吸入器以除去粉末，将装置置纸巾上吸去水分，之后保持防尘帽、吸嘴和基托敞开，置空气中晾干。因此，应在刚用过之后进行清洁，这样可以保证下次使用。

【评分标准】

吸乐装置干粉吸入技术考核评分标准

单位____________　　科室____________　　姓名____________

项目	总分	技术操作要求	评分	评分等级				得分
				A	B	C	D	
仪表	5	仪表端庄，衣帽整洁	5	5	3	1	0	
评估	5	评估患者病情、年龄、意识状态、合作程度、自理能力、心理反应，咳痰能力及痰液黏稠度情况，呼吸频率、节律、深度，患者面部及口腔黏膜状况	5	5	3	1	0	

续表

项目	总分	技术操作要求	评分	评分等级				得分
				A	B	C	D	
操作前准备	10	环境符合操作要求，护士洗手，戴口罩，告知患者操作目的、方法，指导配合	5	5	3	1	0	
		备齐用物，检查用物，合理放置用物	5	5	3	1	0	
操作过程	60	核对医嘱，检查药品有效期，携用物至患者床旁，再次核对并解释，协助患者采取正确舒适卧位；打开防尘帽和口含嘴，检查附着在吸入器内外侧包括口含嘴盖上的松散物质，确保任何松散物质被弃去；从药物包装中取出一粒胶囊，放于中心储药腔；合上口含嘴直至听到“咔塔”声；将穿刺按钮完全按下一次，然后松开	20	20	16	12	8	
		先将气慢慢呼出（不要对着口含嘴呼气）；平放装置，将口含嘴置于齿间，用双唇紧紧包住口含嘴，缓慢、平稳地用力深吸气（其速率应足以听到胶囊振动），然后将装置从口中拿出	15	15	10	6	0	
		屏息十秒或在没有不适的感觉下尽量屏息久些；然后缓慢地呼气（不要对着吸嘴呼气）；吸毕，打开口含嘴倒出用过的胶囊，关闭防尘帽，漱口；协助患者取舒适卧位	15	15	10	6	0	

续表

项目	总分	技术操作要求	评分	评分等级				得分
				A	B	C	D	
操作后	15	请患者演示并完成操作步骤，及时发现错误并予以纠正，确保步骤正确	10	10	6	3	0	
		整理用物，洗手，签字	5	5	3	1	0	
提问	5	理论提问	5	5	3	1	0	
总分	100		100					

主考教师＿＿＿＿＿＿　　　　考核日期＿＿＿＿＿＿

第八节　喷射雾化器雾化吸入技术

喷射雾化器是最常用的气溶胶发生装置，它的驱动力为压缩空气或氧气气流，当压缩气体以高速气流通过细孔喷嘴时，在其周围产生负压，携带储罐内液体，将液体卷进高速气流被粉碎成大小不等的雾滴，雾滴颗粒99%以上由大颗粒组成，通过喷嘴前方挡板的拦截碰撞落回储罐内从而除去较大颗粒，剩下的细小雾粒以一定速度喷出，而撞落的颗粒重新雾化（图3－8－1）。

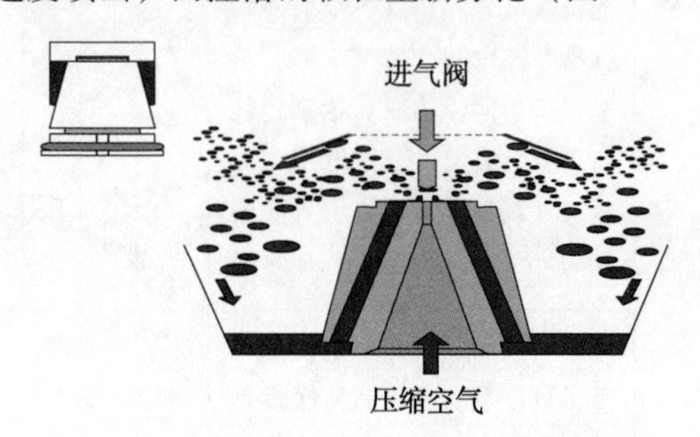

图3－8－1　喷射雾化器装置

一般的喷射雾化器，置入药液4～6ml，驱动气流量6～8L/min，可产生理想的气雾量和雾化微粒。雾化器理想的喷射所产生的气溶胶微粒中位数直径(MMAD)在2~4μm，药液耗减量0.5ml/min。可对支气管扩张剂、激素、抗生素、抗过敏药进行气溶胶吸入治疗。无须患者主动吸气配合，特别适用于幼儿、年老体弱或急性期患者（图3-8-2）。

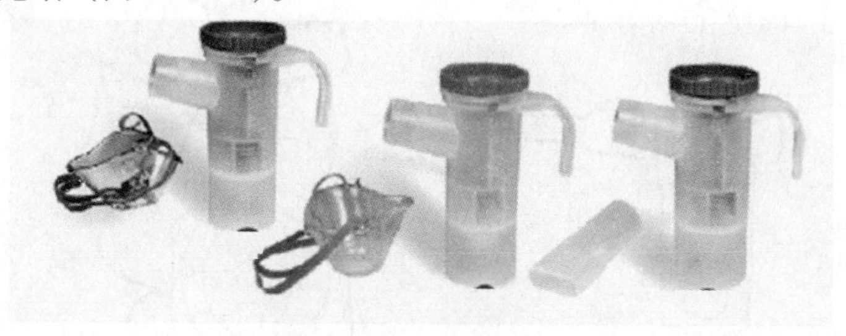

图3-8-2 喷射雾化器

雾化吸入治疗时首先选择吸入装置，临床常用有喷射雾化器和超声雾化器。

【操作目的及意义】

1. 改善症状。
2. 治疗疾病。

【用物】

1. 药物。
2. 雾化器、氧气装置或空气压缩泵。
3. 治疗单。

【操作步骤】

1. 核对患者、治疗单、药物。
2. 评估患者病情、年龄、意识状态、合作程度、自理能力、心理反应；咳痰能力及痰液黏稠度情况；呼吸频率、节律、深度；患者面部及口腔黏膜状况。
3. 护士洗手，戴口罩，准备用物。
4. 携用物至患者床旁，再次核对患者、治疗单、药物。
5. 向患者讲解用药目的和方法，取得患者理解和配合。
6. 协助患者采取正确舒适卧位。

7. 检查并连接空气压缩泵电源（或氧气气源）。

8. 准备好雾化吸入装置。

9. 打开布地奈德混悬液（图 3－8－3）包装。

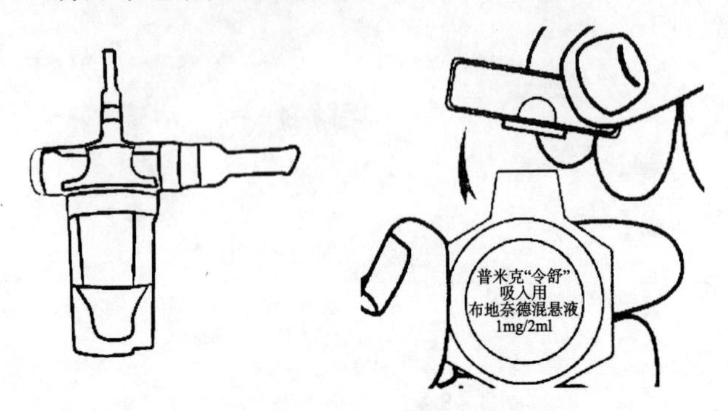

图 3－8－3　布地奈德混悬液装置

10. 将药液放入储液罐，必要时稀释药液至 4ml（图 3－8－4、图 3－8－5）。

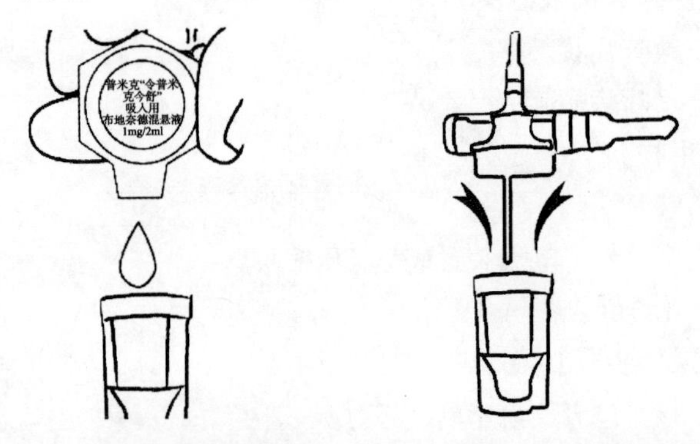

图 3－8－4　布地奈德混悬液　　图 3－8－5　合拢雾化吸入装置

11. 连接装好药液的雾化吸入装置（口含嘴或面罩）。

12. 连接动力装置（氧气或空气压缩雾化泵），打开空气压缩雾化泵的开关，或调节氧气流量 6～8L/min，可见雾化气体喷出。

13. 让患者将口唇紧密包裹口含嘴（如用吸入面罩应贴紧面部），并平静呼吸（图 3－8－6、图 3－8－7）。

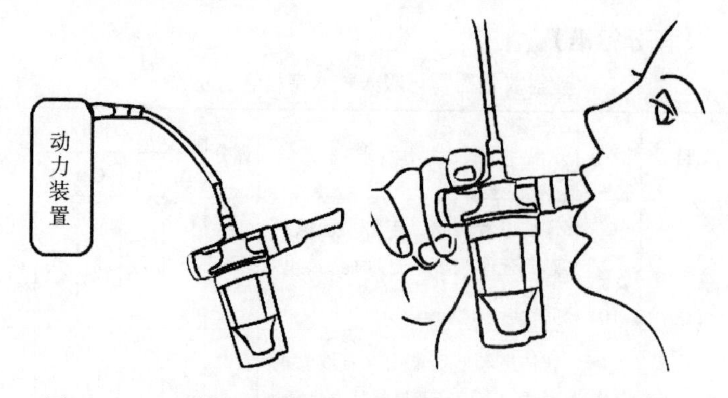

图3-8-6　雾化吸入装置　　　　图3-8-7　吸入示意图

14. 持续吸入直至将储液罐内的药物吸完。

15. 观察患者吸入后的效果或副作用，指导患者有效咳痰。

16. 吸毕，用水漱口（仰颈），漱液吐出，不要咽下；如用面罩吸入，协助患者清洁面部。

17. 清水清洗雾化装置，晾干备用。

18. 洗手，签字。

19. 整理用物。

【注意事项】

喷射雾化器适于各种药物，可混合用药（鸡尾酒疗法），缺点是需要购买机器，便携性差，使用过程中有噪音。

1. 雾化前先漱口，清除口腔内分泌物、食物残渣。

2. 尽量选择口含式的咬嘴，如选用面罩，应选用合适面部的面罩以减少药液漏出。

3. 雾化时应做深而慢的吸气，使药液充分吸入。

4. 观察患者有无呛咳或气管痉挛。

5. 雾化吸入后应漱口，防止药物在咽部聚积。

6. 用面罩者吸药后应洗脸。

7. 氧气驱动雾化吸入应注意安全用氧，严禁接触烟火和易燃品。

8. 对于易出现 CO_2 潴留患者（如 COPD 伴呼吸衰竭），高流量氧气驱动雾化吸入在迅速提高 PaO_2 的同时，会加重 CO_2 潴留，应慎用。

【评分标准】

喷射雾化器雾化吸入技术考核评分标准

项目	总分	技术操作要求	评分	评分等级				得分
				A	B	C	D	
评估	10	评估患者病情、年龄、意识状态、合作程度、自理能力、心理反应	5	5	3	1	0	
		评估患者咳痰能力、痰液黏稠度情况、面部及口腔黏膜状况	5	5	3	1	0	
操作前准备	15	告知患者操作目的、方法、指导配合	5	5	3	1	0	
		服装整洁、仪表端庄、戴口罩	5	5	3	1	0	
		备齐物品、洗手，落实查对	3	3	2	1	0	
		环境整洁、舒适、安全	2	2	1	0	0	
操作过程	60	核对医嘱	5	5	3	1	0	
		检查药品有效期	5	5	3	1	0	
		再次核对并解释	3	3	2	1	0	
		协助患者采取舒适卧位	2	2	1	0	0	
		检查并连接空气压缩泵电源	5	5	3	1	0	
		药液注入正确	5	5	3	1	0	
		连接，打开电源（或调节氧流量）正确	5	5	3	1	0	
		吸入方法正确	5	5	3	1	0	
		观察雾化吸入效果	2	2	1	0	0	
		指导患者有效咳痰	3	3	2	1	0	
		协助患者清洁面部、漱口	5	5	3	1	0	
		患者体位舒适，床单位整洁	5	5	3	1	0	
		整理用物，洗手，记录	5	5	3	1	0	

续表

项目	总分	技术操作要求	评分	评分等级				得分
				A	B	C	D	
评价	15	操作动作熟练、节力	5	5	3	1	0	
		操作过程注意保护患者安全	5	5	3	1	0	
		操作过程注意和患者的沟通	5	5	3	1	0	
总分	100		100					

（李　莉）

第九节　超声雾化器雾化吸入技术

超声雾化器是通过超声发生器将电能转化成超声薄板的高频震动，使液体转化成为气溶胶微粒。消耗药液1～2ml/min，产生气溶胶微粒较大，中位数直径（MMAD）为5～10μm（图3－9－1）。

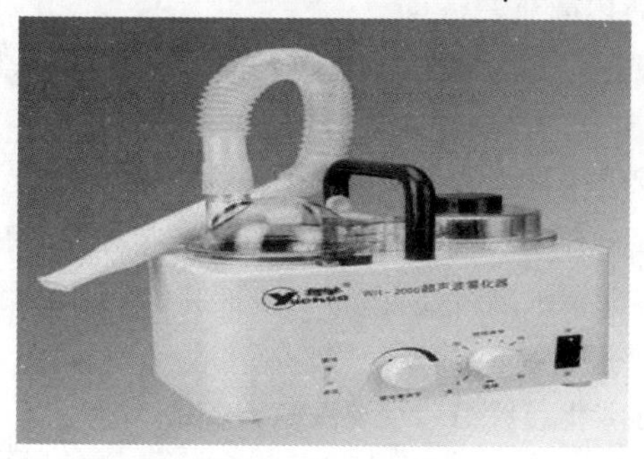

图3－9－1　超声雾化器

【操作目的及意义】

1. 改善症状。

2. 治疗疾病。

【用物】

1. 药物。

2. 超声雾化器。

3. 治疗单。

【操作步骤】

1. 核对患者、治疗单、药物。

2. 评估患者病情、年龄、意识状态、合作程度、自理能力、心理反应；咳痰能力及痰液黏稠度情况；呼吸频率、节律、深度；患者面部及口腔黏膜状况。

3. 护士洗手，戴口罩，准备用物。

4. 携用物至患者床旁，再次核对患者、治疗单、药物。

5. 向患者讲解用药目的和方法，取得患者理解和配合。

6. 协助患者采取正确舒适卧位。

7. 检查并连接超声雾化器电源。

8. 遵医嘱将药液注入超声雾化器储液罐内，生理盐水稀释至20ml。

9. 将超声雾化器管路及口含嘴（或吸入面罩）连接，打开电源，调节雾化量开关。

10. 嘱患者口唇包紧口含嘴（或将吸入面罩贴紧面部），用口深吸气，屏气1~2秒后用鼻呼气。

11. 持续吸入直至将储液罐内的药物吸完。

12. 观察患者吸入后的效果或副作用，指导患者有效咳痰。

13. 吸毕，用水漱口（仰颈），漱液吐出，不要咽下；如用面罩吸入，协助患者清洁面部。

14. 消毒雾化装置，清水清洗晾干备用。

15. 洗手，签字。

16. 整理用物。

【注意事项】

超声雾化器产生的雾粒大小与超声波振动频率的高低成反比，即振动频率越高，气溶胶微粒越小；相反，超声波振动强度与其产生气溶胶颗粒的多少成正比，即振动越强，产生气溶胶微粒的量越多，密度亦越大。总之，超声雾化器产生的气雾量比喷射雾化器大。必须引起重视的是，有缺氧或低氧血症的患者，应慎用或不能长时间使用超声雾化器，因为它产生的气溶胶密度大，吸入后气道内氧分压相对较低，一些 COPD 或肺心病患者在使用过程中可发生气促和窒息感而拒绝使用。对不能接受或不适合超声雾化吸入治疗的患者，应用空气压缩雾化泵或氧气为驱动力的喷射雾化器来代替，可避免上述情况发生。使用超声雾化器必须严格无菌操作，防止交叉感染。

【评分标准】

超声雾化器雾化吸入技术考核评分标准

项目	总分	技术操作要求	评分	评分等级				得分
				A	B	C	D	
评估	10	评估患者病情、年龄、意识状态、合作程度、自理能力、心理反应	5	5	3	1	0	
		评估患者咳痰能力、痰液黏稠度情况、面部及口腔黏膜状况	5	5	3	1	0	
操作前准备	15	告知患者操作目的、方法、指导配合	5	5	3	1	0	
		服装整洁、仪表端庄、戴口罩	5	5	3	1	0	
		备齐物品、洗手，落实查对	3	3	2	1	0	
		环境整洁、舒适、安全	2	2	1	0	0	
操作过程	60	核对医嘱	5	5	3	1	0	
		检查药品有效期	5	5	3	1	0	
		再次核对并解释	3	3	2	1	0	
		协助患者采取正确、舒适卧位	2	2	1	0	0	
		检查超声雾化器	5	5	3	1	0	
		药液注入正确	5	5	3	1	0	
		连接，打开电源正确	5	5	3	1	0	
		调节雾化量开关	5	5	3	1	0	
		吸入方法正确	5	5	3	1	0	
		观察雾化吸入效果	2	2	1	0	0	

续表

项目	总分	技术操作要求	评分	评分等级				得分
				A	B	C	D	
操作过程		指导患者有效咳痰	3	3	2	1	0	
		协助患者清洁面部、漱口	5	5	3	1	0	
		患者体位舒适，床单位整洁	5	5	3	1	0	
		整理用物，洗手，记录	5	5	3	1	0	
评价	15	操作动作熟练、节力	5	5	3	1	0	
		操作过程注意保护患者安全	5	5	3	1	0	
		操作过程注意和患者的沟通	5	5	3	1	0	
总分	100		100					

（李莉）

【参考文献】

[1] 李丹,冯丽华. 内科护理学[M]. 第3版. 北京:人民卫生出版社,2014.

[2] 吴昌归,樊卫文. 呼吸病分册[M]. 北京:中国医药科技出版社,2003.

[3] 刘又宁. 呼吸系统疾病治疗学[M]. 北京:科学出版社,2005.

[4] 钟南山. 支气管哮喘——基础与临床[M]. 北京:人民卫生出版社,2006.

[5] 赵春景,平芬. 呼吸危重症病诊疗[M]. 石家庄:河北科学技术出版社,2006.

第四章

胸部物理治疗技术

第一节　腹式呼吸技术

腹式呼吸是以膈肌运动为主，吸气时胸廓上下径增大，达到增加潮气量的目的。正常的胸式呼吸一次约能吸入500ml空气。腹式呼吸时，由于横膈肌下降，腹压增加，吐气时横膈膜会比平常上升，可以进行深度呼吸，呼出较多肺底部的二氧化碳，改善缺氧状态。同时由于横膈膜和肋间肌在呼吸中得到锻炼，活动耐力也都会相应得到增加。

【操作目的及意义】

1. 改善肺循环。
2. 提高肺通气量。
3. 提高膈肌活动范围。
4. 改善肺功能。
5. 增加肺活量。

【评估】

1. 患者神志状态、合作程度。
2. 患者生命体征、血氧饱和度。
3. 评估患者咳嗽反射情况。

【操作步骤】

1. 护士：洗手、戴口罩。

2. 向患者解释腹式呼吸技术的目的、配合方法。

3. 操作过程

（1）取仰卧或端坐位，身体放松，呼吸调匀。

（2）一手放于腹部肚脐上，一手放于胸部。

（3）吸气时，最大限度地向外扩张腹部，胸部保持不动。

（4）呼气时，最大限度地向内收缩腹部，胸部保持不动。这时把气流从嘴里长长地呼出来，呼气的同时不要再吸气了。

（5）控制好呼吸的时间。一般一呼一吸掌握在 15 秒左右最好，每分钟 7～8 次，每次 10～20 分钟，每日 2 次。

【难点及重点】

1. 一手放于腹部肚脐上，一手放于胸部。

2. 呼气的同时不要再吸气。

【注意事项】

1. 呼吸要深长而缓慢。

2. 用鼻吸气用口呼气。

3. 一呼一吸掌握在 15 秒左右。即深吸气（鼓起肚子）3～5 秒，屏息 1 秒，然后慢呼气（回缩肚子）3～5 秒，屏息 1 秒。

4. 每次 10～20 分钟。

【评分标准】

腹式呼吸技术考核评分标准

项目	总分	技术操作要求	评分	评分等级				得分
				A	B	C	D	
评估	5	评估患者一般情况、病情、生命体征	5	5	3	1	0	
	5	评估患者口腔状况，咳嗽反射	5	5	3	1	0	

续表

项目	总分	技术操作要求	评分	评分等级				得分
				A	B	C	D	
操作前准备	15	服装整洁、仪表端庄、戴口罩	5	5	3	1	0	
		向患者解释、沟通，语言、内容适当，态度真诚	5	5	3	1	0	
		备齐物品，洗手，落实查对	3	3	2	1	0	
		环境整洁、舒适、安全	2	2	1	0	0	
操作过程	60	患者床旁，解释恰当	10	10	6	3	0	
		协助患者取正确体位	10	10	6	3	0	
		指导患者腹式呼吸方法正确	15	15	10	6	0	
		指导患者吸气和呼气方法正确	15	15	10	6	0	
		患者体位舒适，床单位整洁	5	5	3	1	0	
		整理用物，洗手，记录	5	5	3	1	0	
评价	15	操作动作熟练、节力	5	5	3	1	0	
		操作过程注意保护患者安全	5	5	3	1	0	
		操作过程注意和患者的沟通	5	5	3	1	0	
总分	100		100					

一、缩唇呼吸技术

缩唇呼吸是对抗组力的一种呼吸训练方式。通过延缓呼气，使气流下降提高气管内压，防止支气管和外周小气道提前塌陷闭合，有利于肺泡内气体排出。能有效能排除肺内残留气体，改善通气/血流比例失调，从而减少功能残气量对吸入气体的稀释，增加肺泡二氧化碳分压，改善气体交换，改善患者通气功能。

【操作目的及意义】

1. 改善肺循环。
2. 提高支气管内压，避免塌陷。
3. 提高膈肌肌力。

4. 降低胸腔压力。

5. 增加肺活量。

【评估】

1. 患者神志状态、合作程度。

2. 患者生命体征、血氧饱和度。

3. 评估患者咳嗽反射情况。

【操作步骤】

1. 护士：洗手、戴口罩。

2. 向患者解释缩唇呼吸技术的目的、配合方法。

3. 操作过程

（1）取端坐位，双手扶膝盖。

（2）用鼻吸气，嘴呼气。

（3）吸气时，用舌尖轻顶上鄂，鼻子慢慢吸气。呼气时，舌尖自然放松，嘴唇撅起如吹口哨般，慢慢向前吹气，由 1 默数到 6，维持吐气时间是吹气时间的 2 倍。

（4）吸气与呼气的时间比为 1∶2～1∶3。

【难点及重点】

1. 吸气时让气体从鼻进入，这样吸入肺部的空气经鼻腔黏膜的吸附、过滤、湿润、加温可以减少对咽喉、气道的刺激，并有防止感染的作用。

2. 吹口哨状呼气能使呼吸道保持通畅，防止过多气体潴留在肺内，从而提高呼吸效率。每次吸气后不要急于呼出，宜稍屏气片刻再行缩唇呼气；吸气和呼气时间比为 1∶2～1∶3。。

3. 按照以上方法每天练习 2～3 次，每次 10～20 分钟。

【注意事项】

1. 取端坐位，双手扶膝。

2. 用鼻吸气，用口呼气。

3. 吸气和呼气的比例在 1∶2 进行，慢慢地呼气达到 1∶3 作为目标。

【评分标准】

缩唇呼吸技术考核评分标准

项目	总分	技术操作要求	评分	评分等级				得分
				A	B	C	D	
评估	10	评估患者一般情况、病情、生命体征	5	5	3	1	0	
		评估患者口腔状况，咳嗽反射	5	5	3	1	0	
操作前准备	15	服装整洁、仪表端庄、戴口罩	5	5	3	1	0	
		向患者解释、沟通，语言、内容适当，态度真诚	5	5	3	1	0	
		备齐物品，洗手，落实查对	3	3	2	1	0	
		环境整洁、舒适、安全	2	2	1	0	0	
操作过程	60	患者床旁，解释恰当	10	10	6	3	0	
		协助患者取正确体位	10	10	6	3	0	
		指导患者缩唇呼吸方法正确	15	15	10	6	0	
		指导患者吸气和呼气的比例正确	15	15	10	6	0	
		患者体位舒适，床单位整洁	5	5	3	1	0	
		整理用物，洗手，记录	5	5	3	1	0	
评价	15	操作动作熟练、节力	5	5	3	1	0	
		操作过程注意保护患者安全	5	5	3	1	0	
		操作过程注意和患者的沟通	5	5	3	1	0	
总分	100		100					

二、缩唇腹式呼吸技术

缩唇腹式呼吸是通过提高支气管内压，并利用腹肌运动，以提高通气量，减少耗氧量，减轻呼吸困难，最终达到提高运动耐力的呼吸训练方法，包括缩唇呼吸和腹式呼吸。

【操作目的及意义】

1. 改善肺循环。

2. 提高肺通气量。

3. 提高膈肌活动范围。

4. 改善肺功能。

5. 增加肺活量。

【评估】

1. 患者神志状态、合作程度。

2. 患者生命体征、血氧饱和度。

3. 评估患者咳嗽反射情况。

【操作步骤】

1. 护士：洗手、戴口罩。

2. 向患者解释缩唇腹式呼吸技术的目的、配合方法。

3. 操作过程

(1) 取仰卧或端坐位，身体放松，呼吸调匀。

(2) 一手放在腹部肚脐上，另一只手放在胸部。

(3) 吸气时，舌尖轻顶上腭，用鼻子慢慢吸气，由1默数到3。最大限度地向外扩张腹部，胸部保持不动。

(4) 嘴呼气，舌尖自然放松，嘴唇撅起如吹口哨般，慢慢向前吹气，同时腹部内收，由1默数到6，维持吐气时间是吹气时间的2倍。

(5) 控制好呼吸的时间。一般一呼一吸掌握在15秒左右最好。

【难点及重点】

1. 吸气时让气体从鼻进入，这样吸入肺部的空气经鼻腔黏膜的吸附、过滤、湿润、加温可以减少对咽喉、气道的刺激，并有防止感染的作用。

2. 吹口哨状呼气能使呼吸道保持通畅，防止过多气体潴留在肺内，从而提高呼吸效率。每次吸气后不要忙于呼出，宜稍屏息片刻再行缩唇呼气；吸气和呼气时间比为1∶2～1∶3。

3. 按照以上方法每天练习2～3次，每次10～20分钟。

4. 呼气的同时不要再吸气。

【注意事项】

1. 呼吸要深长而缓慢。

2. 用鼻吸气，用口呼气。

3. 一呼一吸掌握在 15 秒左右。即深吸气（鼓起肚子）3～5 秒，屏息 1 秒，然后慢呼气（回缩肚子）3～5 秒，屏息 1 秒。

4. 吸气和呼气的比例按 1∶2 进行，慢慢地将吸气和呼气的比例达到 1∶3 作为目标。

【评分标准】

缩唇腹式呼吸技术考核评分标准

项目	总分	技术操作要求	评分	评分等级				得分
				A	B	C	D	
评估	10	评估患者一般情况、病情、生命体征	5	5	3	1	0	
		评估患者口腔状况，咳嗽反射	5	5	3	1	0	
操作前准备	15	服装整洁、仪表端庄、戴口罩	5	5	3	1	0	
		向患者解释沟通、语言、内容适当，态度真诚	5	5	3	1	0	
		备齐物品、型号适宜、洗手，落实查对	3	3	2	1	0	
		环境整洁、舒适、安全	2	2	1	0	0	
操作过程	60	患者床旁，解释恰当	5	5	3	1	0	
		协助患者取正确体位	5	5	3	1	0	
		指导患者缩唇呼吸方法正确	15	15	10	6	0	
		指导患者腹式呼吸方法正确	15	15	10	6	0	
		指导患者吸气和呼气方法正确	10	10	6	3	0	
		患者体位舒适，床单位整洁	5	5	3	1	0	
		整理用物，洗手，记录	5	5	3	1	0	

续表

项目	总分	技术操作要求	评分	评分等级				得分
				A	B	C	D	
评价	15	操作动作熟练、节力	5	5	3	1	0	
		操作过程注意保护患者安全	5	5	3	1	0	
		操作过程注意和患者的沟通	5	5	3	1	0	
总分	100		100					

（王雯　王育美）

【参考文献】

尤黎明.内科护理学[M].北京:人民卫生出版社,2012.

第二节　有效咳痰技术

有效咳痰的作用在于加大呼气压力，增强呼气流速以提高咳痰的效率，利于痰液的排出。适用于神志清醒，一般状况良好、能够配合的患者。

【操作目的及意义】

（1）排出气道内分泌物，保持气道通畅，利于肺部感染的控制。

（2）必要时获取化验标本。

【评估】

（1）评估患者神志、心理状态、合作程度。

（2）评估患者痰液黏稠度。

（3）评估患者咳痰能力。

（4）评估患者主诉，是否痰液黏稠不易咳出。

【用物】

纸巾、温开水。

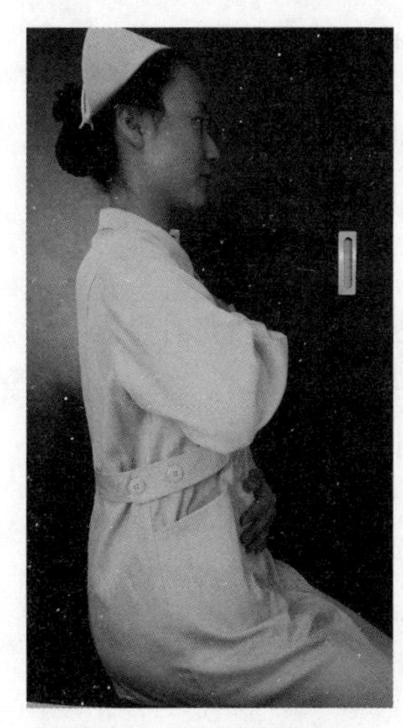

图4-2-1　吸气时腹部向上抬起

【操作步骤】

（1）患者保持坐位。

（2）向患者演示有效咳痰的方法。

（3）嘱患者进行深而慢的腹式呼吸5~6次。腹式呼吸：两手分别放于前胸和上腹部，用鼻缓慢吸气时，膈肌最大程度下降，腹肌松弛，腹部凸起，手感到腹部向上抬起（图4-2-1）。呼气时经口呼出，腹肌收缩，膈肌松弛，膈肌随腹腔内压增加而上抬，推动肺部气体排出，手感到腹部下降（图4-2-2）。

（4）嘱患者深吸气到膈肌完全下降，屏气3~5秒。

（5）嘱患者身体前倾，从胸腔进行2~3次短促有力的咳嗽，咳嗽时收缩腹肌，或用手按压上腹部，帮助痰液咳出（图4-2-3）。

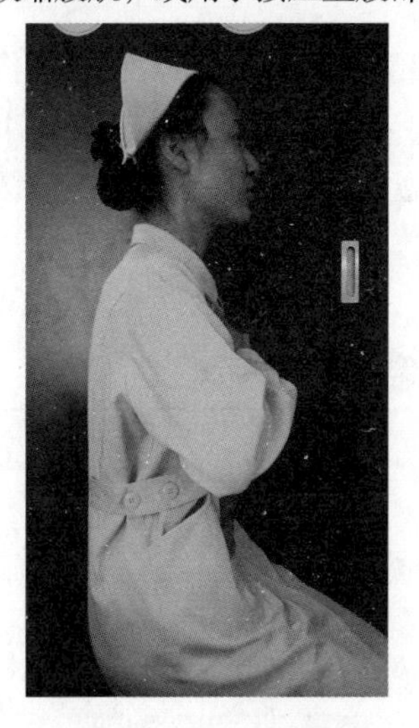

图4-2-2　呼气时腹部下陷

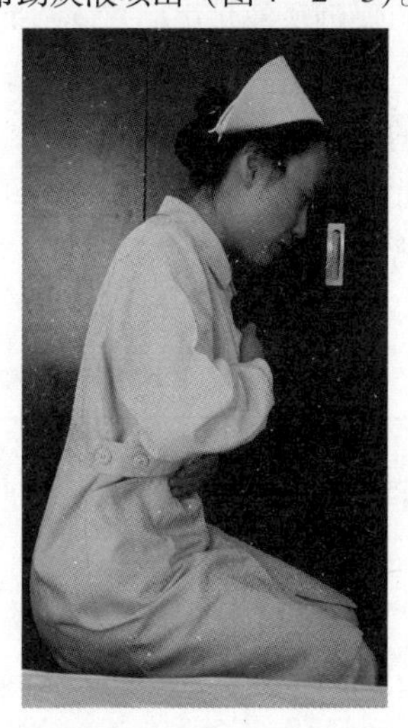

图4-2-3　咳痰

（6）告知患者如痰液黏稠不易咳出时，可重复步骤4、步骤5。

（7）必要时协助患者留取痰标本。

（8）咳痰后协助患者擦拭面部，温开水漱口。

（9）评估患者是否学会有效咳痰的方法。

【难点及重点】

（1）有效咳痰时患者最好保持坐位，有利于咳痰时腹肌及膈肌收缩促进痰液排出。

（2）腹式呼吸时应深而慢，每分钟7～8次，吸气时腹部凸起，呼气时腹部下陷。

（3）咳痰时运用手部力量按压腹部，促进痰液排出。

（4）如患者未学会有效咳痰的方法，可选择合适时间段再次宣教咳痰方法。

【注意事项】

（1）如卧床患者，建议经常变换体位有利于痰液咳出。可选择俯卧屈膝位，借助膈肌、腹肌收缩，增加腹压，咳出痰液。

（2）痰液黏稠者建议在雾化吸入后或拍背后，进行有效咳痰，促进痰液排出。

（3）胸部有伤口的患者，可用双手轻压伤口两侧，使伤口两侧的皮肤及软组织向伤口处皱起，可避免咳嗽时胸廓扩展牵拉伤口而引起疼痛。疼痛剧烈时，可遵医嘱使用止痛剂，疼痛缓解后进行有效咳痰。

【评分标准】

有效咳痰技术操作考核评分标准

项目	总分	技术操作要求	评分	评分等级				得分
				A	B	C	D	
评估	10	评估患者神志、心理状态、合作程度	5	5	3	1	0	
		评估患者痰液黏稠度及咳痰能力	5	5	3	1	0	

续表

项目	总分	技术操作要求	评分	评分等级				得分
				A	B	C	D	
操作前准备	15	服装整洁、仪表端庄、戴口罩	5	5	3	1	0	
		向患者解释沟通、语言、内容适当，态度真诚	5	5	3	1	0	
		备齐物品	3	3	2	1	0	
		环境整洁、舒适、安全	2	2	1	0	0	
操作过程	60	查对、解释，取坐位	5	5	3	1	0	
		向患者演示有效咳痰的方法	10	10	6	3	0	
		教会患者深而慢的腹式呼吸	10	10	6	3	0	
		嘱患者腹式呼吸5~6次	5	5	3	1	0	
		嘱患者深吸气到膈肌完全下降后，屏气3~5秒	5	5	3	1	0	
		嘱患者身体前倾，进行2~3次短促有力的咳嗽，咳嗽时用手按压上腹部，帮助痰液咳出	5	5	3	1	0	
		如痰液黏稠不易咳出时，可重复步骤4、步骤5	5	5	3	1	0	
		协助患者留取痰标本	5	5	3	1	0	
		咳痰后协助患者擦拭面部，温开水漱口	5	5	3	1	0	
		评估患者是否有效咳痰的方法	5	5	3	1	0	
评价	15	宣教过程熟练	5	5	3	1	0	
		宣教过程注意患者主诉及安全	5	5	3	1	0	
		宣教过程注意与患者的沟通	5	5	3	1	0	
总分	100		100					

（赵东芳）

【参考文献】

[1] 尤黎明,吴瑛.内科护理学[M].北京:人民卫生出版社,2002:22.

[2] 张志琴,李雨芹.慢阻肺的家庭康复及健康教育[J].健康必读,2012,11(3):100-101.

[3] 张志琴,李雨芹.开胸术后患者有效深呼吸与咳嗽方法的探讨[J].护理实践与研究,2012,09(6):26-28.

[4] 任莉莉.护士继续教育手册[M].郑州:河南科学技术出版社,1999.

第三节 叩击震颤排痰技术

叩击震颤排痰是指操作者五指靠拢，屈曲成弓形，用手指由背外侧向脊柱侧叩打胸背部，借助振动，并配合患者的咳嗽，使分泌物松脱而排出体外的方法。

【操作目的及意义】

通过手叩击震颤胸背部所产生的冲击力及震动波，使细支气管内的分泌物向较大气管和气管方向移动，以便于痰液咳出。

【评估】

1. 患者年龄、病情、耐受能力、咳嗽反射、生命体征。

2. 患者的心功能情况，有无引流管、骨折和牵引等。

3. 患者的心理状态、沟通理解及合作能力。

4. 患者的双肺呼吸音和痰鸣音，X线胸片。

【用物】

听诊器、弯盘、漱口水、吸管、纸巾、治疗车等（图4-3-1）。

【操作步骤】

1. 向患者或家属解释此操作的目的和步骤。

2. 告知患者操作中可能出现的不适和风险，教会患者配合操作的方法。

3. 标准预防：洗手、戴口罩。

4. 依据痰液积聚部位，协助患者采取适当引流姿势并予以枕头适当支托。

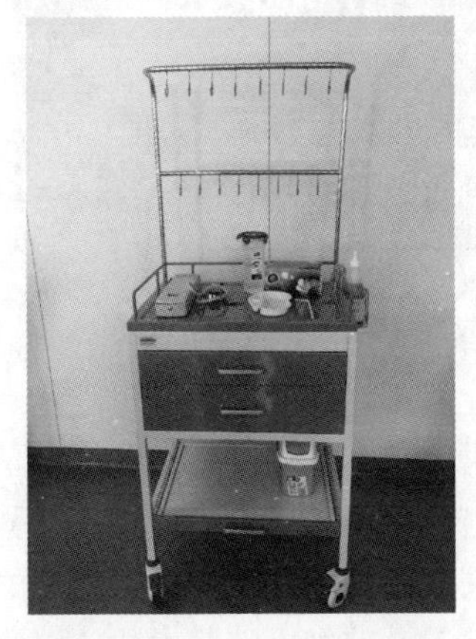

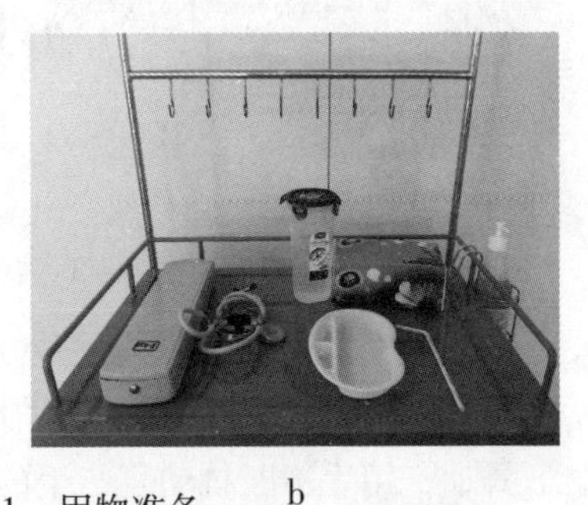

a　　图 4-3-1　用物准备　　b

5. 屏风遮挡患者，妥善处理各种管路，固定床脚刹车（图 4-3-2）。

6. 在患者下颌处放置弯盘或卫生纸（图 4-3-3）。

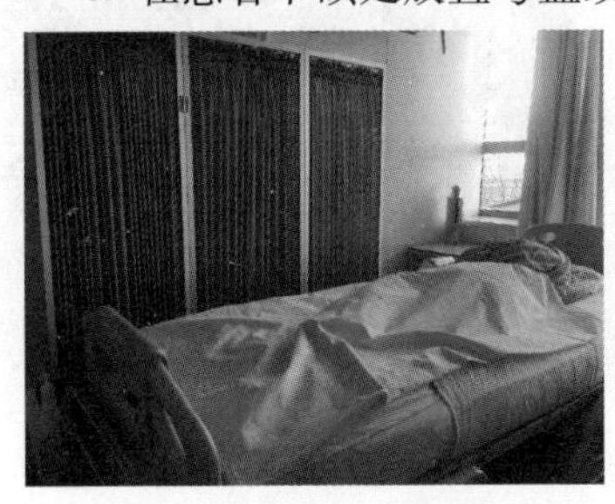

图 4-3-2　环境准备

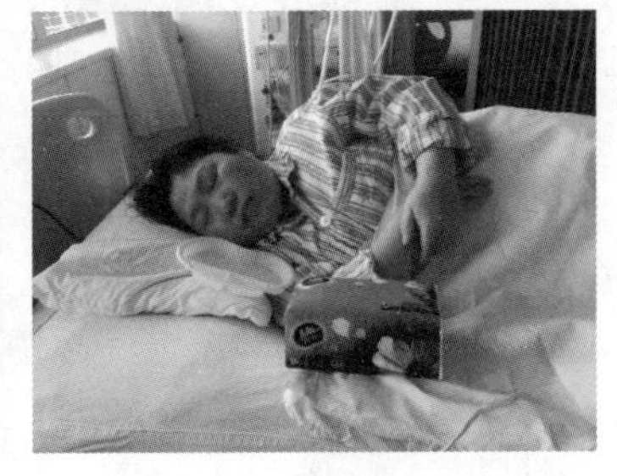

图 4-3-3　患者准备

7. 给予患者叩击震颤促进排痰

（1）叩击（拍背）法　操作者的手应五指靠拢，掌指关节屈曲呈 120 度角左右，使掌侧呈杯状，利用腕关节活动，用腕力轻柔迅速叩击背部（胸部），重点叩击需要引流的部位，沿着支气管走向由肋骨下缘向肩胛方向和由胸部外侧向脊柱方向叩击，每个部位 1~3 分钟，双手交替拍打或单手叩击，持续 15~20 分钟，边叩击边鼓励患者有效咳嗽（图 4-3-4）。

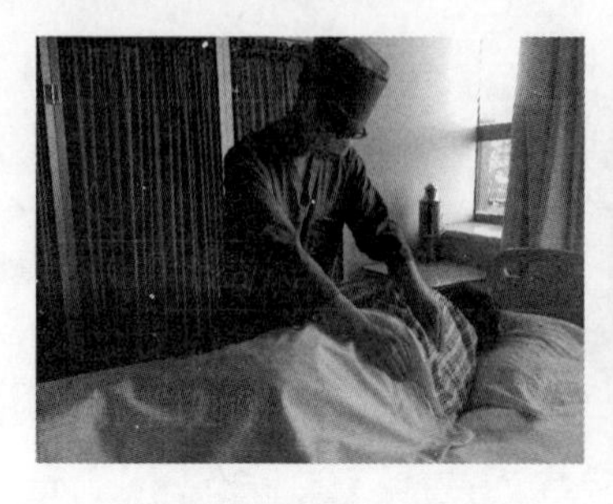

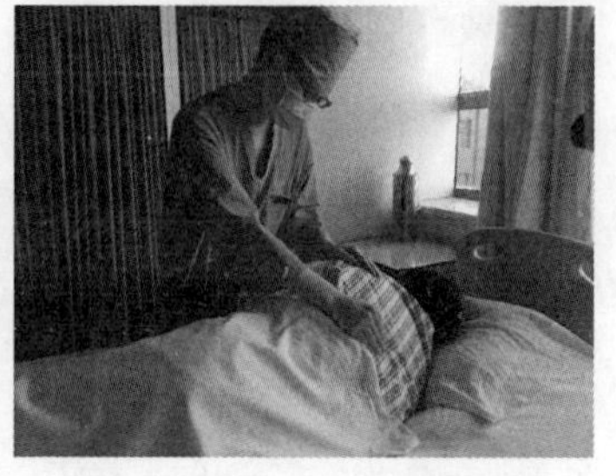

a　　　　　　　　　　b

图4－3－4 叩击法

（2）震颤法 操作者将手放在患者的胸背部，呼气期手掌紧贴胸壁，用双臂等长收缩的力量对胸壁施加一定压力并作轻柔的上下抖动，用手不断抖动所产生的波动，使细支气管内的分泌物向较大气管移动以便于痰液的咳出，每个部位重复6～7个呼吸周期（图4－3－5）。

（3）叩击原则 从下至上，从外至内，背部从第10肋间隙，胸部从第6肋间隙开始向上叩击至肩部。

8. 鼓励患者做深呼吸咳嗽，需要时并予以吸痰。

9. 协助患者清除痰液，必要时做口腔护理。

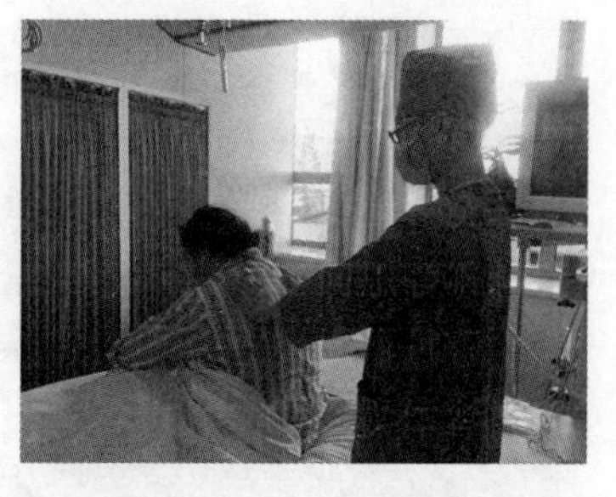

图4－3－5 震颤法

10. 观察痰液性质、颜色、量，排痰后听诊肺部呼吸音。

11. 协助患者取舒适体位，与患者做好沟通及相关宣教。

12. 操作后洗手。记录患者活动前后呼吸音的改变及分泌物清除状况和呼吸形态变化，以及患者的反应和家属态度。

【注意事项】

1. 叩击震颤排痰的患者应在进餐后2小时进行操作，或者在饭前进行，以免患者出现恶心、呕吐，甚至因误咽而窒息。

2. 操作过程中应鼓励患者有效咳嗽，以便及时排出分泌物。

3. 操作过程中密切观察病情变化，如有呼吸困难、发绀、头晕、出冷汗、心慌等症状时应立即停止操作，协助患者半卧位，必要时给予氧气吸入。

4. 叩击的力量应以患者的能承受为准，不可过重，以免引起患者的不适。

5. 叩击时需避免叩击心脏、乳腺、肾脏和肝脏等重要脏器以及肿瘤部位。

6. 在气管插管的机械通气患者，翻身和胸部叩击时要注意防止气管导管脱出和通气环路脱连接。

7. 胸部叩击后及时进行呼吸道吸引。

【评分标准】

叩击震颤排痰技术考核评分标准

项目	总分	技术操作要求	评分	评分等级				得分
				A	B	C	D	
仪表	5	服装整洁、仪表端庄、戴口罩、洗手	5	5	3	1	0	
评估	15	患者病情、耐受能力、咳嗽反射、生命体征	5	5	3	1	0	
		患者心理状态、沟通理解及合作能力	5	5	3	1	0	
		患者的双肺呼吸音和痰鸣音，X线胸片	5	5	3	1	0	
操作前准备	10	备齐物品、放置妥当	5	5	3	1	0	
		环境整洁、舒适，必要时关闭门窗，置屏风	5	5	3	1	0	
操作过程		查对、解释，语言、内容适当，态度真诚	5	5	3	1	0	
		告知患者操作中可能出现的不适和风险，教会配合操作的方法	5	5	3	1	0	

续表

项目	总分	技术操作要求	评分	评分等级				得分
				A	B	C	D	
操作过程	50	协助患者取合适体位（侧卧或坐位）	5	5	3	1	0	
		合理放置各种管路	5	5	3	1	0	
		患者下颌处放置弯盘或卫生纸	5	5	3	1	0	
		叩击震颤手法正确、力度适中、部位准确	10	10	6	3	0	
		鼓励有效咳嗽	5	5	3	1	0	
		排痰后再次肺部听诊	5	5	3	1	0	
		患者面部清洁	5	5	3	1	0	
操作后	10	患者体位舒适，做好沟通及相关宣教	5	5	3	1	0	
		整理用物，洗手、记录	5	5	3	1	0	
评价	10	动作轻柔、熟练，时间合适，注意保护患者安全	5	5	3	1	0	
		护患沟通有效，患者配合好，清除痰液有效	5	5	3	1	0	
总分	100		100					

（刘志平　李薇）

【参考文献】

[1] 成守珍. 高明榕. ICU临床护理思维与实践[M]. 北京:人民卫生出版社,2012:121-125.

[2] 王保国. 麻醉科诊疗常规[M]. 北京:中国医药科技出版社,2012:445-446.

[3] 王辰. 呼吸治疗教程[M]. 北京:人民卫生出版社, 2010:61,247.

[4] 贾灵芝. 实用ICU护理手册[M]. 北京:化学工业出版社,2012:75.

第四节 体位引流技术

体位引流术指将患者放于特殊体位，借助重力作用，使肺与支气管所存积的分泌物流入较大的气管并咳出体外的方法。主要适用于支气管扩张、肺脓肿等有大量脓痰的患者。对高血压、心力衰竭、高龄、极度衰弱、牵引等患者禁忌体位引流。

【操作目的及意义】

按病灶的部位，采用适当体位，使支气管内痰液流入气管而易咳出。

【评估】

1. 评估患者病情，有无禁忌。

2. 评估患者通过听诊、胸片等检查，确认分泌物的滞留部位。

3. 监测生命体征，呼吸型态、速率和咳嗽能力。

4. 评估患者的认知、合作程度。

【用物】

听诊器、弯盘、卫生纸数张、翻身枕、负压吸引器（必要时），痰液收集器。

【操作步骤】

1. 核对医嘱及患者。

2. 向患者解释操作目的及方法，并取得合作。

3. 洗手、戴口罩，备齐用物。

4. 根据病变部位嘱咐或协助患者采取适当姿势并以枕头适当支托，使分泌物积聚部位处于最高处。

5. 将弯盘或卫生纸置于患者下颌处，以收集排出的分泌物。

6. 引流前嘱患者深呼吸及咳嗽，轻轻拍击患者相应部位，以助脓液引出。

7. 每次引流不应少于15分钟，每日可引流2～4次。当患者感觉疲乏时，停止引流。

8. 引流完毕漱口，协助清除流出的分泌物。

9. 若尚有其他部位积聚痰液时，重复步骤4～8步，必要时予口腔护理或吸痰。

10. 协助患者躺卧休息30分钟。

11. 告知患者操作已完毕，整理床单位，收拾用物，按标准预防措施处理排出的痰。

12. 洗手，记录患者分泌物积聚的肺叶、呼吸音的变化、呼吸形态和分泌物性状，以及操作过程中患者反应与家属执行程度。

13. 评价体位引流效果。

【难点及重点】

1. 大量咯血、严重心肺功能不全及其他疾病导致全身情况衰弱不能支持此操作时禁做体位引流。

2. 使用呼气压迫法：把手放在可以促使患者排痰的部位，在患者呼气的同时缓慢增加压迫力度；在呼气终了时，施加压力以达到最大呼气的目的。

3. 促进有效咳嗽法：在开始前先进行腹式呼吸，然后慢慢深吸气，憋气2秒，接着将气体尽最大力量“哈”的一声强行呼出。

4. 本操作应当和其他治疗方法合并使用，如喷雾、深呼吸咳嗽、拍痰、震颤或抽痰。

5. 体位引流时间：饭后（或暂停鼻饲）2小时以上；在排痰最多的时段实施。

6. 体位的选择：选择适合分泌物从潴留部位向气管移动的体位。

（1）仰卧位　适用于肺上叶的尖段和前段，肺下叶背段的体位引流。

（2）后倾侧卧位（侧卧位附加向后45°倾斜）　适用于肺中叶和肺上下舌段的体位引流。

（3）侧卧位　适用于两肺下叶的外基段和患侧肺叶的体位引流。

（4）前倾俯卧位（从侧卧位再向前倾斜45°的体位）　适用于右肺上叶后段，左肺下叶背段和内基段以及后基段（用于替代俯卧位）的体位引流。

（5）俯卧位　适用于左肺下叶背段和内基段以及后基段的体位引流。

（6）分泌物的滞留部位不确定，使用其他体位有困难时，可以采取将患病侧向上保持40°～60°夹角的侧卧位。

【注意事项】

1. 护士要了解病变部位，采取正确体位，才能得到满意的引流效果。

2. 引流应在空腹时进行，饭前引流可影响食欲，饭后易引起恶心和呕吐，故在两餐之间为宜，操作后患者需卧床休息30分钟。

3. 引流的体位必须是患者易于将痰咳出的体位。

4. 在引流过程中密切观察患者有无病情变化及不适反应，如出现心律失常、血压异常等并发症时，立即停止引流，及时通知主管医生予以处理。

5. 注意保暖，勿使患者受凉。

6. 坚持治疗，每日总痰量减少到30ml以下停作。

【评分标准】

体位引流考核评分标准

项目	总分	技术操作要求	评分	评分等级				得分
				A	B	C	D	
评估	10	评估患者一般情况、病情、意识状态及配合程度	5	5	3	1	0	
		评估患者呼吸，血氧，咳嗽能力有无影响结果的因素	5	5	3	1	0	

续表

项目	总分	技术操作要求	评分	评分等级				得分
				A	B	C	D	
操作前准备	20	服装整洁、仪表端庄、戴口罩	5	5	3	1	0	
		向患者解释、沟通，语言、内容适当，态度真诚	8	8	6	3	0	
		环境整洁、舒适、安全	5	5	3	1	0	
		准备用物齐全	2	2	1	0	0	
操作过程	60	携用物至床旁放置合理、解释恰当	5	5	3	1	0	
		正确核对床号、床头卡、反问式核对患者姓名、核对腕带信息	5	5	3	1	0	
		协助患者取正确引流体位，引流处处于高处	10	10	6	3	0	
		合理应用翻身枕给予支托	5	5	3	1	0	
		收集痰液弯盘放置合理	5	5	3	1	0	
		协助指导排痰方法正确	10	10	6	3	0	
		患者引流的时间，频次合理	5	5	3	1	0	
		引流毕，痰液执行标准预防措施	5	5	3	1	0	
		整理床单位整洁，协助患者舒适体位	5	5	3	1	0	
		整理用物、洗手、记录	5	5	3	1	0	
评价	10	操作过程中动作熟练，遵循引流处位于高处的原则	5	5	3	1	0	
		操作过程中观察细致，注意患者感受	5	5	3	1	0	
总分	100		100					

（李薇　乔红梅）

【参考文献】

[1] 王惠琴,金静芬. 护理技术规范与风险防范流程[M]. 杭州:浙江大学出版社, 2010:70－72.

[2] 王保国. 麻醉科诊疗常规[M]. 北京:中国医药科技出版社, 2012:446－447.

[3] 中华人民共和国卫生部,中国人民解放军总后勤部卫生部. 临床护理实践指南[M]. 北京:人民军医出版社,2011:40.

[4] 贾灵芝. 实用ICU护理手册[M]. 北京:化学工业出版社, 2012.

第五节　震动咳痰机使用技术

震动咳痰机是根据物理定向叩击原理设计，具有低频振动、深穿透性、叩振结合等特点，对排除和移动肺内、细小支气管等小气道分泌物和代谢废物有明显作用。适用于痰稠厚、不易咳出，需辅助排痰的患者。

【操作目的及意义】

1. 促进痰液排出，保持呼吸道通畅。

2. 预防和控制肺部炎症。

3. 松弛呼吸肌，改善全身肌张力，增强呼吸肌力产生咳嗽反射。

【适应证】

1. 支气管扩张、囊性肺纤维化患者伴咳痰增加。

2. 长期卧床患者。

3. 机械通气患者。

4. 肺炎、肺不张、肺部感染、COPD患者。

5. 年老体弱患者。

6. 建立人工气道患者。

【评估】

1. 患者的病情、一般情况。

2. 患者病变部位、咳嗽咳痰情况。

3. 生命体征、血氧饱和度。

4. 患者对震动排痰的认知程度、耐受程度。

【用物】

震动咳痰机（图 4－5－1）、电源插座、漱口水、痰杯、纸巾、垫巾等。对于气管切开和无自主咳痰能力的患者，备吸痰器、吸痰物品一套。

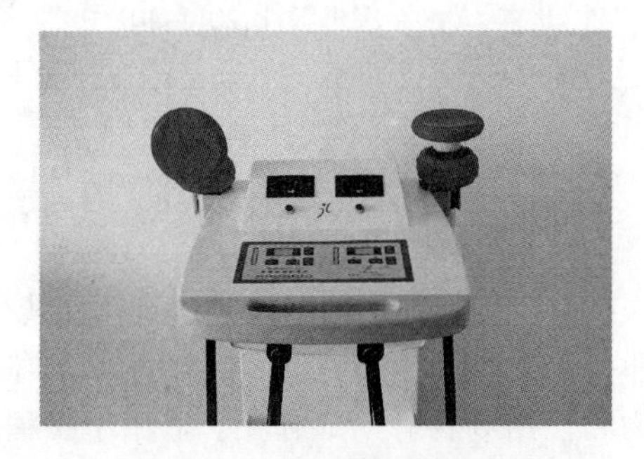

图 4－5－1 震动咳痰机

【操作步骤】

1. 护士：洗手、戴口罩。

2. 向患者解释应用震动咳痰机的目的、配合方法。

3. 操作过程

（1）操作者按照常规检查震动咳痰机，将连接好的叩击头放在主机边的支架上，叩击头外套一次性叩击头罩，确保电气和医疗安全后开机（图 4－5－2）。

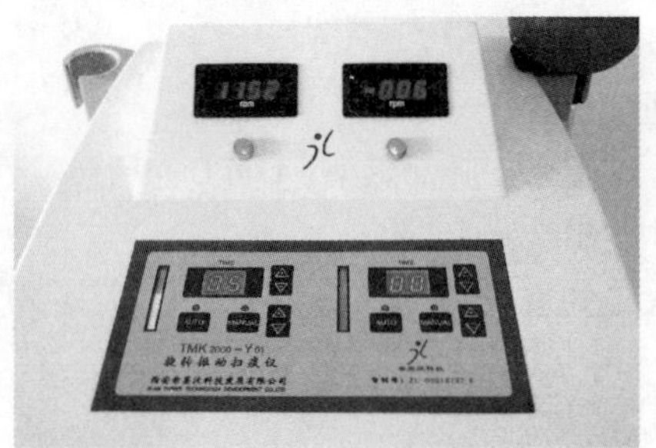

图 4－5－2 震动咳痰机操作面板

（2）协助患者取坐位或侧卧位，病变部位置于最高处。

（3）选择合适的叩击头和叩击频率，根据患者能耐受的程度，振动频率由低到高渐序进行，可以选择全智能化或手动调控档位。

（4）将叩击头贴靠在患者胸前或背后，一手握住叩击头手柄，另一手引导叩击头，轻加压力，以便感觉患者的反应。依次由外向内、由下向上，每个部位叩击 30 秒左右，5 分钟一个周期，可重复进行（图 4－5－3）。在肺下叶及重点感染部位，可适当延长叩击时间、增加频率，同时加大一些压力，有效促进痰液排出。

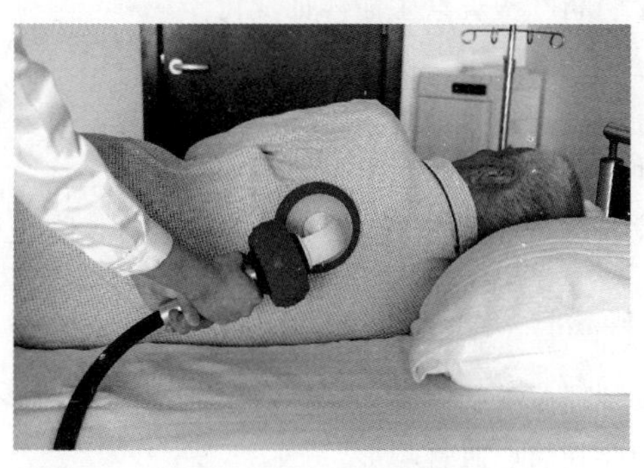

图 4－5－3 叩击方法

（5）操作过程中观察呼吸、心率、脉氧的变化，询问患者自我感受。

（6）治疗结束，协助患者排痰，无自主咳嗽能力的患者应及时予以吸痰并随时观察其痰量、性质、颜色的变化。

（7）协助患者于舒适体位，整理床单位。

（8）洗手，记录。

【难点及重点】

1. 震动咳痰机的慎用情况

（1）操作部位出现出血点或瘀斑。

（2）新出现血痰。

（3）患者出现心率增加、血压升高等生命体征变化。

2. 选择合适的叩击头

（1）叩击头　直径5英寸（1英寸=2.54cm），有一大的坚固的滑面橡皮，一般患者的背部振动排痰，都用其进行治疗。

（2）轻柔头　直径2.75英寸，软的聚氨酯海绵组成，产生的作用比叩击头更为轻柔，可用于老人或过于敏感的患者的治疗。

【注意事项】

1. 根据患者耐受情况选择适当频率和治疗时间，基本治疗频率为20~35Hz；每日2~4次。

2. 治疗期间严密观察生命体征变化。

3. 为避免交叉感染，使用一次性叩击头罩。

4. 与雾化吸入结合治疗，可提高排痰效果，在每次治疗前行10~20分钟雾化吸入治疗。

5. 治疗时间应安排在餐后1~2小时进行，防止患者发生恶心、呕吐。

6. 禁忌证

（1）接触部位皮肤感染。

（2）胸部肿瘤、血管畸形。

（3）肺结核、气胸、胸水、胸壁疾病、未局限的肺脓肿。

（4）出血性疾病或凝血异常，有出血倾向者。

（5）肺部血栓及咯血。

（7）不耐受震动者。

（9）急性心肌梗死、心内血栓、房颤。

【评分标准】

震动咳痰机使用技术考核评分标准

项目	总分	技术操作要求	评分	评分等级				得分
				A	B	C	D	
评估	10	评估患者一般情况，病情、生命体征	5	5	3	1	0	
		评估患者病变部位，咳嗽反射	5	5	3	1	0	

续表

项目	总分	技术操作要求	评分	评分等级				得分
				A	B	C	D	
操作前准备	15	服装整洁、仪表端庄、戴口罩	5	5	3	1	0	
		向患者解释沟通、语言、内容适当，使用文明用语	5	5	3	1	0	
		备齐物品、型号适宜、洗手，落实查对	3	3	2	1	0	
		环境整洁、舒适、安全	2	2	1	0	0	
操作过程	60	查对医嘱，携用物至床旁放置合理，解释使用目的，连通电源	5	5	3	1	0	
		协助患者取正确体位	6	6	4	2	0	
		叩击头选择正确	5	5	3	1	0	
		叩击频率选择正确	5	5	3	1	0	
		叩击顺序正确（由外向内、由下到上）	8	8	6	3	0	
		每个部位停留时间正确	5	5	3	1	0	
		密切观察患者生命体征	5	5	3	1	0	
		及时协助患者排痰	5	5	3	1	0	
		观察痰液性质、量、颜色并记录	5	5	3	1	0	
		患者体位舒适，床单位整洁	3	3	2	1	0	
		交代注意事项	5	5	3	1	0	
		整理用物，洗手，记录	3	3	2	1	0	
评价	15	操作动作熟练、节力	5	5	3	1	0	
		操作过程注意保护患者安全	5	5	3	1	0	
		操作过程注意和患者的沟通	5	5	3	1	0	
总分	100		100					

（吴柳　杨晶）

【参考文献】

[1] 尤黎明,孙国珍,袁丽. 内科护理学[M]. 北京:人民卫生出版社,2002:23 - 26.

[2] 郑彩娥,李秀云. 实用康复护理学[M]. 北京:人民卫生出版社,2012:226 - 230.

[3] 孙红,侯惠如,杨莘. 老年护理技能实训[M]. 科学出版社,2014:89 - 90.

[4] 吴柳,杨晶. 应用振动排痰仪促进老年下呼吸道感染患者排痰的效果观察[J]. 现代护理,2005, 11(6):459 - 460.

[5] 吴柳,杨晶. 老年慢性阻塞性肺病患者不同排痰方法的应用比较[J]. 现代护理,2006,12(5):401 - 402.

[6] 王丹,吴柳,郭晓燕,等. 氧气雾化间歇吸入法在老年肺部感染患者治疗中的应用[J]. 中国误诊学杂志,2011,11(3):570.

[7] 尹慧,龙翔,宋卫东,等. 振动排痰对不同肺功能分级慢性阻塞性肺疾病的疗效[J]. 中华肺部疾病杂志(电子版),2014,7(1):66 - 67.

[8] 唐春霞,王莹,马洁,等. 机械吸 - 呼技术在人工气道患者清理呼吸道分泌物中的应用[J]. 中国实用护理杂志,2015,31(18):1346 - 1349.

第六节　气道清除系统仪使用技术

气道清除系统仪使用技术又称为振肺排痰背心（VESTTM）或高频胸壁振动排痰系统（HFCWO）（图4 - 6 - 1），根据模拟正常生理咳嗽的原理，通过将患者所穿背心用管路连接到高速脉冲泵上，并快速地充气和放气，使患者胸壁发生有规律的舒张运动，患者气道和肺部发生自主的震颤气流和定向引流力，促使呼吸道黏液及各个肺叶深部代谢物松弛、液化、脱落；并在定向引流力的作用下将已液化脱落的代谢物按照选择的

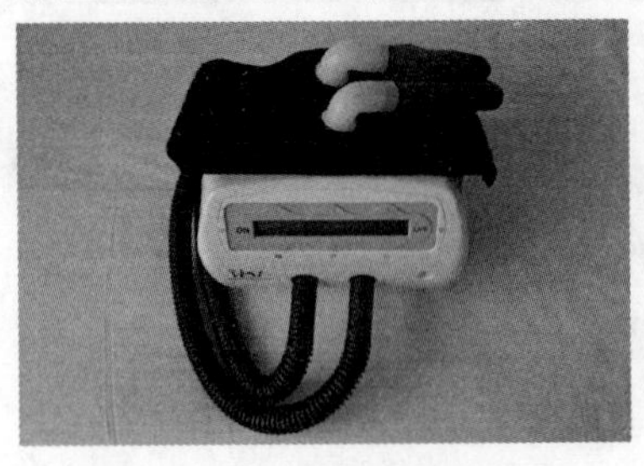

图4 - 6 - 1　气道清除系统仪

方向（如细支气管→支气管→气管）排出体外，这种技术又被称为高频胸壁震荡技术。

气道清除系统仪包含一个充气背心、两个空气软管和气动脉冲发生器。充气背心通过空气软管连接到气动脉冲发生器，气动脉冲发生器可以对充气背心进行快速充气和放气，以缓慢压缩和释放胸壁，在肺中产生气流，朝着大气道方向移动黏液，在大气道中可以通过咳嗽或深呼吸将黏液清除。

【操作目的及意义】

1. 有效地清除肺部分泌物，保持呼吸道通畅。

2. 刺激局部血液循环，缓解平滑肌痉挛，稳定改善肺功能。

3. 锻炼患者呼吸功能，加强神经和肌肉恢复，减少肺部并发症。

【评估】

1. 评估患者生命体征、病情。

2. 评估肺部感染及分泌物排出情况。

3. 评估患者配合治疗的依从性。

4. 评估患者使用振肺排痰背心的适应证。

【用物】

气道清除系统仪。

【操作步骤】

1. 护士：洗手、戴口罩。

2. 向患者及其家属解释振肺排痰背心使用的目的及过程，并取得同意。

3. 操作过程

（1）协助患者穿上背心，取舒适卧位，背心内可以穿一单衣，增加舒适性。

（2）将背心背面的带子固定在前面板上，根据患者胖瘦，调整肩部固定带。

（3）将管路两端分别连接发生器和背心出口（图4－6－2）。

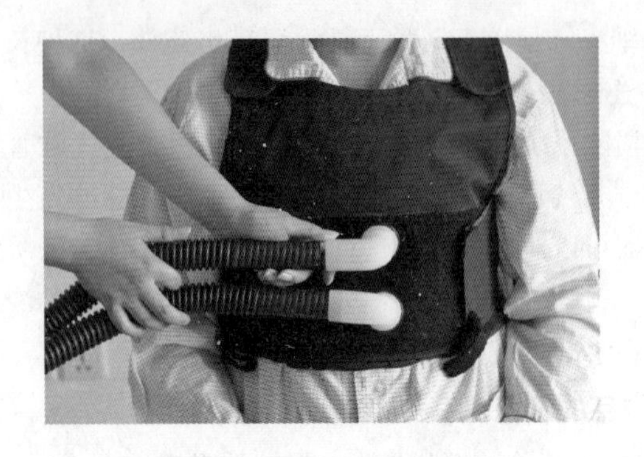

图4－6－2　振肺排痰背心佩戴方法

（4）按下“ON”按钮，使背心充气。

（5）根据患者耐受情况，调节频率（常用频率为10～14Hz）。

（6）调节压力（常用压力为1～4级）。

（7）选择治疗时间（为10～30分钟）。

（8）再次按下“ON”按钮，开始振动（图4－6－3）。

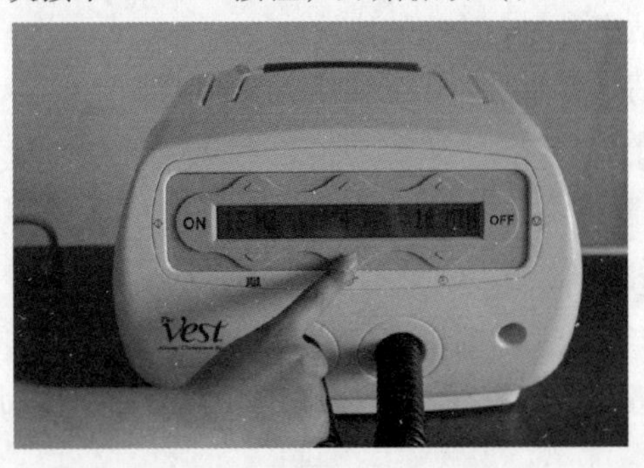

图4－6－3　设置参数

（9）排痰时可停止振动，关闭按钮，通过咳嗽、深呼吸等方式清除松动的分泌物，然后再次按下“ON”按钮，继续进行治疗。

（10）治疗完成后，发生器自动关闭。

（11）协助患者脱下背心，整理用物。

【难点及重点】

1. 鼻饲和（或）气管插管患者使用气道清除系统仪的安全性。

（1）操作在鼻饲半小时前或鼻饲 2 小时后进行，以减少反流。

（2）虽然任何体位有效，但最佳体位为半坐卧位。

（3）治疗中、治疗后及时予以规范、有效吸痰。

（4）患者气管插管或气切导管必须可靠固定，并注意检查其余各管路的安全有效。

（5）床旁负压吸引装置良好有效。

2. 气道清除系统仪频率、压力、时间设置的安全性。

（1）频率　从 5 开始，根据患者耐受性逐步调整到患者合适的振动频率。10 ~ 14 为常用治疗频率范围。老年患者推荐从较低频率开始，使用频率梯度逐步递增的方法调节，让患者逐步适应。儿童可适当降低频率，增加使用时长。

（2）压力　从 1 开始，逐步调整到最适宜患者的压力范围。全背心能承受的压力范围为 1 ~ 7 级，3 ~ 5 级为最佳。

（3）时间　常用治疗时间为 10 ~ 15 分钟/次，最长 30 分钟/次。

【注意事项】

1. 背心紧贴患者腋下穿好，松紧程度以在背心不充气情况下不影响患者深呼吸为宜。

2. 进餐患者餐后 1 小时之内不能使用。

3. 治疗过程中每 5 到 10 分钟注意患者是否需要清洁呼吸道内黏液。

4. 治疗过程中可能会对心电监护仪产生干扰，如产生干扰请暂停设备，2 ~ 5 秒钟内心电监护仪数值应恢复正常。

5. 所有部件可以通过环氧乙烷消毒或者采用中性消毒液擦拭。

6. 有传染性疾病的患者，建议专人专用一个背心。

7. 妥善保管仪器，特别是两个连接管道放置妥善位置，防滑落摔裂。

8. 有以下情况时，禁用振肺排痰背心。

（1）尚未稳定的头部和（或）颈部损伤。

（2）血流动力学尚不稳定的活动性出血。

9. 有以下疾病者，禁用振肺排痰背心。

（1）心脏病、经静脉或皮下起搏器、重度营养不良。

（2）呼吸衰竭、支气管胸膜瘘、充血性心力衰竭引起的肺水肿、严重胸腔积液或积脓症、肺结核、肺栓塞等。

（3）胸、背部有伤口，皮肤有出血、感染，皮下气肿。

（4）近期内接受过食管手术，外科手术遗留伤口或正在康复的组织，或最近胸部接受过植皮或皮瓣移植、高血压未控制、颅内压大于20mmHg。

【评分标准】

气道清除系统仪使用技术考核评分标准

项目	总分	技术操作要求	评分	评分等级				得分
				A	B	C	D	
评估	10	评估患者一般情况、病情、生命体征	5	5	3	1	0	
		评估肺部分泌物排出情况，配合依从性	5	5	3	1	0	
操作前准备	15	服装整洁、仪表端庄、戴口罩	5	5	3	1	0	
		向患者解释，语言、内容适当，态度真诚	5	5	3	1	0	
		准备用物，洗手，落实查对	3	3	2	1	0	
		环境整洁、舒适、安全	2	2	1	0	0	
操作过程		携用物至床旁放置合理，解释恰当	5	5	3	1	0	
		协助患者取舒适体位	5	5	3	1	0	
		穿戴背心正确、松紧适宜	8	8	6	3	0	

续表

项目	总分	技术操作要求	评分	评分等级				得分
				A	B	C	D	
操作过程	60	管路连接正确	8	8	6	3	0	
		调节频率正确	8	8	6	3	0	
		调节压力正确	8	8	6	3	0	
		选择时间正确	8	8	6	3	0	
		指导并协助咳嗽、咳痰方法正确	5	5	3	1	0	
		整理用物，洗手，记录	5	5	3	1	0	
评价	15	操作动作熟练、步骤正确	6	6	4	2	0	
		操作过程中注意观察患者生命体征变化	6	6	4	2	0	
		操作过程中注意和患者沟通	3	3	2	1	0	
总分	100		100					

（佐国琴　杨晶）

【参考文献】

[1] 孙红. 老年护理技能实训[M]. 北京:科学出版社,2014:91 -93.

[2] 庄春香,张桂. VEST 气道清除系统在临床中的应用[J]. 中国医疗器械信息,2010,16(8):57.

[3]刘美华,熊平平,彭剑雄. Vest 气道清除系统在小儿重症肺炎机械通气中的应用[J]. 继续医学教育,2015,29(10):125 -126.

[4] 顾峥峥. Vest(TM)气道清除系统与旋转振动排痰仪用于老年患者全麻术后排痰效果的比较[J]. 中华现代护理杂志,2011,17(8):904 -905.

[5] 陈丽,童阿英,廖英真. VEST 气道清除系统配合护理干预应用于小儿重症肺炎排痰的效果观察[J]. 白求恩医学杂志,2014,12(1):93 -94.

[6]张静. VEST 气道清除系统在机械通气患者中应用的护理体会[C]. 世界灾害护理大会,2014.

第七节 经鼻、口腔吸痰技术

经鼻、口腔吸痰技术是利用负压吸引的原理，用导管经鼻、口腔将呼吸道内的分泌物吸出，保持呼吸道通畅的技术。

【操作目的及意义】

1. 保持患者呼吸道通畅，保证有效的通气，减少气道阻力。
2. 清除气道内分泌物，利于肺部感染的控制。
3. 必要时获取化验标本。

【评估】

1. 评估患者咳嗽或呼吸窘迫的症状。
2. 患者神志清楚，主诉有痰或听到痰鸣音，痰液不易咳出。
3. 肺部听诊大气道（胸骨上窝）、左右肺尖（锁骨下第二肋间）、左右肺底（腋中线第四肋间）呼吸音。
4. 生命体征评估：血氧饱和度下降或呼吸频率过快、心率加快等。
5. 患者心理状态、合作程度。向患者解释吸痰目的和吸痰过程中可能产生的不适，取得患者在吸痰过程中的配合。
6. 评估患者痰液黏稠度，是否需要湿化。

【用物】

1. 无菌吸痰管。
2. 负压吸引器，调节好负压。
3. 冲洗装置（无菌生理盐水）。
4. 洗手液、手消。
5. 口咽通气道。
6. 听诊器（图4－7－1）。

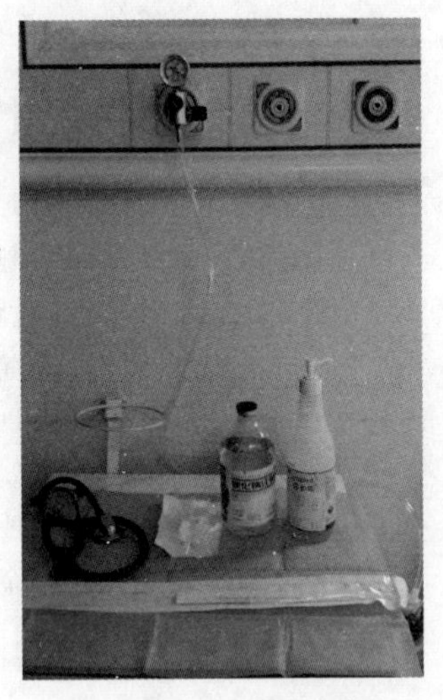

图4－7－1 物品准备

【操作步骤】

1. 用物准备完毕，携用物至床旁，查对患者、解释，取得患者配合。

2. 吸痰前应给予高流量吸氧吸入 2～3 分钟，观察血氧饱和度。

3. 如患者正在进餐或鼻饲，暂时停止。

4. 检查并连接负压装置，调节压力（图 4－7－2）。

5. 检查吸痰管有效期及包装是否完好。

6. 打开吸痰管包装，取出无菌手套，戴无菌手套，先带左手，左手捏住右手手套边缘，戴右手手套，右手保持无菌（戴手套过程不要跨越吸痰管无菌区）（图 4－7－3）。

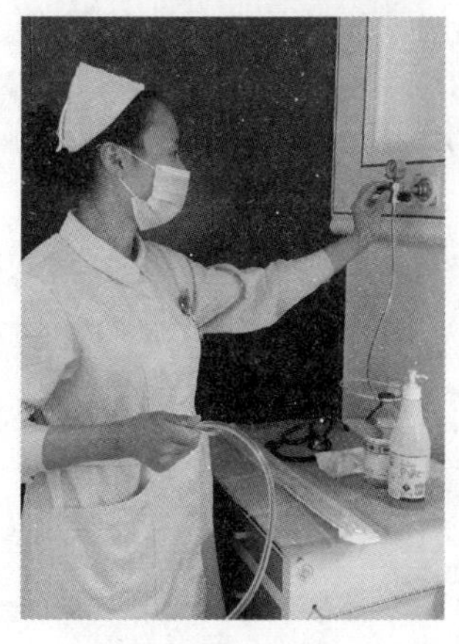

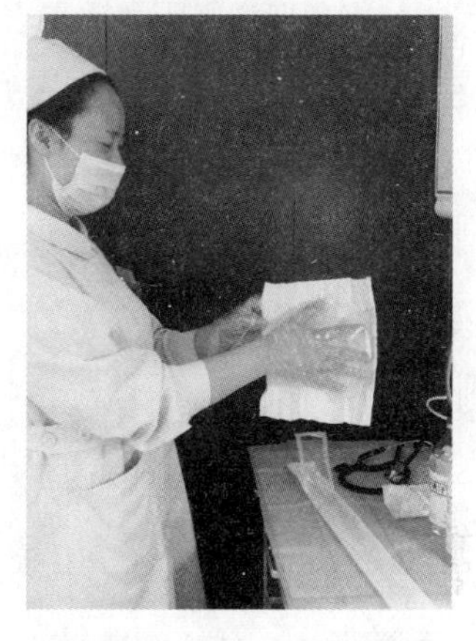

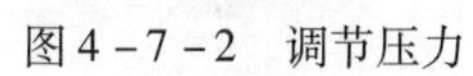

图 4－7－2 调节压力

图 4－7－3 戴手套

7. 取出吸痰管缠绕于右手手掌中（图 4－7－4）。

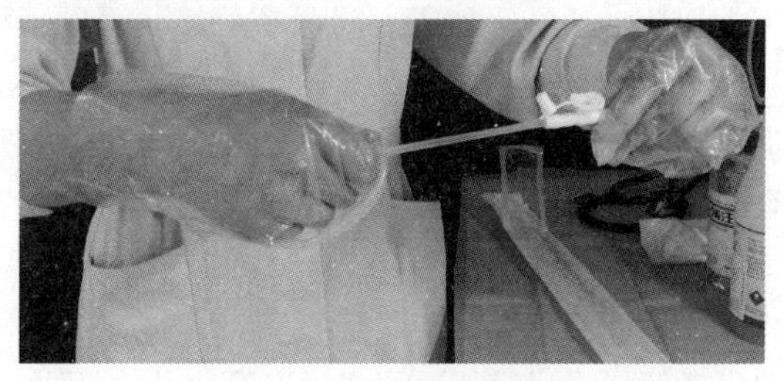

图 4－7－4 取出吸痰管

8. 左手清洁持负压吸引装置的负压管管端，与右手所持吸痰管负压端连接（图4－7－5）。

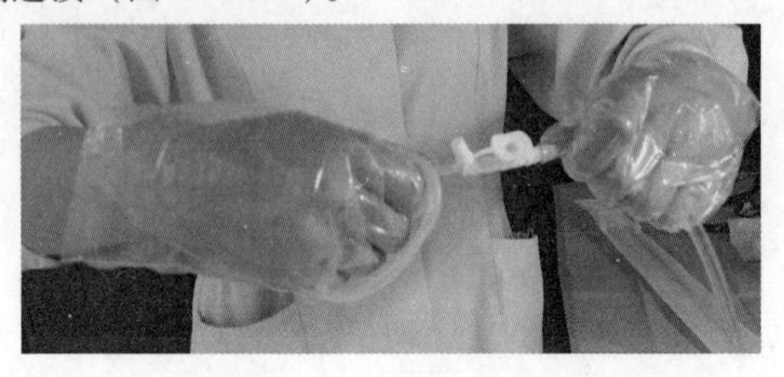

图4－7－5　负压管管端

9. 将吸痰管经患者鼻腔或口腔在无负压状态迅速并轻轻插入到气道，直到遇到阻力，嘱患者咳嗽，给予负压，上提旋转吸痰管吸引痰液，吸引时间小于10～15秒（图4－7－6）。

10. 吸痰过程中观察患者心率、血压、血氧饱和度变化及痰液性质、量、颜色、黏稠度。

11. 吸痰完毕，迅速撤出吸痰管，缠绕于右手（图4－7－7）。

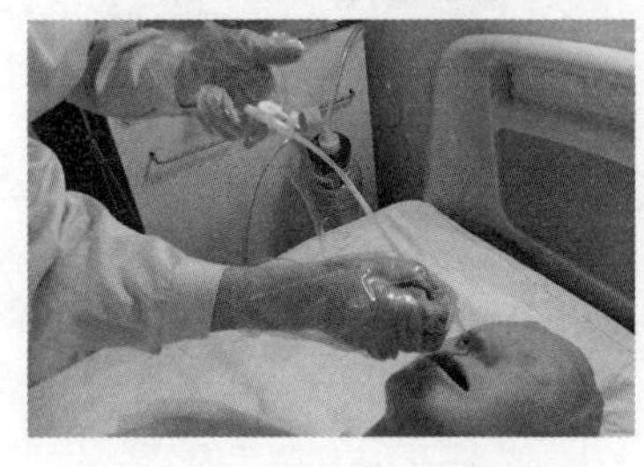

图4－7－6　吸痰

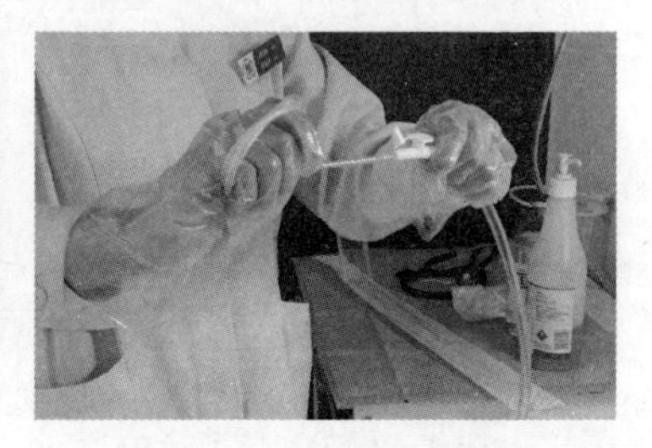

图4－7－7　撤出吸痰管

12. 用生理盐水冲洗吸痰管，将吸痰管缠绕手中，翻折右手手套，弃入医用垃圾袋（图4－7－8）。

13. 消毒双手。评估患者生命体征，吸痰效果，听呼吸音（同吸痰前评估听诊部位），观察患者有无不良反应、并发症（图4－7－9）。

14. 将氧流量调回到吸痰前状态。

15. 向患者解释吸痰完毕，嘱患者安静休息。

16. 洗手并记录生命体征，痰液的性状、颜色、黏稠度等。

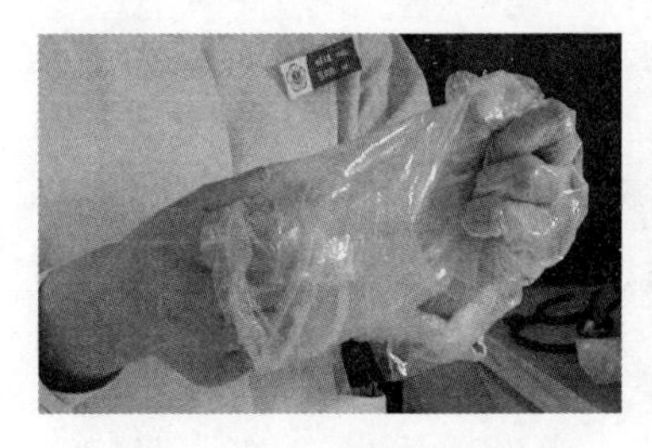

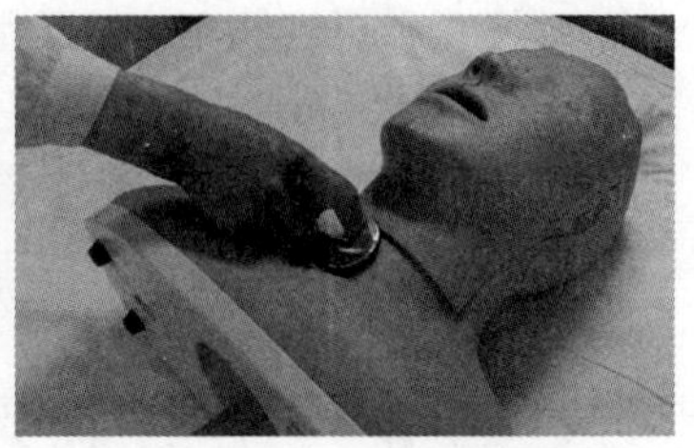

图4-7-8　翻折右手手套　　　　图4-7-9　评估吸痰效果

【难点及重点】

1. 负压应选择能够吸出痰液的最小压力，建议吸引器负压150mmHg左右。如果痰液黏稠可适当增加吸引的负压。

2. 吸痰前应给予高流量吸氧吸入2~3分钟。

3. 取手套时接触手腕部分，勿触碰手指和手掌部，保持右手无菌，持吸痰管与负压管连接时注意勿污染右手和吸痰管部分。如上述过程疑有污染，需重新更换吸痰管。

4. 吸痰时，已提出的吸痰管禁止再次送入口腔鼻腔。如痰液未吸净时应立即更换新痰管重新吸引。

5. 严格遵循无菌操作原则。

6. 吸痰时密切观察患者生命体征、氧饱和度和吸痰时的反应，有无发绀、低氧血症等情况。

7. 观察痰液的颜色、黏稠度和量，正确记录。

8. 密切评估有无吸痰的并发症：加重缺氧，气道黏膜损伤，影响血流动力学，支气管痉挛，其他：心脏骤停，心律失常，肺不张，感染等。

【注意事项】

1. 吸引动作应轻柔、准确、快速，作间歇性吸引，用示指和拇指旋转吸痰管，边吸边提，在痰多处停留以提高吸痰效率，切忌将吸痰管上下提插，吸引时间不宜超过10~15秒。患者出现氧饱和度下降或呼吸困难立即停止吸引，连续吸痰不得超过3次，吸痰间隔予以高流量氧气吸入。

2. 注意吸痰管插入是否顺利，吸痰管插入至遇到阻力时停止插入。旋转提拉，嘱患者咳嗽，促进痰液吸出。若痰液较深不易吸出时，使用口咽通气道进行吸痰。

3. 进吸痰管时不可给予负压，以免损伤患者气道。出现气管黏膜损伤时应减少吸痰次数，密切观察痰液变化。

4. 吸痰管为一次性使用，禁止反复使用。

5. 吸痰过程中应当密切观察患者的病情变化，如有心率、血压、呼吸、血氧饱和度的明显改变时，应当立即停止吸痰，予高流量吸氧。

6. 吸痰后气道阻力降低，听诊大气道湿啰音减少，血氧浓度提高是判断气道通畅、吸痰彻底和方法正确的客观指标。

【评分标准】

经鼻、口腔吸痰技术考核评分标准

项目	总分	技术操作要求	评分	评分等级				得分
				A	B	C	D	
评估	10	评估患者一般情况、病情、生命体征、血氧饱和度	5	5	3	1	0	
		评估患者痰液黏稠度，是否需要湿化	5	5	3	1	0	
操作前准备	15	服装整洁、仪表端庄、戴口罩	5	5	3	1	0	
		向患者解释沟通、语言、内容适当，态度真诚	5	5	3	1	0	
		备齐物品、洗手，落实查对	3	3	2	1	0	
		环境整洁、舒适、安全	2	2	1	0	0	
操作过程		查对、解释，取合适体位，固定头部	3	3	2	1	0	
		给予高流量氧气吸入 2～3 分钟，观察氧饱和度	5	5	3	1	0	
		检查吸痰管有效期及包装、检查负压装置	5	5	3	1	0	

续表

项目	总分	技术操作要求	评分	评分等级				得分
				A	B	C	D	
操作过程	60	打开吸痰包装，取出无菌手套，戴无菌手套，先带左手，后戴右手	8	8	6	3	0	
		保持右手无菌，取出吸痰管	5	5	3	1	0	
		连接负压吸引装置	8	8	6	3	0	
		迅速并轻轻插入患者鼻或口腔直到遇到阻力，边旋转上提边吸引，时间小于10～15秒	5	5	3	1	0	
		观察患者面色、呼吸是否改善，黏膜有无损伤及吸出物的性质、颜色、量等	5	5	3	1	0	
		吸痰完毕，继续予高流量吸氧2～3分钟	5	5	3	1	0	
		吸痰后回吸生理盐水冲管，将吸痰管缠绕手中，翻折右手手套，扔入医用垃圾袋	5	5	3	1	0	
		擦净患者面部分泌物，协助患者取舒适体位	3	3	2	1	0	
		评估患者的吸痰效果，听呼吸音，观察患者有无不良反应、并发症 整理用物，洗手、记录	3	3	2	1	0	
评价	15	操作动作熟练、节力	5	5	3	1	0	
		操作过程中注意保护患者安全	5	5	3	1	0	
		操作过程中注意和患者的沟通	5	5	3	1	0	
总分	100		100					

（赵东芳）

【参考文献】

[1] 李亚玲,袁杰,冯晓敏. 外科护理技能实训教程[M]. 西安:第四军医大学出版社,2011:222-223.

[2] 刘增省,庞国明. 基层医师急诊急救指南[M]. 北京:中国医药科技出版社, 2013:21.

[3] 王颖. 移植护理必备[M]. 北京:北京大学医学出版社, 2013:118.

[4] 王辰. 呼吸治疗教程[M]. 北京:人民卫生出版社, 2010:242.

[5] Pedersen C M, Rosendahl-Nielsen M, Hjermind J, et al. Endotracheal Suctioning of the Adult Intubated Patient - What Is the Evidence? [J]. Intensive Crit Care Nurs, 2009,25(1):21-30.

第八节　口咽通气管放置技术

口咽通气管又称口咽导气管，为一种非气管导管性通气管，是最简单、有效且经济的气道辅助物。在临床急救时及全麻术后复苏中有明显上呼吸道梗阻、需短时间内清除口咽部分泌物保持呼吸道通畅的患者。

口咽通气管通常由橡胶或塑料制成，亦可用金属或其他弹性材料制成。口咽通气管的结构主要包括以下几个基本部分：翼缘(flange)、牙垫部分（bite block portion）和咽弯曲部分（pharyn)。

【操作目的及意义】

1. 防止舌后坠阻塞呼吸道，维持上呼吸道通畅。
2. 可用作牙垫防止患者咬破舌头。
3. 协助进行口咽部吸引，保持呼吸道通畅。
4. 需要用口咽通气道引导进行气管插管的患者。
5. 有效改善全麻诱导后舌后坠引起的气道堵塞。

【评估】

1. 患者神志状态、合作程度。
2. 患者生命体征、血氧饱和度及肺部听诊情况。

3. 评估患者咳嗽反射情况。

4. 检查患者口腔，唇、舌，有无假牙或牙齿松动。

【用物】

选择合适型号的口咽通气管（长度：大约相当于从门齿至下颌角的长度；宽度：以能接触上颌和下颌的2~3个牙齿为最佳，降低患者咬闭通气管腔的可能性），负压吸引装置、一次性吸痰管，必要时备开口器、压舌板等（图4-8-1）。

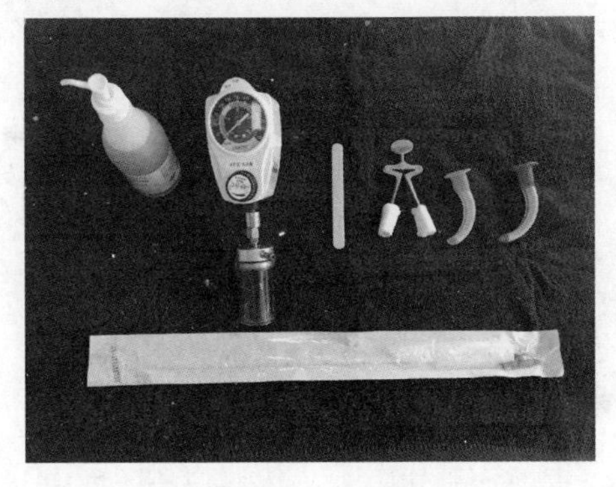

图4-8-1　用物准备

【操作步骤】

1. 护士：洗手、戴口罩。

2. 向患者解释应用口咽通气管吸引目的、配合方法。

3. 操作过程

（1）反向插入法

① 放平床头，协助患者取平卧位、头后仰，使上呼吸道三轴线（口、咽、喉）尽量一致走向（图4-8-2）。

②清醒患者嘱其张口，或应用开口器助其打开口腔。

③将通气管的凹面面向腭部插入口腔（图4-8-3）。

④当其前端接近口咽部后壁时（已通过悬雍垂），将其旋转180°（图4-8-4）。

⑤旋转成正位后，口咽通气管的末端距离门齿大约为2cm（图4-8-5）。

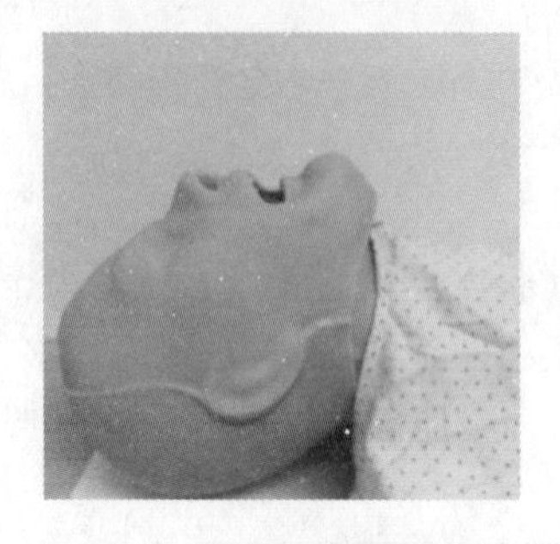

图4-8-2　开放气道

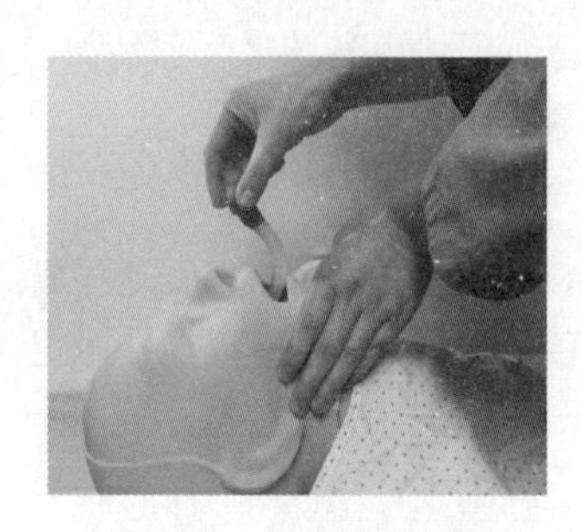

图4-8-3　插入通气管

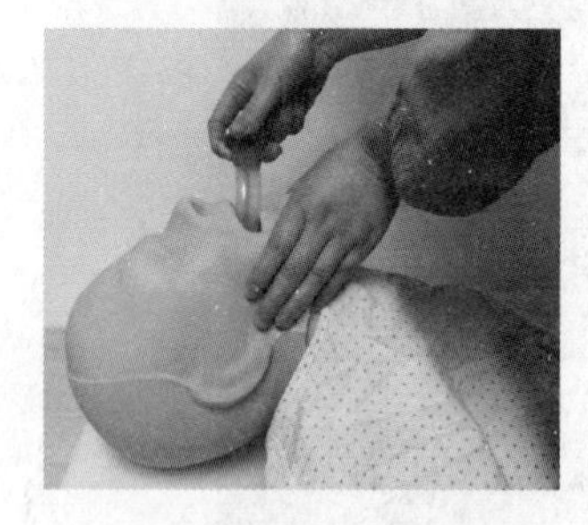

图4-8-4　翻转通气管

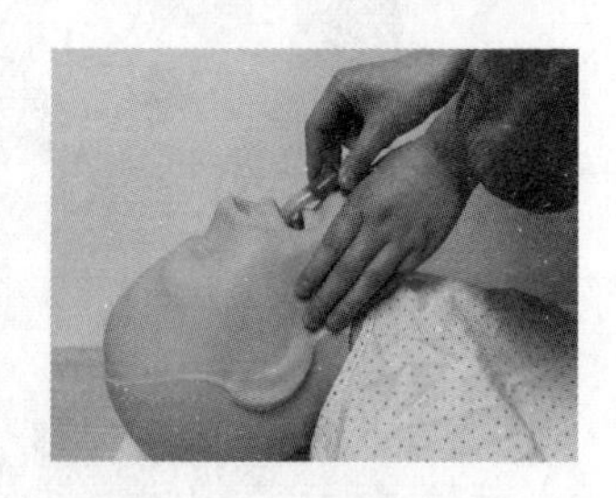

图4-8-5　再次插入

⑥然后双手托下颌，将导管向下推送2cm，使口咽通气管前端到达会厌的上方（图4-8-6）。

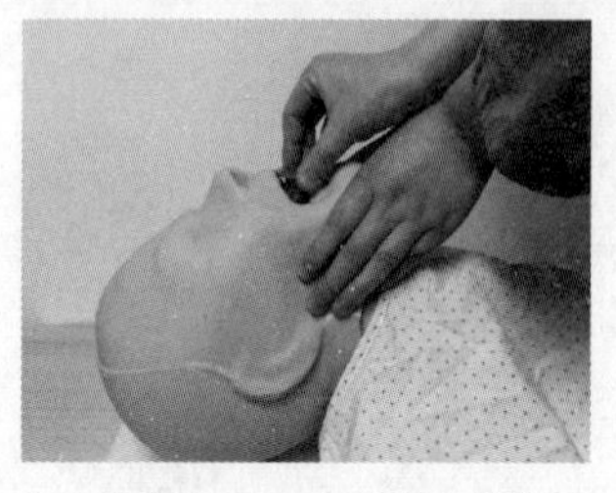

图4-8-6　插入到位

⑦翼缘应放置在患者的口唇处，但不应压迫唇部。

⑧嘱患者闭嘴咬住口咽通气管牙垫部位。

⑨检查口腔，以防止舌或唇夹置于牙和口咽通气管之间。

⑩测试人工气道是否通畅，以手掌放于通气管外侧，于呼气期感觉是否有气流呼出，并观察胸壁运动幅度。

⑪可用弹性固定带固定，或另一人辅助固定口咽通气管在唇部，以防移位或者脱出，切记不要封住通气管的开口处，听诊患者呼吸音情况（图4-8-7）。

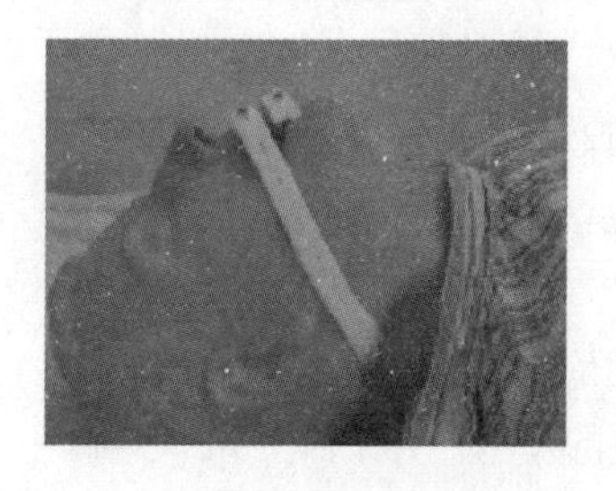
a

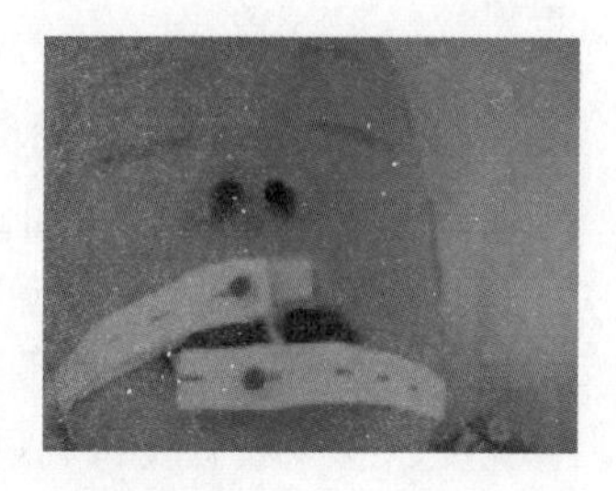
b

图 4-8-7　固定通气道

（2）舌拉钩或压舌板法

①对于清醒患者，嘱其张口，放置舌拉钩或压舌板于舌根部，向上提起使舌离开咽后壁。

②将口咽通气管放入口腔，直至其末端突出门齿约 2cm，此时口咽通气管的前端即将到达口咽部后壁。

③双手托起下颌，使舌离开咽后壁，然后将双手的拇指放置在口咽通气管两侧的翼缘上，向下推送 2cm，直至口咽通气管的翼缘到达唇部的上方，此时口咽通气管的咽弯曲段正好位于舌根后。

④放松下颌骨，使其退回颞颌关节。检查口腔，以防止舌或唇夹置于牙和口咽通气管之间。

⑤可用弹性固定带固定，或另一人辅助固定口咽通气管在唇部，以防移位或者脱出，切记不要封住通气管的开口处，听诊患者呼吸音情况。

（3）口咽通气管的消毒：浸泡在含氯消毒液中 30 分钟，清水冲净晾干，放置患者处备用。

【难点及重点】

1. 如何保证口咽通气管放置的有效性。

（1）准确掌握口咽通气管的适应证

①昏迷或意识不清的患者。

②呼吸道梗阻患者。

③口、咽、喉分泌物过多，但患者咳嗽能力较差，无法将痰

液咳出。

④癫痫发作或痉挛性抽搐时保护舌、齿免受损伤。

⑤同时有气管插管时，防止气管插管被咬。

（2）选择大小合适的通气管

①长度相当于从门齿到下颌角的长度。

②宽度以能接触上颌和下颌的2~3个牙齿为最佳，降低患者咬闭通气管腔的可能。

③口咽通气管必须放到舌根部才能开放气道，因此选择适宜的型号至关重要，其咽弯曲段正好位于舌根后，管腔的前端位于会厌上方附近，才能有效地开放气道。

④如果口咽通气管太短，舌仍可能在口咽水平阻塞上呼吸道；如果太长，口咽通气管可到达咽喉部接触会厌，甚至将会厌推向声门或进入食管的上端。

2. 如何保证口咽通气管放置的安全性。

（1）必须保持导管末端位于口腔外部，以避免气道梗阻的发生。

（2）存在面部或下颌部创伤的患者及气道反射完好的患者禁用。

（3）口咽通气管使用不当可导致口咽部创伤、口腔糜烂和口腔黏膜溃疡。

（4）注意保持口腔清洁，有呕吐患者，要及时吸出口腔内呕吐物，以免误吸。

（5）对于喉水肿、气管异物、哮喘、咽反射亢进、前4颗牙齿具有折断或脱落的高度危险患者严禁使用口咽通气管。

3. 创伤性并发症：悬雍垂损伤、牙损伤（折断、脱落）、唇损伤、咽部溃疡，生命体征的应激反应。

【注意事项】

1. 口咽通气管不得长期应用于意识清晰或浅麻醉患者（短时间应用除外）。

2. 对于清醒患者，如不配合张口，切勿急于强行插入或撤出，一定要耐心说服取得合作。

3. 操作中要鼓励患者配合，正确运用放置口咽通气管的技巧与方法。

4. 吸痰时注意鼓励患者做咳痰动作。

5. 对于意识不清的患者，将压舌板从臼齿处放入助其张口，操作时注意动作轻柔、准确，如果置管失败，应将口咽通气管取出重新放入。

6. 当口咽通气管位置正确而且型号合适时，其咽弯曲段正好位于舌根后，通气管腔的前端位于会厌的上方附近。如果口咽通气管太短，舌仍可能在口咽水平阻塞上呼吸道；如果太长，口咽通气管可到达咽喉部接触会厌，甚至将会厌推向声门或进入食管的上端。

7. 在浅麻醉或清醒患者，口咽通气管对会厌和声门的刺激可引起咳嗽和喉痉挛。最好的处理方法是将口咽通气管退出 1 ~ 2cm 或换用合适长度的口咽通气管。

8. 放置成功后，妥善固定好，以免脱出。

9. 喉头水肿、气管内异物、哮喘、咽反射亢进等患者禁用口咽通气管。

10. 口腔内门前四颗牙具有折断或脱落危险的患者，一般情况禁用，如需置入可采取侧卧位放置口咽通气管，以防牙齿脱落掉入咽腔吸人气管内引起窒息。

11. 口咽通气管可致血压升高，心率增快故对伴有心脑血管疾病的患者不适合长时间使用。

12. 对于神志清醒患者应鼓励咳嗽并训练其进行有效的咳痰，痰液黏稠不易咳出者，应加强湿化。

13. 对意识清楚的患者进行口咽通气管时，由于口咽管放置位靠近会厌，患者会有明显不适感而抗拒吸痰，亦有患者出现烦躁、恶心、心率明显增快等不良反应而终止吸痰。

14. 重视心理护理：因痰液阻塞造成的通气功能障碍，使患者出现呼吸困难、胸闷憋气等症状，并常伴有焦虑，恐惧等心理反应。加之吸痰带来的不适感觉，因而患者不愿意接受此项操作。因此在采用吸痰措施前，需耐心向患者及家属说明，使其明白吸痰是控制肺部感染的一项重要措施，以争取患者的配合。另外，在吸痰操作过程中，尽量做到动作轻、稳，减轻患者的痛苦，通过耐心细致的说服。

【评分标准】

口咽通气管放置技术考核评分标准

项目	总分	技术操作要求	评分	评分等级				得分
				A	B	C	D	
评估	10	评估患者一般情况、病情、生命体征	5	5	3	1	0	
		评估患者口腔状况，咳嗽反射	5	5	3	1	0	
操作前准备	15	服装整洁、仪表端庄、戴口罩	5	5	3	1	0	
		向患者解释沟通、语言、内容适当，态度真诚	5	5	3	1	0	
		备齐物品、型号适宜、洗手，落实查对	3	3	2	1	0	
		环境整洁、舒适、安全	2	2	1	0	0	
操作过程	60	携用物至床旁放置合理，解释恰当	3	3	2	1	0	
		协助患者取正确体位	5	5	3	1	0	
		开放患者气道方法正确	5	5	3	1	0	
		通气管插入口腔方向、手法正确	8	8	6	3	0	
		通气管旋转方法正确	5	5	3	1	0	
		口咽通气管到达合适的位置	8	8	6	3	0	
		观察人工气道是否通畅方法正确	5	5	3	1	0	
		观察胸壁运动幅度和听诊方法正确	5	5	3	1	0	

续表

项目	总分	技术操作要求	评分	评分等级				得分
				A	B	C	D	
操作过程		观察患者口腔方法正确	5	5	3	1	0	
		妥善固定口咽通气管方法正确	5	5	3	1	0	
		患者体位舒适，床单位整洁	3	3	2	1	0	
		整理用物，洗手，记录	3	3	2	1	0	
评价	15	操作动作熟练、节力	5	5	3	1	0	
		操作过程注意患者安全及生命体征观察	5	5	3	1	0	
		操作过程注意和患者的沟通	5	5	3	1	0	
总分	100		100					

（李谨）

【参考文献】

[1] 王海昌. 西京心血管内科临床工作手册[M]. 西安:第四军医大学出版社,2012:162.

[2] 薛富善. 现代呼吸道管理学[M]. 郑州: 郑州大学出版社,2002:362.

[3] 巫向前. 危重症监护[M]. 北京:人民卫生出版社,2012:196-197.

[4] 柯静,王佐. 口咽通气管在急救中的应用进展[J]. 临床护理杂志,2009,8(5):42.

[5] 刘云平,吴春玲. 口咽通气管在危重患者使用过程中的护理[J]. 全科护理, 2011,9(8):2213.

[6] 李福严,韩伟. 口咽通气道在全麻诱导困难通气中应用[J]. 河北医药,2012,34(6):862-863.

第九节　经口气管插管（气管切开）吸痰技术

经口气管插管吸痰术是利用负压吸引的原理，用导管经气管插管将呼吸道内的分泌物吸出，保持呼吸道通畅的技术。建立人工气道的患者，因会厌失去作用，咳嗽反射降低，使咳痰能力丧失。因此，经口气管插管吸痰术成为清除气道内分泌物的唯一重要方法，是气道管理中重要的技术之一。吸痰是一极为重要的护理，对保持气道通畅，改善通气和控制感染极为重要。

如果吸痰方法不当，可造成多种不良后果，如气道黏膜损伤、肺不张、支气管痉挛、低氧血症、感染、血流动力学改变、心律失常、人工气道梗阻等并发症。

【操作目的及意义】

1. 保持患者呼吸道通畅，保证有效的通气，减少气道阻力。
2. 清除气道内分泌物，利于肺部感染的控制。
3. 必要时获取化验标本。

【评估】

把握吸痰指征，做到适时按需吸痰（图4－9－1）。

1. 评估患者咳嗽或呼吸窘迫的症状。

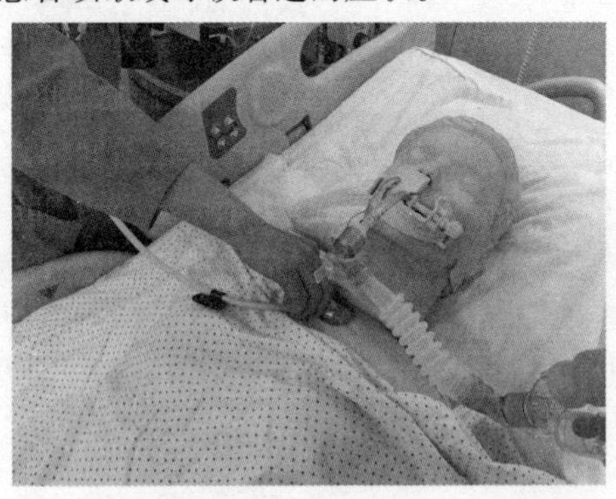

图4－9－1　评估

2. 神志清楚患者主诉有痰或听到痰鸣音。

3. 观察患者气管插管内有无分泌物、患者咳嗽反射是否存在。

4. 肺部听诊大气道（胸骨上窝）、左右肺尖（锁骨下第二肋间）、左右肺底（腋中线第四肋间）呼吸音。

5. 机械通气监测：高压报警、低潮气量报警、流速 - 曲线监测呈锯齿状改变。

6. 生命体征评估：血氧饱和度下降或呼吸频率过快、心率加快等（图 4 -9 -2）。

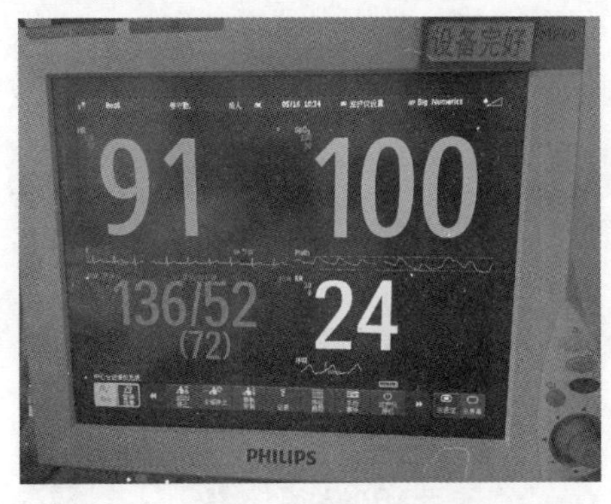

图 4 -9 -2　生命体征评估

7. 患者心理状态、合作程度。向患者解释吸痰目的和吸痰过程中可能产生的不适，取得患者在吸痰过程中的配合。

8. 评估患者痰液黏稠度，是否需要湿化。

【用物】

（1）无菌吸痰管（大小适合，为气管插管内径的 50%）。

（2）负压吸引器，调节好负压。

（3）冲洗装置（无菌生理盐水）。

（4）洗手液、手消。

【操作步骤】

1. 携用物至床旁，查对患者、解释，取得患者配合。

2. 吸痰前应给予纯氧吸入 2 ~3 分钟，观察血氧饱和度。按呼吸机静音键（图4－9－3）。

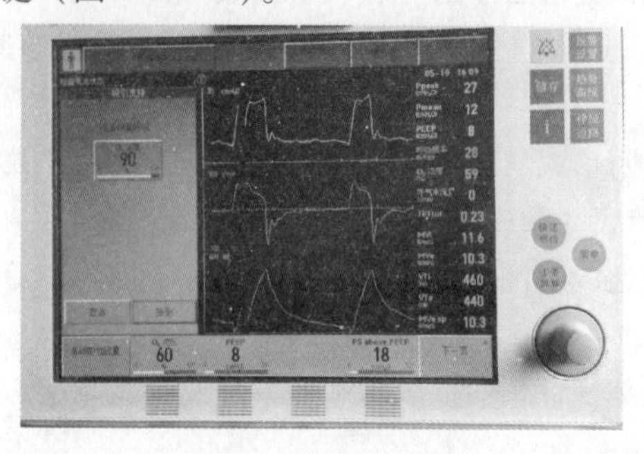

图4－9－3　给予纯氧吸入

3. 检查呼吸机管路有无冷凝水，收集至集水瓶并倾倒（图4－9－4）。

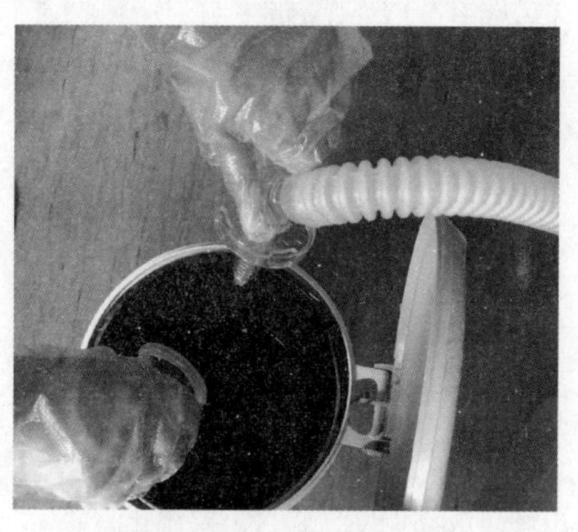

图4－9－4 检查呼吸机管路

4. 检查患者有无进行营养治疗，需暂停营养泵工作（图4－9－5）。

5. 检查吸痰管有效期及包装有无潮湿、破损及吸痰管型号，检查负压装置（图4－9－6）。

6. 打开吸痰管包装，取出无菌手套，戴无菌手套，先带左手，左手捏住右手手套边缘，戴右手手套，右手保持无菌（戴手套过程不要跨越吸痰管无菌区）（图4－9－7）。

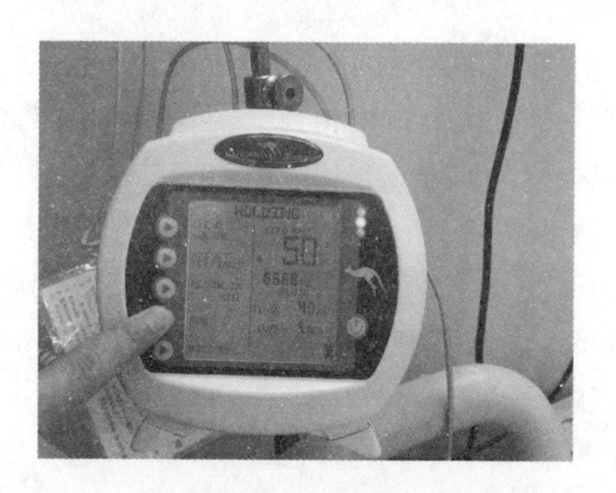

图4－9－5　暂停营养泵

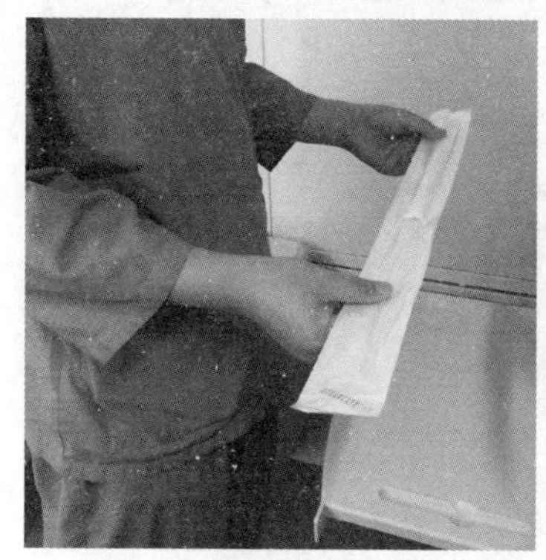

图4－9－6　检查吸痰管

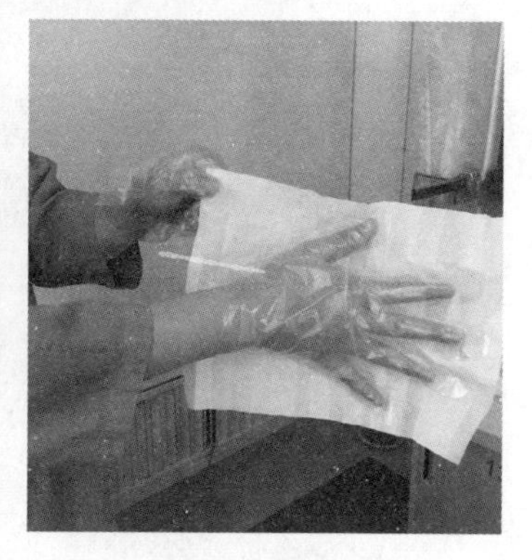

图4－9－7　戴手套

7. 取出吸痰管缠绕于右手手掌中（图4－9－8）。

8. 左手清洁持负压吸引装置的负压管管端，与右手所持吸痰管负压端连接（图4－9－9）。

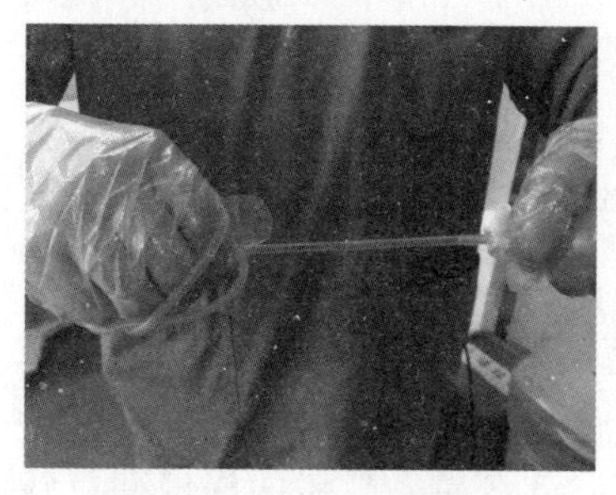

图4－9－8　取出吸痰管

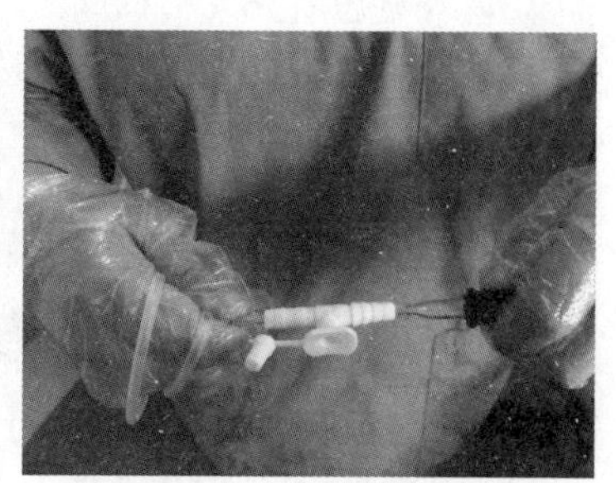

图4－9－9　连接吸痰管

9. 开放双旋转三通外盖帽，无负压状态迅速并轻轻插入一次性吸痰管，直到遇到阻力深度相当于气管隆突部位，上提给予负压，边旋转边吸引。时间小于10～15秒。

10. 吸痰过程中嘱患者咳嗽，促进痰液排出。观察心率、血压、血氧饱和度变化及痰液性质、量、颜色、黏稠度。

11. 吸痰完毕，迅速撤出吸痰管，缠绕于右手。左手迅速盖好双旋转外盖帽。

12. 用生理盐水冲洗吸痰管，将吸痰管缠绕手中，翻折右手手套，弃入医用垃圾袋。消毒手。再次给予2～3分钟纯氧吸入（图4－9－10）。

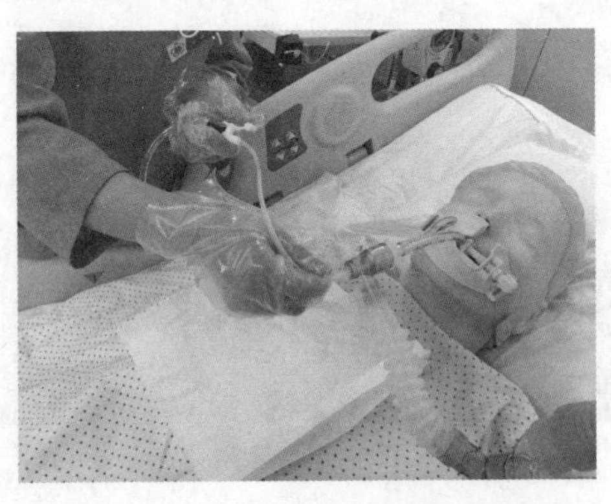

图4－9－10　将吸痰管翻折入手套

13. 再评估患者的吸痰效果，听呼吸音（同吸痰前评估听诊部位），观察患者有无不良反应，并发症。洗手并记录生命体征，痰液的性状、颜色、黏稠度等。有胃肠营养的患者恢复胃肠营养。

14. 向患者解释吸痰完毕，嘱患者安静休息。

【难点及重点】

1. 负压应选择能够吸出痰液的最小压力，建议吸引器负压150mmHg左右。如果痰液黏稠可适当增加吸引的负压。

2. 吸痰前应给予纯氧吸入2～3分钟。吸痰的深度建议浅吸痰。

3. 取手套时接触手腕部分，勿触碰手指和手掌部，保持右手无菌，持吸痰管与负压管连接时注意勿污染右手和吸痰管部分。如上述过程疑有污染，需重新更换吸痰管。

4. 吸痰时，已提出的吸痰管禁止再次送入气管插管内。如痰液未吸净时应立即更换新痰管重新吸引。

5. 严格遵循无菌操作原则。

6. 吸痰时密切观察患者生命体征、氧饱和度和吸痰时的反应，有无发绀、低氧血症等情况。

7. 观察痰液的颜色、黏稠度和量，正确记录。

8. 密切评估有无吸痰的并发症：加重缺氧，气道黏膜损伤，影响血流动力学，支气管痉挛；其他：心脏骤停，心律失常，肺不张，感染等。

【注意事项】

1. 吸引动作应轻柔、准确、快速，作间歇性吸引，用示指和拇指旋转吸痰管，边吸边提，在痰多处停留以提高吸痰效率，切忌将吸痰管上下提插，吸引时间不宜超过 10 ~ 15 秒。患者出现氧饱和度下降或呼吸困难立即停止吸引，连续吸痰不得超过 3 次，吸痰间隔予以纯氧吸入。

2. 注意吸痰管插入是否顺利，吸痰管插入至遇到阻力时应分析原因，不可粗暴操作。插有阻力时一般插入深度相当于气管隆突部位。隆突是人体气道对刺激最敏感部位，触及时易引起患者刺激性呛咳，促使深部分泌物向上引流，有利于分泌物排出。

3. 吸痰管最大外径不能超过气管导管内径的 1/2，负压不可过大，进吸痰管时不可给予负压，以免损伤患者气道。出现气管黏膜损伤时应减少吸痰次数，密切观察痰液变化。

4. 注意保持呼吸机接头不被污染，戴无菌手套持吸痰管的手不被污染。

5. 吸引人工气道痰液后如需吸引口腔分泌物需更换吸痰管，不能混用。

6. 吸痰管为一次性使用，禁止反复使用。

7. 吸痰过程中应当密切观察患者的病情变化，如有心率、血压、呼吸、血氧饱和度的明显改变时，应当立即停止吸痰，立即接呼吸机通气并给予纯氧吸入。

8. 吸痰后气道阻力降低，听诊大气道湿啰音减少，呼出潮气量增加，患者安静，血氧浓度提高是判断气道通畅、吸痰彻底和方法正确的客观指标。

【评分标准】

经口气管插管（气管切开）吸痰技术考核评分标准

项目	总分	技术操作要求	评分	评分等级				得分
				A	B	C	D	
评估	10	评估患者一般情况、病情、生命体征、血氧饱和度	5	5	3	1	0	
		评估患者痰液黏稠度，是否需要湿化	5	5	3	1	0	
操作前准备	15	服装整洁、仪表端庄、戴口罩	5	5	3	1	0	
		向患者解释、沟通，语言、内容适当，态度真诚	5	5	3	1	0	
		备齐物品、型号适宜、洗手，落实查对	3	3	2	1	0	
		环境整洁、舒适、安全	2	2	1	0	0	
操作过程	60	查对、解释，取合适体位，固定头部	3	3	2	1	0	
		给予纯氧吸入2～3分钟，观察氧饱和度	5	5	3	1	0	
		检查吸痰管有效期及包装、检查负压装置	5	5	3	1	0	
		打开吸痰包装，取出无菌手套，戴无菌手套，先戴左手，后戴右手	8	8	6	3	0	

续表

项目	总分	技术操作要求	评分	评分等级				得分
				A	B	C	D	
操作过程		保持右手无菌，取出吸痰管	5	5	3	1	0	
		连接负压吸引装置	8	8	6	3	0	
		断开呼吸机，打开人工气道，迅速并轻轻插入直到遇到阻力，边旋转上提边吸引，时间小于10～15秒	5	5	3	1	0	
		观察患者面色、呼吸是否改善，黏膜有无损伤及吸出物的性质、颜色、量等	5	5	3	1	0	
		吸痰完毕，连接好人工气道和呼吸机	5	5	3	1	0	
		吸痰后回吸生理盐水冲管，将吸痰管缠绕手中，翻折右手手套，扔入医用垃圾袋	5	5	3	1	0	
		擦净患者面部分泌物，协助患者取舒适体位 再次给予2～3分钟纯氧吸入	3	3	2	1	0	
		评估患者的吸痰效果，听呼吸音，观察患者有无不良反应，并发症 整理用物，洗手、记录	3	3	2	1	0	
评价	15	操作动作熟练、节力	5	5	3	1	0	
		操作过程注意保护患者安全	5	5	3	1	0	
		操作过程注意和患者的沟通	5	5	3	1	0	
总分	100		100					

（乔红梅　尚艳春）

【参考文献】

[1] 李亚玲,袁杰,冯晓敏. 外科护理技能实训教程[M]. 西安:第四军医大学出版社,2011:222-223.

[2] 刘增省,庞国明. 基层医师急诊急救指南[M]. 北京:中国医药科技出版社, 2013:21.

[3] 王颖. 移植护理必备[M]. 北京:北京大学医学出版社,2013:118.

[4] 王辰. 呼吸治疗教程[M]. 北京:人民卫生出版社, 2010:242.

[5] Pedersen C M, Rosendahl - Nielsen M, Hjermind J, et al. Endotracheal Suctioning of the Adult Intubated Patient - What Is the Evidence? [J]. Intensive Crit Care Nurs, 2009,25(1):21-30.

第十节　经口气管插管密闭式吸痰技术

有利于维持良好的气道压力，对肺换气功能以及血流动力学影响较小，对呼吸系统顺应性无影响，使用密闭式吸痰术还可以尽量减少脱机操作从而保证通气，减少肺不张的发生。

【操作目的及意义】

1. 保持患者呼吸道通畅，保证有效的通气，减少气道阻力。

2. 清除气道内分泌物，利于肺部感染的控制。

3. 减少肺不张的发生。

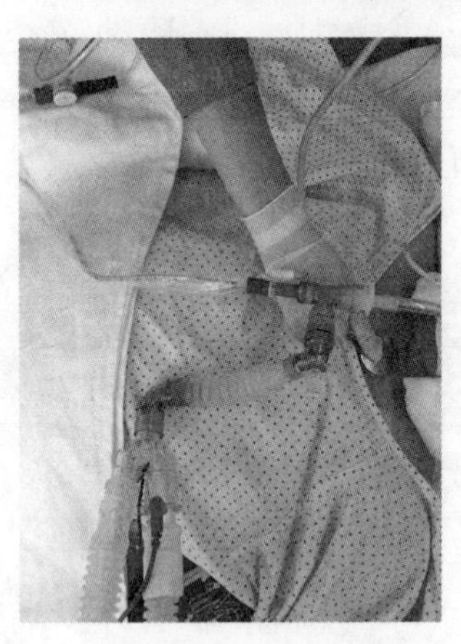

图 4-10-1　评估

【评估】

把握吸痰指征，做到适时按需吸痰（图 4-10-1）。

1. 评估患者咳嗽或呼吸窘迫的症状。

2. 神志清楚患者主诉有痰或听到痰鸣音。

3. 观察患者气管插管内有无分

泌物、患者咳嗽反射是否存在。

4. 肺部听诊大气道（胸骨上窝）、左右肺尖（锁骨下第二肋间）、左右肺底（腋中线第四肋间）呼吸音。

5. 机械通气监测：高压报警、低潮气量报警、流速－曲线监测呈锯齿状改变。

6. 生命体征评估：血氧饱和度下降或呼吸频率过快、心率加快等（图 4－10－2）。

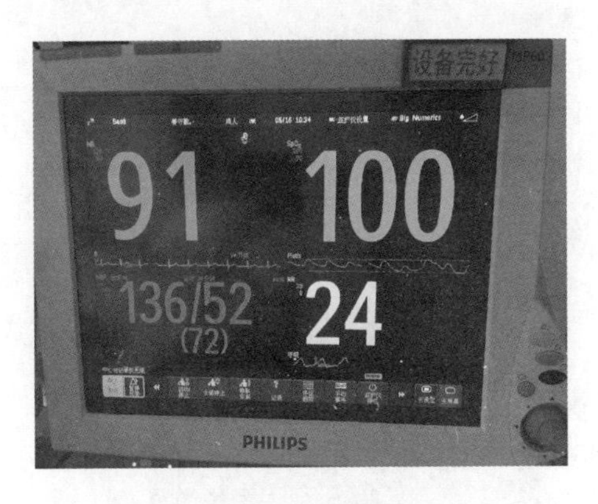

图 4－10－2　评估生命体征

7. 患者心理状态、合作程度。向患者解释吸痰目的和吸痰过程中可能产生的不适，取得患者在吸痰过程中的配合。

8. 评估患者痰液黏稠度，是否需要湿化。

【用物】

1. 密闭式吸痰管吸痰管（大小适合—为气管插管内径的 50%）（图 4－10－3）。

2. 负压吸引器，调节好负压。

3. 冲洗装置（无菌生理盐水）。

4. 洗手液、手消。

【操作步骤】

1. 查对患者、解释，取得患者配合。

2. 吸痰前应给予纯氧吸入 2～3 分钟，观察血氧饱和度。按呼吸机静音键（图 4－10－4）。

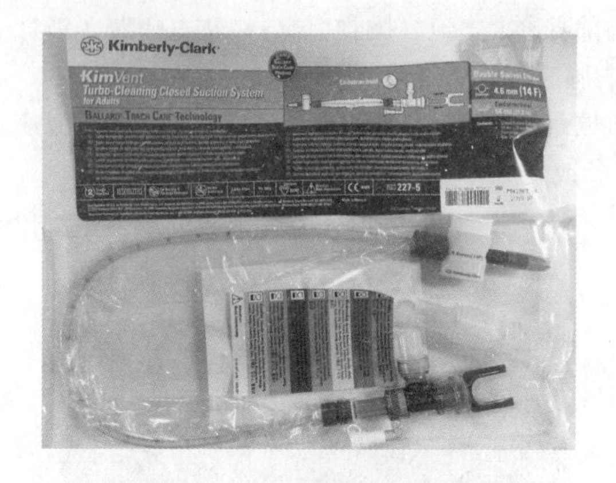

图 4－10－3　密闭式吸痰管吸痰管

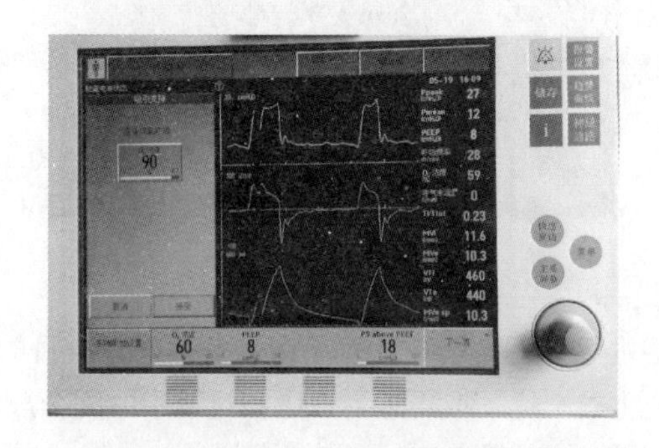

图 4－10－4　给予纯氧吸入

3. 一手握着可旋转接头，另一手执吸痰管外薄膜封套用拇指及示指将吸痰管移动插入气管插管内或气管切开套管内所需的深度，并按下控制钮吸痰（图 4－10－5）。

4. 监测痰液颜色、形状量，鼓励患者咳嗽，促进痰液排出。

5. 吸痰完成后，缓慢地抽回吸痰管，直到看到吸痰管上的黑色指示线为止（图 4－10－6）。

6. 经冲水口注入无菌生理盐水，按下控制钮，以便清洗导管内壁。

7. 吸痰后再次给予高浓度氧气吸入 2 分钟，并将氧浓度调回原来的浓度。

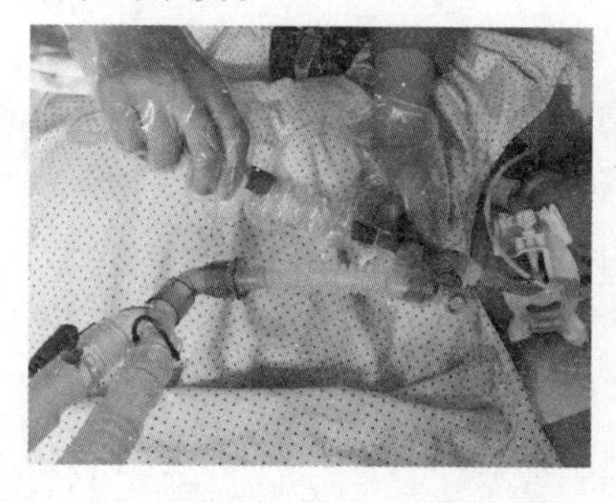

图4－10－5　吸痰

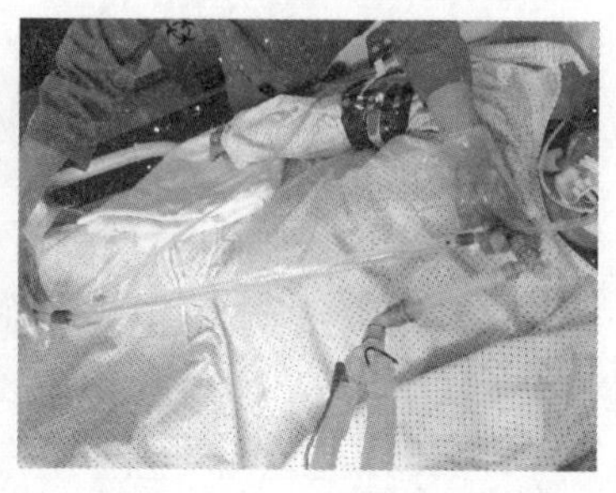

图4－10－6　抽回吸痰管

8. 观察患者呼吸、脉搏、血压、皮色及血氧饱和度等变化情况。

9. 机械通气的患者吸痰后应检查各项参数。

10. 告知患者操作已完毕，整理床单位，收拾用物。

11. 洗手、记录。

【难点及重点】

1. 密闭式吸痰装置安装准确，连接牢固，保证呼吸机有效通气。

2. 动作轻柔，稳、准、快，每次抽吸时间不超过15秒。

3. 负压应选择能够吸出痰液的最小压力，建议吸引器负压<150mmHg。如果痰液黏稠可适当增加吸引的负压。

4. 吸痰管到达适宜深度前避免负压，逐渐退出的过程中提供负压。

5. 吸痰过程中密切观察患者病情变化，尤其得注意血氧饱和度和心电变化，防止心跳骤停及严重缺氧。

6. 痰液收集器内吸出液达容积的2/3时应及时更换，以免影响痰液吸引。

【注意事项】

1. 吸痰时应密切观察患者生命体征、血氧饱和度和吸痰时的反应，有无发绀情况。当心率明显减慢或血氧饱和度下降至90%

以下应立即停止吸痰并给予高浓度氧气吸入，进一步观察病情变化。

2. 观察痰液的颜色、性质和量、黏稠度，正确记录。

3. 严格无菌技术操作。

4. 吸痰前整理呼吸机管路，倾倒冷凝水。

5. 注意吸痰管插入是否顺利，遇到阻力时，应分析原因，不得粗暴操作。

6. 密闭式吸痰管专人专用，定期更换，并做好日期标志。但在受到痰液、血渍等明显污染时应及时更换。

【评分标准】

经口气管插管密闭式吸痰技术考核评分标准

项目	总分	技术操作要求	评分	评分等级				得分
				A	B	C	D	
评估	10	评估患者一般情况、病情、生命体征、血氧饱和度	5	5	3	1	0	
		评估患者痰液黏稠度，是否需要湿化	5	5	3	1	0	
操作前准备	15	服装整洁、仪表端庄、戴口罩	3	3	2	1	0	
		向患者解释沟通、语言、内容适当，态度真诚	5	5	3	1	0	
		备齐物品、吸痰管型号适宜、连接紧密，负压装置	5	5	3	1	0	
		环境整洁、舒适、安全，洗手	2	2	1	0	0	
操作过程		查对、解释，取合适体位，固定头部	5	5	3	1	0	
		给予纯氧吸入 2 ~ 3 分钟，静音，观察氧饱和度，生命体征	5	5	3	1	0	

续表

项目	总分	技术操作要求	评分	评分等级				得分
				A	B	C	D	
操作过程	60	送痰管手法正确。执吸痰管外薄膜封套送痰管入气道深度适宜，动作轻柔	5	5	3	1	0	
		监测痰液性状，黏膜有无损伤及吸出物的性质、颜色、量等鼓励患者咳嗽配合	10	10	6	3	0	
		边吸引边退出，退出位置正确，直到看到吸痰管上的黑色指示线为止。时间小于 10 ~ 15 秒	10	10	6	3	0	
		观察患者生命体征：心率，呼吸、血氧变化	5	5	3	1	0	
		吸痰完毕，冲吸痰管手法正确	5	5	3	1	0	
		吸痰后再次给予高浓度氧气吸入 2 分钟，并将氧浓度调回原来的设置	5	5	3	1	0	
		评估患者的吸痰效果，听呼吸音，观察患者有无不良反应，并发症	5	5	3	1	0	
		整理用物，洗手、记录	5	5	3	1	0	
评价	15	操作动作熟练、节力	5	5	3	1	0	
		操作过程注意保护患者安全	5	5	3	1	0	
		操作过程注意和患者的沟通	5	5	3	1	0	
总分	100		100					

（乔红梅　李薇　刘志平）

【参考文献】

[1] 王惠琴,金静芬.护理技术规范与风险防范流程[M].杭州:浙江大学出版社,2010:51-52.

[2] 王保国.麻醉科诊疗常规[M].北京:中国医药科技出版社,2012:444-445.

[3] 中华人民共和国卫生部,中国人民解放军总后勤部卫生部.临床护理实践指南[M].北京:人民军医出版社,2011:44-45.

[4] 王辰.呼吸治疗教程[M].北京:人民卫生出版社,2010:242.

[5] 贾灵芝.实用 ICU 护理手册[M].北京:化学工业出版社,2012:764.

第十一节　气囊上滞留物清除术

【操作目的及意义】

在患者吸气末呼气初用力挤压简易呼吸器，使肺充分膨胀的同时放气囊，气囊上分泌物流向气道内的同时，借助于胸廓的弹性回缩，产生较大且快的呼气流速，将流下的分泌物冲到气囊上，此时迅速充气囊，阻止气囊上分泌物流入气道内，再经口、鼻腔吸出。

【评估】

1. 患者病情、生命体征：包括血氧饱和度、心率、心律、血压，意识及合作程度。
2. 气管导管型号、深度。
3. 气囊压力。
4. 有呼吸机需评估呼吸机参数设置情况。
5. 听诊双肺呼吸音，评估有无吸痰指征。
6. 痰液颜色、性质、量。
7. 操作前 30~60 分钟暂停肠内营养。

【用物】

听诊器、尺子、10ml 注射器、简易呼吸器、一次性吸痰包、生理盐水、氧气装置、负压吸引装置、气囊压力表、治疗巾、纸巾（图4－11－1）。

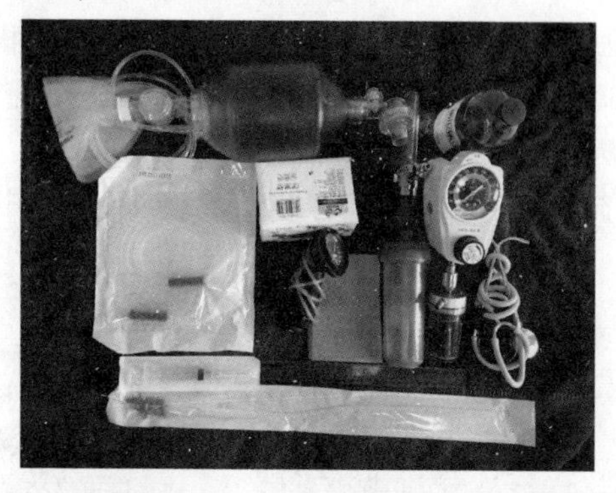

图4－11－1　用物准备

【操作步骤】

1. 携用物至床旁，核对，向清醒患者解释操作目的及方法，取得合作。

2. 充分吸净气管内及口、鼻腔内分泌物。

3. 抬高床头15°～30°，病情允许情况下，协助患者取坐位（图4－11－2）。

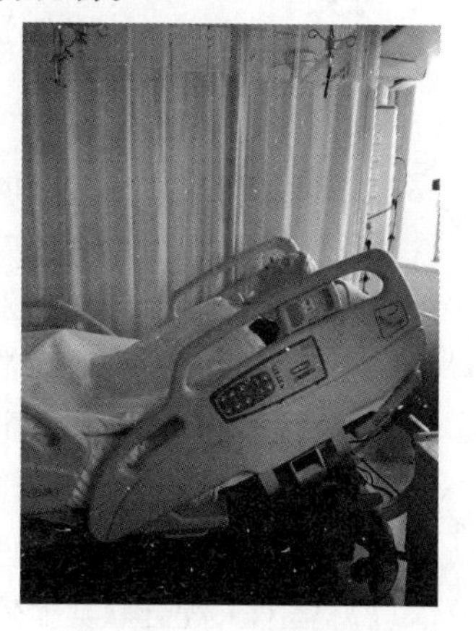

图4－11－2　抬高床头15°～30°

4. 听诊双肺呼吸音，确定气管插管的固定情况及插管深度。

5. 将治疗巾围于患者胸前。

6. 一名护士将简易呼吸器接氧气，开启氧气开关，流量10L/min。

7. 另一名护士分离呼吸机与气管插管接头，将简易呼吸器与患者气管导管连接，在患者吸气末，呼气初，用力挤压呼吸囊，使肺充分膨胀；另一名护士在挤压呼吸囊的同时放气囊的气（利用较大的潮气量，在塌陷的气囊周围形成正压，将气囊上的滞留的分泌物冲到口咽部）。

8. 在患者呼气末时迅速充气囊，将冲到口咽部的分泌物吸净，同时鼓励患者咳嗽，注意患者生命体征的变化（图4－11－3）；再一次吸引口鼻内分泌物，如此反复两三次，直到完全清除气囊上的分泌物为止。

9. 检查充盈气囊的压力（压力为25～30cmH_2O）（图4－11－4）。

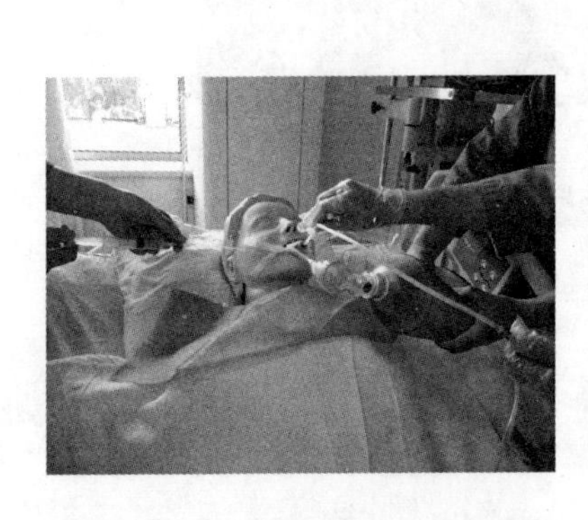

图4－11－3　气囊清除口咽部的分泌物

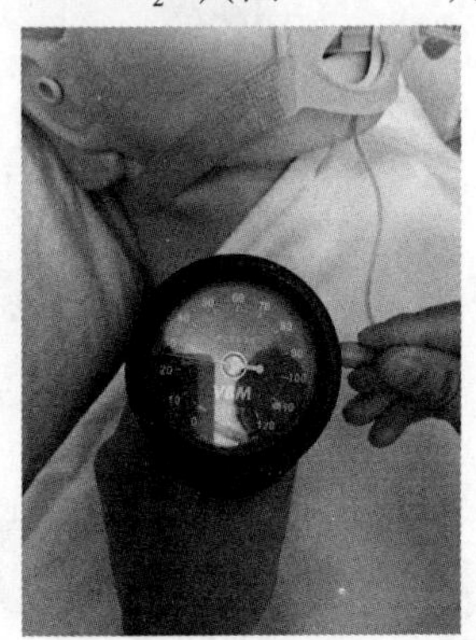

图4－11－4　检查气囊的压力

10. 听诊呼吸音，确定气管插管的固定情况及插管深度，观察患者有无不良反应，评价清除效果。

11. 整理用物及床单位，协助取舒适卧位。

12. 处理用物，脱手套，洗手，记录分泌物的颜色、性状、量及患者吸引前后的呼吸情况；简易呼吸器用1000ml水∶500mg消毒液浸泡消毒后，待干备用。

【难点及重点】

1. 做好全面的评估，准确掌握潮气量及通气频率。

2. 需双人配合默契度较高，并需加以练习，才能很好完成此项操作，否则可能加重呼吸机相关性肺炎的发生。

3. 需掌握好膨肺吸痰的时机，有自主呼吸的清醒患者嘱其与操作者配合，避免由于患者不配合而影响清除效果。

4. 操作前确定气管导管的固定情况及插管深度，由于气流的冲击可使气管导管向外移动，故操作前、后应听诊双肺呼吸音，以确定插管有无移位。

5. 简易呼吸器送气、气囊放气、充气步骤需在1个呼吸周期内完成。

6. 气囊放气与简易呼吸器冲击应同步进行，并于呼气末迅速充盈气囊，以免分泌物逆流进入下呼吸道。

7. 膨肺吸痰过程中心输出量降低，因此对心功能差的患者应严格掌握适应证。

8. 配合叩背时严格掌握操作方法，促进痰液有效排出。

9. 严格无菌操作吸痰，时间不超过15秒。

【注意事项】

1. 气囊充气期间，口咽分泌物、出血、食物残渣或胃食管反流等可积储于气管气囊上方。在气囊放气之前，要先经鼻腔、口腔充分吸引分泌物。以免发生误吸。

2. 操作过程中应密切观察患者的心率、心律、血压、血氧饱和度和吸痰时的反应，有无发绀情况等。

3. 膨肺吸痰对循环有一定影响，吸痰过程中严密监测生命体征变化，如患者出现不适，应立即停止操作。

4. 操作前至少半小时禁食，防止操作中患者反流、误吸。

5. 严格执行无菌操作。

6. 重复操作时可让患者休息2~5分钟，酌情予以吸氧。

7. 气管黏膜受压的压力超过$25cmH_2O$气管黏膜淋巴管受压，淋巴液回流受阻，使气管黏膜水肿肿胀，黏膜纤毛运动受限。气管黏膜受压的压力超过$30cmH_2O$会使气管黏膜血流中断、黏膜坏死脱落，甚至造成气管壁穿孔、破裂等并发症。

8. 气囊充气量：用气囊测压器可准确测量气囊内的压力，无压力表时，可采用以下两种方法，掌握气囊充气量。

（1）最小漏气技术　即气囊充气后，吸气时允许有少量气体漏出。方法：将听诊器置于气管处，听诊漏气声。向气囊内缓慢注气直到听不到漏气声为止。然后从0.1ml开抽出气体，直到吸气时能听到少量漏气声为止。此方法可预防气囊对气管壁的损伤，但由于有少量的漏气，口鼻腔内的分泌物可通过气囊流入肺内，并于进食时易发生误吸，增加肺内感染的机会。对潮气量有一定的影响。

（2）最小闭合技术　即气囊充气后，吸气时恰好无气体漏出。方法：将听诊器置于患者气管处，边向气囊内注气边听漏气声，直到听不到漏气声为止。然后，抽出0.5ml气体时，又可听到少量漏气声，每次再注气0.1ml，直到吸气时听不到漏气声为止。此方法可在一定程度上减少气囊对气管壁的损伤，不易发生误吸，不影响潮气量。气囊充气压力监测，气囊充气应恰当，充气过度会造成气管黏膜损伤，而充气不足又会造成潮气量丢失、误吸等并发症。因此，恰到好处地掌握气囊的充气量，至关重要。

（3）捏感法　护士在为套囊充气的过程中，用手指捏与套囊相通的外露小储套囊，以估测套囊内压力。此法简便，但只凭个人经验和指感估压有欠准确。

【评分标准】

气囊上滞留物清除技术考核评分标准

项目	总分	技术操作要求	评分	评分等级				得分
				A	B	C	D	
评估	15	评估患者意识、合作程度，生命体征、血氧饱和度	3	3	2	1	0	
		评估气管插管型号、深度，气囊压力，呼吸机参数设置	5	5	3	1	0	
		听诊双肺呼吸音，评估有无吸痰指征。评估痰液颜色、性质、量	5	5	3	1	0	
		操作前30～60分钟暂停肠内营养	2	2	1	0	0	

续表

项目	总分	技术操作要求	评分	评分等级				得分
				A	B	C	D	
操作前准备	10	服装整洁、仪表端庄、戴口罩	2	2	1	0	0	
		向患者解释沟通、语言、内容适当，态度真诚	3	3	2	1	0	
		备齐物品、型号适宜、洗手，落实查对	3	3	2	1	0	
		环境整洁、舒适、安全	2	2	1	0	0	
操作过程	60	查对、解释，取得合作	2	2	1	0	0	
		充分吸净气管内及口、鼻腔内分泌物	5	5	3	1	0	
		抬高床头 15°～30°，病情允许情况下，协助患者取坐位	3	3	2	1	0	
		听诊呼吸音，确定气管插管的固定情况及插管深度	5	5	3	1	0	
		一名护士将简易呼吸器接氧气，开启氧气开关，流量 10L/min	3	3	2	1	0	
		另一名护士分离呼吸机与气管插管接头，将简易呼吸器与患者气管导管连接，在患者吸气末，呼气初，用力挤压呼吸囊，使肺充分膨胀；另一名护士在挤压呼吸囊的同时放气囊的气，并在患者呼气末时迅速充气囊，将冲到口咽部的分泌物吸净，同时鼓励患者咳嗽，注意患者生命体征变化	10	10	6	3	0	
		再一次吸引口鼻内分泌物，如此反复两三次，直到完全清除气囊上的分泌物为止	5	5	3	1	0	

续表

项目	总分	技术操作要求	评分	评分等级				得分
				A	B	C	D	
操作过程		检查充盈气囊的压力(压力为2.5～3kPa)	5	5	3	1	0	
		听诊呼吸音，确定气管插管的固定情况及插管深度，观察患者有无不良反应，评价清除效果	10	10	6	3	0	
		擦净患者面部分泌物，协助患者取舒适体位	2	2	1	0	0	
		再次给予2～3分钟纯氧吸入	5	5	3	1	0	
		整理用物及床单位，协助取舒适卧位	5	5	3	1	0	
评价	15	双人操作动作默契、节力	5	5	3	1	0	
		操作过程注意保护患者安全	5	5	3	1	0	
		操作过程注意和患者的沟通	5	5	3	1	0	
总分	100		100					

（李谨）

【参考文献】

[1] 周娟. ICU机械通气患者应用膨肺吸痰的效果观察[J]. 护士进修杂志,2012, 3(27): 562.

[2] 张朝晖,袁红萍,刘静兰,等. 定时与按需膨肺吸痰在机械通气患者中应用的对比研究[J]. 护理研究,2014,32(4):471－473.

[3] 贾灵芝. 实用ICU护理手册[M]. 北京:化学工业出版社，2012: 762－763.

[4] 宋瑰琦,秦玉霞. 临床护理技术操作与质量评价[M]. 合肥:中国科学技术大学出版社,2012:78－79.

[5] 李爱敏,韩君花. 机械通气技术的临床应用[M]. 北京:中国科学技术出版社,2007:320.

[6] 李春燕,刘秋云. 呼吸系统疾病特色护理技术[M]. 北京:科学技术文献出版社,2008:59-61.

第十二节 可吸引导管气囊上滞留物清除技术

可吸引导管是在普通气管导管的基础上，导管管腔上增加椭圆形附加腔，附加腔末端开口于导管背侧气囊上方（图4-12-1）。通过导管附加侧管的吸引和冲洗清除气囊上及声门下间隙的分泌物，减少分泌物进入下呼吸道，是一种简单快速清除声门下分泌物的技术，能够有效降低机械通气患者呼吸机相关性肺炎（VAP）的发生率，因此，目前在临床得到广泛应用。

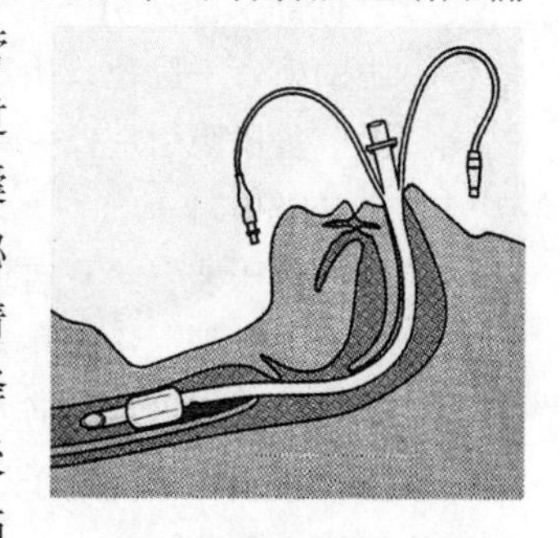

图4-12-1 可吸引导管

【操作目的及意义】

1. 有效清除声门下分泌物，减少声门下分泌物误吸。
2. 降低呼吸机相关性肺炎的发生。

【评估】

1. 患者生命体征、血氧饱和度。
2. 评估患者咳嗽反射情况。

【用物】

负压吸引装置或10ml注射器。

【操作步骤】

1. 护士：洗手、戴口罩。
2. 向患者解释气囊上滞留物吸引的目的、操作方法。
3. 操作过程

（1）注射器抽吸法

①协助患者平卧位，抬高床头30度。

②打开吸引口。

③连接注射器，缓慢抽吸。

④如果痰液黏稠，气囊注气1～2ml，保持气囊压力30～35cmH_2O。

⑤用注射器缓慢注入生理盐水或无菌蒸馏水3～5ml，冲洗后再全部抽出。

（2）间断负压吸引

①协助患者平卧位，抬高床头30度。

②调节负压吸引－15～－20kPa。

③打开吸引口。

④连接负压装置，开启负压开关进行吸引。

⑤如痰液黏稠，重复注射器抽吸法④⑤。

（3）持续负压吸引　连接EVAC吸引泵，持续24小时吸引/天。根据痰液黏稠情况给予生理盐水冲洗。

【难点及重点】

1. 保证可吸引冲洗式导管的有效吸引

（1）及时吸引，保持吸引管道通畅。

（2）根据个体痰液量，给予适宜的抽吸频次。

（3）根据痰液黏稠度进行管道冲洗，防止痰痂堵塞。

（4）适当的压力进行吸引，如压力过小则不能把分泌物彻底吸引干净。

2. 确保患者的安全性和舒适性

（1）选择适当的吸引压力，过大会引起患者的咳嗽，脉氧饱和度下降等不适症状。

（2）及时吸引，防止气囊上分泌物误吸入肺引起呛咳或呼吸机相关性肺炎。

（3）保证合适的体位，抽吸时以平卧位抬高床头30度为宜。

（4）冲洗前，保持气囊内一定的压力，防止冲洗液误吸入肺。

【注意事项】

1. 适宜的体位：平卧位吸引时较侧位和半卧位吸引压力均匀，吸引效果好；平卧位吸引时间隙腔周围黏膜均匀受力，刺激小，较其他体位痛苦轻，患者易接受。

2. 适当的抽吸方式：注射器吸引方便易行，10ml 注射器可达到满意的吸引效果；采取间断或持续负压吸引时要注意吸引压力的调整。

3. 适当的吸引压力：负压控制在 －15～－20kPa 时，压力适宜，吸引时刺激小，分泌物清除彻底，患者痛苦较小，吸引效果满意。

4. 适宜的冲洗频次：冲洗对降低 VAP 发病率方面并无意义，其冲洗的目的在于防止附加腔及腔开口堵塞；因此痰液黏稠时应进行必要的冲洗，可合理有效的维持导管通畅、减少不良并发症发生。

5. 适当的抽吸频次：当抽吸时无分泌物或极少时，可能发生的原因，一是声门下的分泌物本身不多，可适当减少抽吸次数；二是吸引管的头部被分泌物堵塞，可用注射器注入空气推开或使用 3～5ml 生理盐水进行管道冲洗。

【评分标准】

可吸引导管气囊上滞留物清除技术考核评分标准

项目	总分	技术操作要求	评分	评分等级				得分
				A	B	C	D	
评估	10	评估患者一般情况	5	5	3	1	0	
		评估患者咳嗽反射	5	5	3	1	0	
操作前准备	15	服装整洁、仪表端庄、戴口罩	5	5	3	1	0	
		向患者解释沟通、语言、内容适当，态度真诚	5	5	3	1	0	

续表

项目	总分	技术操作要求	评分	评分等级				得分
				A	B	C	D	
操作前准备		备齐物品、注射器大小适宜、洗手，落实查对	3	3	2	1	0	
		环境整洁、舒适、安全	2	2	1	0	0	
操作过程	60	携用物至床旁放置合理，解释恰当	3	3	2	1	0	
		协助患者取正确体位	5	5	3	1	0	
		负压吸引压力合适或注射器大小合适	5	5	3	1	0	
		痰液黏稠度评估正确	8	8	6	3	0	
		冲洗管道方法正确	5	5	3	1	0	
		冲洗前是否气囊内先注气	8	8	6	3	0	
		观察患者是否有咳嗽	5	5	3	1	0	
		观察患者脉氧饱和度是否下降	5	5	3	1	0	
		观察患者是否有吞咽反射	5	5	3	1	0	
		是否测气囊压力	5	5	3	1	0	
		患者体位舒适，床单位整洁	3	3	2	1	0	
		整理用物，洗手，记录	3	3	2	1	0	
评价	15	操作动作熟练	5	5	3	1	0	
		操作过程注意保护患者安全	5	5	3	1	0	
		操作过程注意患者的舒适性	5	5	3	1	0	
总分	100		100					

（来纯云　杨晶）

【参考文献】

［1］李茵，田丽．不同黏稠度分泌物持续声门下吸引负压值的选择［J］．护理学杂志，2013，28(3)：24－27.

［2］杨丽萍，柴守霞，刘婷．声门下吸引在预防呼吸机相关性肺炎中的作用［J］．护理研究，2010，24(3C)：774.

［3］来纯云，刘英．不同强度负压吸引声门下间隙分泌物的效果比较［J］．解放军护理杂志，2010，27(9B)：1392－1393.

［4］刘英，鲍云霞，来纯云．不同体位吸引气囊上声门下间隙分泌物的效果比较［J］．中华保健医学杂志，2014，16(2)：142.

［5］李文娜，杨继红．可冲洗气管切开套管应用于预防呼吸机相关性肺炎的临床效果［J］．护理研究，2008，22(5A)：1170－1171.

第十三节　经人工气道痰标本采集技术

经人工气道吸引痰标本采集方法是目前临床较为常见的微生物标本采集方法。采集方法可通过导管吸痰，目的是了解下呼吸道细菌感染的情况，因此采集呼吸道标本防止污染是关键，如果采集不当，培养了非感染细菌，则不但失去了培养价值，反而延误治疗。

【操作目的及意义】

取气管深处的痰液，选择正确的标本容器（痰液收集器），达到协助诊断疾病、确诊疾病、观察疗效和预后判断的目的。

【用物】

治疗盘、痰液收集器（图4－13－1）、化验单、一次性无菌手套、温开水、纱布、手电筒、治疗巾、胶水或胶布、弯盘。

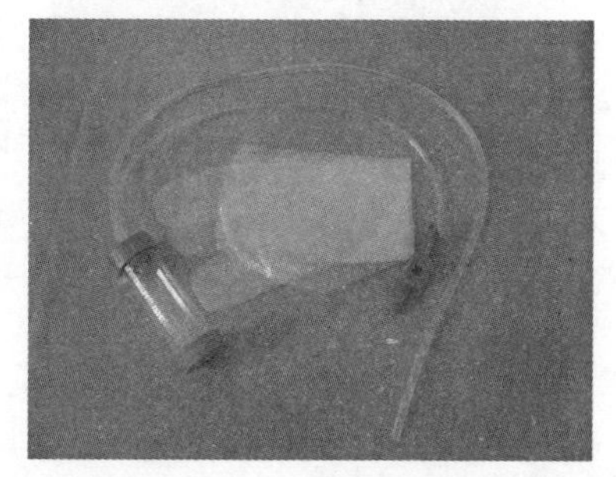

图4－13－1　痰液收集器

【操作步骤】

1. 核对医嘱。

2. 洗手、戴口罩，准备用物。

3. 核对患者床号、姓名，评估患者并解释目的。

4. 携用物至患者床旁，再次核对。

5. 取合适体位，检查负压，检查痰液收集器是否完好及有效期。

6. 呼吸机患者给予纯氧吸入。

7. 打开收集器包装，取出无菌手套，依次戴上（左手清洁，右手无菌），右手拿出收集器，左手持负压管前端。

8. 负压吸引器（图4－13－2）与吸痰管（图4－13－3）连接，右手将痰液收集器吸痰管端缠绕于手。

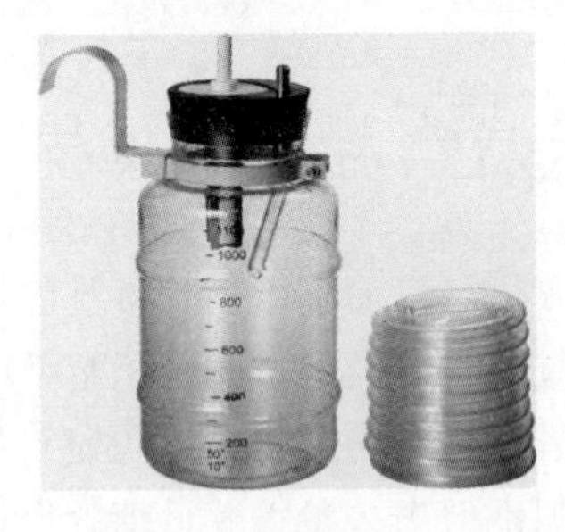

A

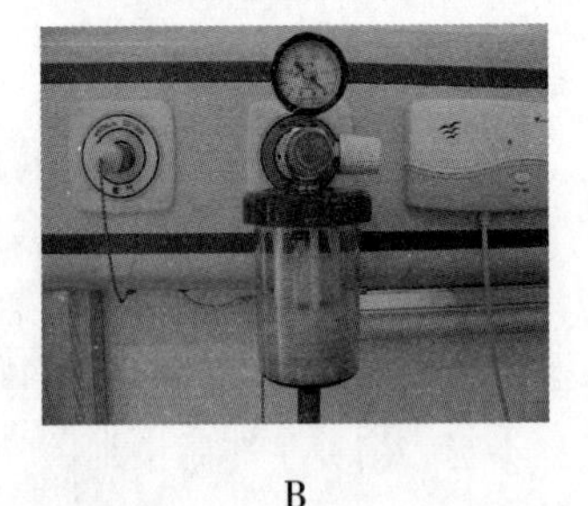

B

图4－13－2　负压吸引器

9. 手断开人工气道，右手将吸痰管插入人工气道内。

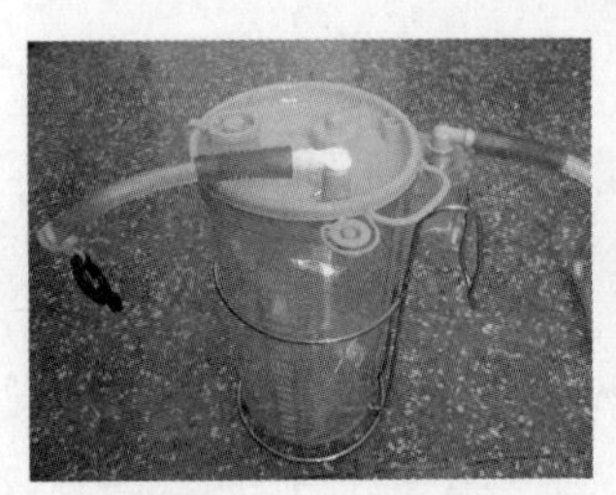

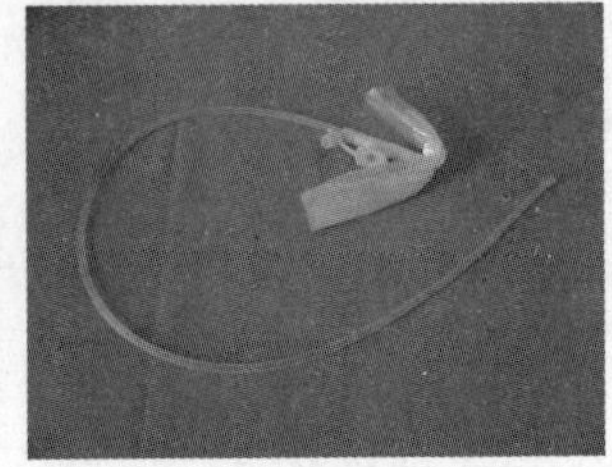

图4－13－3　吸痰管

10. 旋转向上提拉吸痰管（时间小于15秒），观察生命体征、痰液，嘱患者配合。

11. 吸痰完毕后右手将吸痰管端缠绕于手卸除，连同手套一同扔掉，将痰标本瓶盖子盖好。

12. 再次核对，将化验条码贴于痰液收集器上，注明留取时间。

13. 擦净患者口唇，整理床单位，协助患者取舒适体位，询问患者需要。

14. 洗手，摘口罩。

15. 记录。

16. 按要求将痰标本送检。

【难点及重点】

1. 注意无菌操作。
2. 采集标本按吸痰规范操作进行。
3. 注意采集标本准确，核对患者无误。

【注意事项】

1. 护士在采集过程中要注意根据检查目的选择正确的容器。
2. 患者做痰培养及痰找瘤细胞检查时，应及时送检。
3. 留取24小时痰液时，要注明起止时间。

【评分标准】

经人工气道痰标本采集技术评分标准

项目	总分	技术操作要求	评分	评分等级				得分
				A	B	C	D	
仪表	5	仪表端庄，服装整洁	5	5	3	1	0	
操作前准备	15	评估患者正确	5	5	3	1	0	
		告知患者全面、正确	5	5	3	1	0	
		洗手、戴口罩	2	2	1	0	0	
		备齐用物	3	3	2	1	0	

续表

项目	总分	技术操作要求	评分	评分等级				得分
				A	B	C	D	
操作过程	60	核对正确	5	5	3	1	0	
		吸痰前准备工作正确	5	5	3	1	0	
		连接管路正确	10	10	6	3	0	
		操作程序正确	10	10	6	3	0	
		采集痰标本吸痰过程遵守无菌原则	10	10	6	3	0	
		患者病情变化及时告知医生	5	5	3	1	0	
		是否再次核对患者，化验条码贴于痰液收集器上，注明留取时间	5	5	3	1	0	
		采集标本吸痰后评价正确	2	2	1	0	0	
		吸痰管处理方法正确	3	3	2	1	0	
		患者体位舒适，安全	5	5	3	1	0	
操作后	15	处理用物方法正确	5	5	3	1	0	
		洗手、记录顺序正确	5	5	3	1	0	
		记录准确，签名准确	3	3	2	1	0	
		按要求痰标本及时送检	2	2	1	0	0	
理论提问	5	条理清楚，重点突出	5	5	3	1	0	
总分	100		100					

（何剑）

【参考文献】

［1］贾淑梅. 临床医院感染管理与控制［M］. 西安：第四军医大学出版社，2005：25.

［2］李学群. 改进痰培养标本采集方法对细菌学监测质量的影响［J］. 护理与健康，2010，9(3)：253－254.

［3］宋红焕，孟尔旺，时金艳，等. 痰标本采集、储存及运输过程对培养

结果影响的分析[J]. 中国防痨杂志,2011, 33(6):372 - 376.

[4] 杨肇立,周文,陈旭,等. 痰标本细菌学检验若干问题的探讨[J]. 检验医学与临床, 2007, 4(9):836 - 838.

[5] 孟庆娟,刘伦琴,王芳. 痰标本采集方法的改进[J]. 齐鲁护理杂志, 2009, 15(7):117.

[6] 宋娟. 提高痰标本细菌学检验与临床感染负符合率的对策[J]. 临床误诊误治,2010, 23(6):574 - 575.

[7] 傅石明. 改进痰培养标本筛选方法的探讨[J]. 中华医院感染杂志,2012, 22(9):1991 - 1992 .

[8] 李梅. 痰标本在细菌学检验中的影响因素探讨[J]. 甘肃医药, 2011, 30(8):503 - 504.

第五章

机械通气技术

第一节　无创机械通气使用技术

无创机械通气是指不经过气管插管而增加肺泡通气的一系列通气方法。通常应用面罩（包括口鼻、鼻、全脸面罩等）与通气机连接给患者送气的方式。无创机械通气被用于纠正呼吸衰竭和心源性肺水肿。

【操作目的及意义】

通过给予正压吸气，改善肺泡通气量，同时减轻呼吸肌肉负荷，PEEP（呼气末正压）通过对抗内源性 PEEP 降低呼吸负荷，增加肺泡通气量，防止肺泡塌陷，增加氧合，减少渗出。

【评估】

1. 患者神志；咳痰能力。
2. 患者生命体征。
3. 动脉血气；血流动力学。
4. 气道分泌物性质和量。
5. 面部有无损伤；有无鼻胃管。

【用物】

1. 与患者面部大小相配的面罩/鼻罩。
2. 连接管路。

3. 湿化装置。

4. 泡沫敷料等保护。

5. 灭菌注射用水。

【操作步骤】

1. 向患者家属解释无创通气的目的。

2. 安置患者，一般采取半坐位或仰卧位。

3. 连接管道各部位，连接湿化器和管路。

4. 将鼻/面罩轻置于患者面部，固定并检查是否漏气。

5. 打开呼吸机电源，进行自检。

6. 设置模式和参数，FIO_2。

7. 将管路与面罩接口相连观察呼吸频率、潮气量、呼吸窘迫症状的改变，需要时逐渐增加 IPAP/EPAP 合适的水平。

8. 监测漏气等参数，面罩漏气及时调整。

9. 观察人-机协调情况，患者耐受情况。

10. 及时添加湿化用水,避免干罐加热;询问患者有无口咽干燥。

【难点及重点】

1. 不同的疾病需要不同的治疗参数：如急性肺水肿的患者需要较高的 EPAP。

2. 面罩的大小应根据患者面部大小而定。

3. 应用中的监测。

4. 调整 FIO_2 到能维持 $SPO_2 > 90\%$，应用 1 小时内复查动脉血气。

【注意事项】

1. 保持呼吸道通畅：定时给予患者拍背，鼓励患者有效咳痰。呼吸机管道应连接湿化装置，促进痰液稀释，使痰液排出，必要时雾化吸入，促进痰液咳出。鼓励患者多饮水，病情允许的情况下多给予静脉补液，避免痰液黏稠，不易咳出。对咳痰能力差的患者，应给予吸痰。

2. 预防误吸：应用无创机械通气过程中嘱患者尽量避免张口呼吸，以避免胃部胀气，否则将增加误吸的风险。可耐受的患者，进食后宜脱机一段时间（30 分钟以上）再行无创通气。如不能耐受的患者，进食前尽量摇高床头，进食后至少保持头高位 30 分钟。

3. 减少漏气，保证通气量：嘱患者尽量用鼻腔吸气，尽量避免张口呼吸，防止气体进入胃肠道引起胃肠胀气。张口呼吸者可用下颌脱带，使口腔尽量闭合。保持面罩与患者的脸部紧贴密闭，减少漏气，保证足够的通气量。定期检查面罩及管道有无破裂、漏气，防止通气量不足。

4. 加强人员培训，保证应用质量：工作人员应充分掌握所应用的面罩的特点，掌握正确摘、取面罩的方法，保证无创通气的顺利进行。应定期进行培训。

5. 增加患者舒适感，提高患者依从性：初次使用面罩患者，护士须在床旁做详细指导，向患者说明无创机械通气可自由终止，避免患者有恐惧情绪。告之尽量坚持无创通气，以巩固治疗效果。协助患者取舒适体位，可以在面罩边缘应用缓冲垫，减轻压迫部位皮肤的不适感。

6. 严密观察病情，防止并发症：护士须经常巡视，甚至陪伴患者，使之尽快适应面罩加压呼吸。密切观察生命体征及病情变化。若患者有呕吐、腹胀等不适要及时通知医生给予处理，防止吸入性肺炎。

7. 做好气管插管的准备：若使用无创机械通气后血气分析结果无明显改善，且患者的血流动力学不稳定，可考虑给予气管插管，以免加重或延误病情。

【评分标准】

无创机械通气使用技术评分标准

项目	总分	技术操作要求	评分	评分等级				得分
				A	B	C	D	
评估	15	意识、生命体征、血氧饱和度	5	5	3	1	0	
		咳嗽咳痰能力	5	5	3	1	0	
		配合程度	5	5	3	1	0	

续表

项目	总分	技术操作要求	评分	评分等级				得分
				A	B	C	D	
操作前准备	15	环境：整洁、安静	3	3	2	1	0	
		告知患者：操作目的、方法、指导患者配合	3	3	2	1	0	
		操作护士：洗手、戴口罩	3	3	2	1	0	
		用物准备：无创呼吸机、面罩、固定带、灭菌蒸馏水	3	3	2	1	0	
		检查面罩各部件功能	3	3	2	1	0	
操作过程	60	查对治疗单、确定需治疗患者床号、呼吸机通气的模式参数	5	5	3	1	0	
		正确连接呼吸及管路，湿化器中加无菌蒸馏水，接电源、氧源	5	5	3	1	0	
		协助患者取舒适卧位	5	5	3	1	0	
		选择合适的鼻罩或面罩，使患者佩戴舒适，漏气量最小	10	10	6	3	0	
		固定松紧适宜，避免张力过高引起不适，保护受压皮肤	10	10	6	3	0	
		指导患者有规律地放松呼吸，不要张口呼吸	5	5	3	1	0	
		监测有效潮气量；及时调整面罩	5	5	3	1	0	
		观察有无并发症：恐惧或精神紧张、口咽部干燥，腹胀气，鼻面部压迫性损伤、气胸等	10	10	6	3	0	
		协助患者舒适体位，将呼叫器放置于患者手可及处	5	5	3	1	0	
评价	10	操作时能观察患者生命体征	3	3	2	1	0	
		操作前、中、后与患者沟通，观察患者反应	5	5	3	1	0	
		洗手、记录、签字	2	2	1	0	0	
总分	100		100					

（齐晓玖）

第二节　有创机械通气使用技术

【操作目的及意义】

通过预置的压力和容量给患者通气，帮助患者完成通气的支持方式，改善通气功能，维持有效的肺泡通气，减少呼吸功。目的是治疗原发病争取时间，改善患者预后；充分的通气和氧合；尽量减少和防止肺损伤；稳定的血流动力学状态。

【评估】

1. 患者神志；生命体征。
2. 血流动力学状态。
3. 痰液颜色、性质及量。
4. 动脉血气，PaO_2，$PaCO_2$。

【用物】

1. 监护仪、呼吸机。
2. 灭菌蒸馏水、湿化设备。
3. 简易呼吸器、急救药物。
4. 模拟肺。
5. 吸痰用物。

【操作步骤】

1. 告知患者机械通气的目的，重要性，取得患者配合。
2. 将呼吸机管路与呼吸机连接，连接电源，连接氧源（若有压缩空气源，可连接）。
3. 湿化器中加无菌蒸馏水。
4. 打开呼吸机电源，连接模拟肺进行呼吸机测试，自检通过后待用。
5. 检查湿化器工作正常，温度在37～40℃之间。
6. 将呼吸及管路与患者的气管插管连接，妥善固定气管插管。

7. 若清醒患者，告知患者保持自己呼吸。

8. 观察患者生命体征，血氧饱和度。

9. 监测通气、呼吸动力学参数。

10. 及时处理报警，确定报警原因。

11. 呼吸机故障、断电（呼吸机无备用电池）时及时将管路与呼吸机脱离。

【难点及重点】

1. 机械通气的监测：机械通气的监测可分为一般监测（生命体征）、通气功能的监测、呼吸力学的监测、氧合状况的监测等。机械通气监测的目的是评估机械通气的效果，及时发现并发症，及时纠正。

2. 报警原因的确立：在出现报警时应积极寻找原因，及时纠正。

3. 对机械通气适应证、禁忌证的掌握

（1）机械通气的适用范围

①通气泵衰竭为主的疾病：慢性阻塞性肺疾病（COPD）、支气管哮喘、重症肌无力、吉兰 - 巴雷综合征、胸廓畸形或胸部手术后等所致外周呼吸泵衰竭，脑部外伤、炎症、肿瘤、脑血管意外、药物中毒等所致中枢性呼吸衰竭等。

②换气功能障碍为主的疾病：急性呼吸窘迫综合征（ARDS）、肺炎、间质性疾病、肺栓塞等。

（2）相对禁忌证：随着机械通气技术的进步，现代机械通气已无绝对禁忌证，在患者不能维持其自主呼吸时，就必须应用机械通气，关键在于及时发现“禁忌证”并及时处理。

①肺大泡和肺囊肿。

②气胸和纵隔气肿未引流者。

③咯血或窒息。

④气管食管瘘。

⑤低血容量性休克未补充血容量前。

⑥血性心脏病及充血性心力衰竭。

4. 模式的选择：机械通气各模式有各自的优势和不足。不存在一种模式完全优于一种模式的说法。应根据患者的疾病种类、器官功能、肺部顺应性、血流动力学特点综合考虑，选择适宜的模式。

【注意事项】

1. 预防气压伤和容积伤：机械通气时，如气道压力过高或潮气量过大，及患者肺部顺应性差等，易发生肺部气压伤。包括肺间质水肿、纵隔气肿、气胸等。为预防肺部气压伤，可采用小潮气量通气方式。

2. 及时发现通气过度现象潮气量过大、呼吸频率太快可造成通气过度，短期内排出大量二氧化碳，可导致 $PaCO_2$ 骤降和呼吸性碱中毒。

处理：①若患者呼吸过快等因素所致，去除原因或诱因；②调节呼吸机参数，减少 VT，MV，RR，I/E（缩短呼气时间）。

3. 及时纠正通气不足：管道漏气或阻塞均可造成潮气量下降，肺部顺应性下降的患者，如使用潮气量偏小，可造成通气不足；自主呼吸与呼吸机对抗时，通气量也下降。

处理：①去除呼吸道分泌物阻塞因素；②排除气管痉挛，导管或套管扭曲因素；③除外呼吸机管道漏气或气胸，支气管胸膜瘘，支气管食道瘘等因素，④调节呼吸机参数：相应提高 I/E、VT、MV、RR 等。

4. 预防呼吸机相关性肺部感染：呼吸机的应用，原有的肺部感染可加重或继发肺部感染，这与气管插管或切开后，上呼吸道失去应有的防卫机制及与口腔卫生状况差、气道湿化不足、气囊压力不足致上气道分泌物下移至下呼吸道等多种因素相关。应尽量去除上述危险因素。

5. 呼吸机管路的更换频率：研究显示，频繁更换呼吸机管路会增加患者感染的机会，故不宜进行呼吸机管路的常规更换。如管路中有可见的、残留的污染物或管路破损，则应立即更换。

6. 预防肺不张：导致肺不张的原因包括通气量严重不足；气管插管过深，插入右主支气管，导致左肺无通气而发生萎陷；气道分泌物潴留；肺部感染；吸入纯氧时间过长，导致吸收性肺不张。

处理：①保持气道通畅，加强气道管理；②检查导管位置，避免插入过深，及时调整；③避免长时间吸入氧浓度过高气体。

7. 避免患者产生呼吸机依赖：①及时降低呼吸机参数，根据患者情况及时调整支持水平；②营养支持；③机械通气期间也可以进行肺康复；④患者肺部感染控制的前提下，可考虑尽早终止有创机械通气，必要时给予无创机械通气序贯治疗。

【评分标准】

有创机械通气技术操作评分标准

项目	总分	技术操作要求	评分	评分等级				得分
				A	B	C	D	
评估	15	病情、意识、生命体征、合作程度	5	5	3	1	0	
		观察氧和状况：包括血氧饱和度、血气分析指标	5	5	3	1	0	
		人工气道类型，气道通畅程度，痰液性质及量	5	5	3	1	0	
操作前准备	15	告知患者：有创呼吸机的使用目的及配合	3	3	2	1	0	
		用物准备：监护仪、呼吸机、消毒蒸馏水、简易呼吸器、吸痰用物	3	3	2	1	0	
		急救药物	3	3	2	1	0	
		操作护士：洗手，戴口罩	3	3	2	1	0	
		环 境：用物摆放合理、安静	3	3	2	1	0	

续表

项目	总分	技术操作要求	评分	评分等级				得分
				A	B	C	D	
操作过程	60	核对医嘱	10	10	6	3	0	
		湿化器中加无菌蒸馏水，接电源、氧源	5	5	3	1	0	
		接模拟肺测试呼吸机，试机正常后方可与患者连接	5	5	3	1	0	
		湿化装置工作正常，温度适宜	10	10	6	3	0	
		监测患者生命体征，血氧饱和度；妥善固定气管插管	10	10	6	3	0	
		观察呼吸机运转情况；监测通气效果	5	5	3	1	0	
		及时处理报警，确定报警原因	5	5	3	1	0	
		指导患者正确使用肢体语言进行交流	5	5	3	1	0	
		呼吸机发生故障或报警未能排除时能断开呼吸机给予简易呼吸器手动通气	5	5	3	1	0	
评价	10	保护患者隐私	5	5	3	1	0	
		操作时与患者沟通	3	3	2	1	0	
		洗手、记录、签字	2	2	1	0	0	
总分	100		100					

（齐晓玖）

第三节　气管插管护理配合技术

气管插管是机械通气机/麻醉机给患者通气支持的重要途径。迄今为止，气管插管仍是气道管理的金标准。气管插管各部位如图5-3-1所示。气管插管最常用的材料是聚氯乙烯。气管插管的弯曲度可适当变化。气管插管最上端用于与呼吸机管路连接。插管外面标记的刻度让操作者得知插入的深度。气囊是保证呼吸机气体运送和防止口鼻腔分泌物下移至下呼吸道的。气囊充气阀用于对气囊进行充气和放气。插管末端的放射线标记可配合 X 线检查以判断气管插管在患者气管中的位置，以及时调整。末端的莫斐孔用于防止插管末端的阻塞，并可以协助将远端的分泌物吸引出来。

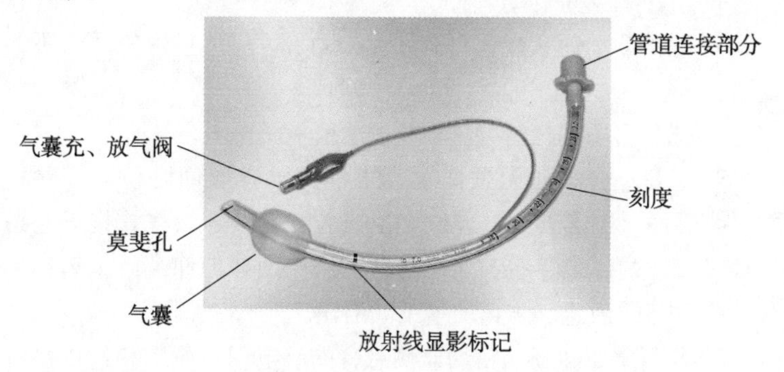

图 5－3－1　气管插管

【操作目的及意义】

1. 建立人工气道，进行气道分泌物清除。
2. 进行机械通气，将患者与呼吸机连接。

【评估】

1. 患者神志；生命体征。
2. 气道狭窄程度。
3. 口腔、咽喉部完整性，有无损伤。

【用物】

1. 气管插管。
2. 无菌手套。
3. 一次性空针。
4. 吸痰管。
5. 简易呼吸器。
6. 胶布或其他固定气管插管的工具。

【操作步骤】

1. 洗手、戴口罩。

2. 告知其患者行气管插管术的必要性和相应风险，签署气管插管术操作同意书。

3. 预充氧：采用面罩和简易呼吸器、呼吸机，给患者人工通气（FiO_2 100%）4～5分钟。

4. 遵医嘱给予药。

5. 取出活动的义齿，对有牙齿松动者，应尽量保护牙齿不致脱落；

6. 选择合适的气管导管，检查套囊有无漏气。

7. 患者体位：如无颈髓损伤可能，患者取仰卧位，去除枕头，头后仰，颈部处于过伸位，使口腔、咽喉部和气管接近一条直线。如怀疑可能存在颈髓损伤，不作头颈部后仰，由一名助手保持头颈部的稳定，防止加重颈髓损伤。

8. 监测生命体征：密切监测患者的心电图、血压和经皮血氧饱和度，当经皮血氧饱和度低于90%，特别是低于85%时，应立即停止操作，重新通过面罩给氧，每次插管时间不应超过30～40秒。

9. 置入喉镜，观察和清洁上呼吸道。

10. 观察声门的解剖标志物。

11. 插入气管导管，调节导管深度，确认导管插入气管。

①用听诊器听上胸部和腹部的呼吸音，两侧胸部呼吸音应对称且胸部呼吸音较腹部强。

②监测患者呼出气二氧化碳浓度，如导管在气管内，可见呼气时呈现有二氧化碳呼出的方波。

③通过呼吸机或麻醉机呼吸流速波形判断导管是否位于气管内。

④以纤维支气管镜插入气管导管检查。

12. 固定气管导管：插管成功后必须放置牙垫后方能取出喉镜。

13. 经 X 线胸片确认和调整导管位置。

【难点及重点】

1. 若操作不当，气管可能误入食管：常见并发症，通过观察有无气体从导管呼出可以判断。

①插入过深，由于左、右支气管与气管的夹角不同，导管极易进入右侧支气管，形成单侧肺通气；可以听诊对比双侧呼吸音来识别；过浅，可因吸痰而造成局部黏膜损伤。

②一过性心律不齐，经鼻插管的发生率较经口插管的发生率高。

2. 气管插管患者的口腔护理：气管插管仅靠操作者选用的固定工具进行固定，而进行口腔护理时需要确认气管插管的位置。

【注意事项】

1. 气管导管远端与隆突的距离应当为 2～4cm 或导管尖端位于第四胸椎水平。根据 X 线胸片，调整导管深度。

2. 气管插管的置入方式：气管插管可经患者口腔或鼻腔进入患者气道内。原则上两种置入方式的适应证相同。如鼻腔有阻塞、感染和出血倾向时，或鼻甲、鼻窦有骨折时，不宜行经鼻气管插管。

插管路径：经口：口腔－会咽－气管隆突部位。

经鼻：鼻腔－会厌－气管隆突部位。

3. 气管插管（包括气管切开等其他人工气道）管径大小的选择：一般根据气管插管的置入的不同途径来选择口径大小，但口径大小的选择主要应考虑能取得比较满意的吸气流量和减轻气道损伤。管径越小，送气阻力越大。

4. 气管插管术过程中可发生一过性心律不齐，经鼻插管的发生率较经口插管的发生率高。

5. 危重患者在气管插管时可发生心脏停搏，但发生率很低，不足 1%。

6. 长期留置气管插管可有下列合并症：

①上呼吸道黏膜溃疡，喉或气管水肿。

②黏膜损伤后产生气道狭窄。

③导管被分泌物或其结痂阻塞，造成通气不畅或窒息。

【评分标准】

气管插管操作技术评分标准

项目	总分	技术操作要求	评分	评分等级				得分
				A	B	C	D	
评估	15	意识、生命体征、合作程度	5	5	3	1	0	
		氧和状况，包括血氧饱和度、血气分析指标	3	3	2	1	0	
		气道狭窄程度，鼻中隔有无偏曲肺部情况	3	3	2	1	0	
		痰液性质及量；面部皮肤完整情况	4	4	3	2	0	
操作前准备	15	告知患者：气管插管的目的；术中配合	5	5	3	1	0	
		取出活动的义齿	3	3	2	1	0	
		操作护士：洗手，戴口罩	2	2	1	0	0	
		用物准备：监护仪、呼吸机、灭菌蒸馏水、简易呼吸器、吸痰用物	3	3	2	1	0	
		环境：用物摆放合理，请家属回避	2	2	1	0	0	
操作过程	60	核对医嘱	5	5	3	1	0	
		湿化器中加无菌蒸馏水，接电源、氧源	5	5	3	1	0	
		接模拟肺测试呼吸机，试机正常后方可与患者连接	10	10	6	3	0	
		加湿装置工作正常，温度适宜	5	5	3	1	0	
		检查气管插管、气囊是否漏气	5	5	3	1	0	
		判断插管置入正确	5	5	3	1	0	
		插管置入后立即给予吸痰	5	5	3	1	0	

续表

项目	总分	技术操作要求	评分	评分等级				得分
				A	B	C	D	
操作过程		妥善固定气管插管，松紧适宜	10	10	6	3	0	
		保护性约束松紧适宜	5	5	3	1	0	
		指导患者正确使用肢体语言进行交流	5	5	3	1	0	
评价	10	适时安慰患者	5	5	3	1	0	
		保护患者隐私；操作轻柔	3	3	2	1	0	
		洗手、记录、签字	2	2	1	0	0	
总分	100		100					

（齐晓玖）

第四节　气管切开导管内套管（无气囊）使用技术

气管切开导管（无气囊）的气管切开导管用于需要长期应用人工气道但不需要气囊来防止误吸或不需要进行正压通气辅助的患者。此气管切开导管分为外套管、内套管和内填充物三部分组成。外套管远端备有两翼，可以用于固定带于患者颈部固定。内套管可以定期取出进行清洗。当需要进行封闭时，内套管可以被更换为带有气囊的内套管。内套管前端有 15mm 接口，当患者需要通气辅助时可以连接呼吸机管路。将外套管置入患者气管内时填充物是在气管套管内的，以用于置入时保护患者气道黏膜免于损伤。

【操作目的及意义】

保持气管切开套管通畅，易于气道分泌物清除。

【用物】

1. 无菌容器，灭菌水，双氧水。

2. 无菌手套；刷子。

3. 清洁气切伤口用物。

【评估】

1. 患者的意识、自主呼吸型态。

2. 咳嗽咳痰能力。

3. 氧和状况，合作程度。

4. 气管切开通畅度；套管型号。

【操作步骤】

1. 协助患者取合适体位。

2. 清除气道内、口鼻腔分泌物。

3. 准备无菌容器，加入灭菌水和双氧水。

4. 戴无菌手套，取出气管切开内套管，避免牵拉；检查内套管有无磨损。

5. 内套管置于准备好的容器中浸泡，用刷子去除内套管外壁、内壁的分泌物。

6. 清洗干净的内套管在无菌纱布上晾干，备用。

7. 清洁气管切开造口。

8. 戴无菌手套，将干净内套管放回气管切开套管内。

【难点及重点】

1. 清洁内套管时对患者的观察：如患者气道分泌物过多，黏稠，内套管在体外期间可能致外套管积存分泌物，致使置入内套管时拔除气管切开内套管时有阻力。因此应有适当地湿化措施，并及时清除气道内分泌物。

2. 气管切开管路致使下呼吸道与外界相通，下呼吸道的无菌环境被破坏，整个操作过程须严格无菌操作，以避免患者继发感染。

【注意事项】

1. 操作前应充分和患者沟通，消除患者紧张程度，取得患者配合。

2. 拔除内套管时应一手固定外套管，以免因内、外套管之间的分泌物黏滞而在拔除过程中误将外套管拔出。

3. 取出内套管前充分清除气道分泌物。

4. 拔出、放回内套管时动作轻柔，以免刺激患者咳嗽。

【评分标准】

气管切开内套管更换技术操作规范

<table>
<tr><th rowspan="2">项目</th><th rowspan="2">总分</th><th rowspan="2">技术操作要求</th><th rowspan="2">评分</th><th colspan="4">评分等级</th><th rowspan="2">得分</th></tr>
<tr><th>A</th><th>B</th><th>C</th><th>D</th></tr>
<tr><td rowspan="3">评估</td><td rowspan="3">15</td><td>神志、生命体征；配合程度</td><td>5</td><td>5</td><td>3</td><td>1</td><td>0</td><td></td></tr>
<tr><td>气道通畅情况；咳痰能力</td><td>5</td><td>5</td><td>3</td><td>1</td><td>0</td><td></td></tr>
<tr><td>气管切开套管固定；套管型号</td><td>5</td><td>5</td><td>3</td><td>1</td><td>0</td><td></td></tr>
<tr><td rowspan="5">操作前准备</td><td rowspan="5">15</td><td>告知患者：更换气管切开套管，如何配合</td><td>3</td><td>3</td><td>2</td><td>1</td><td>0</td><td></td></tr>
<tr><td>用物准备：无菌容器，灭菌溶液，双氧水，换药包</td><td>3</td><td>3</td><td>2</td><td>1</td><td>0</td><td></td></tr>
<tr><td>气管切开固定带</td><td>3</td><td>3</td><td>2</td><td>1</td><td>0</td><td></td></tr>
<tr><td>操作护士：洗手，戴口罩</td><td>3</td><td>3</td><td>2</td><td>1</td><td>0</td><td></td></tr>
<tr><td>环境：用物摆放合理、安全</td><td>3</td><td>3</td><td>2</td><td>1</td><td>0</td><td></td></tr>
<tr><td rowspan="8">操作过程</td><td rowspan="8">60</td><td>协助患者取合适体位</td><td>5</td><td>5</td><td>3</td><td>1</td><td>0</td><td></td></tr>
<tr><td>清除气道内、口鼻腔分泌物</td><td>10</td><td>10</td><td>6</td><td>3</td><td>0</td><td></td></tr>
<tr><td>准备无菌容器，加入灭菌水和双氧水</td><td>5</td><td>5</td><td>3</td><td>1</td><td>0</td><td></td></tr>
<tr><td>戴无菌手套，取出气管切开内套管，避免牵拉；检查内套管有无磨损</td><td>10</td><td>10</td><td>6</td><td>3</td><td>0</td><td></td></tr>
<tr><td>在容器中浸泡内套管，去除内套管外壁、内壁的分泌物</td><td>5</td><td>5</td><td>3</td><td>1</td><td>0</td><td></td></tr>
<tr><td>清洗干净的内套管在无菌纱布上晾干，备用</td><td>5</td><td>5</td><td>3</td><td>1</td><td>0</td><td></td></tr>
<tr><td>清洁气管切开造口，更换敷料</td><td>10</td><td>10</td><td>6</td><td>3</td><td>0</td><td></td></tr>
<tr><td>戴无菌手套，将干净内套管放回气管切开套管内</td><td>10</td><td>10</td><td>6</td><td>3</td><td>0</td><td></td></tr>
</table>

续表

项目	总分	技术操作要求	评分	评分等级				得分
				A	B	C	D	
评价	10	无菌观念强，动作轻柔	5	5	3	1	0	
		操作时适时与患者沟通	5	5	3	1	0	
总分	100		100					

（齐晓玖）

【参考文献】

中华医学会呼吸病学分会呼吸危重症学学组. 急性呼吸窘迫综合征治疗指南[J]. 中华医学杂志,2016,96(06):404－424.

第五节　气管插管固定

一、胶布蝶形交叉固定法

气管插管是抢救呼吸衰竭、呼吸道阻塞患者的关键措施，而气管插管后的安全固定，是维持患者有效通气的保证。

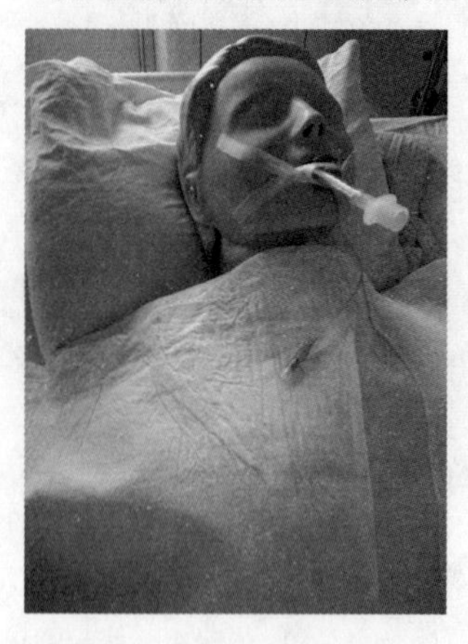

图5－5－1　经口气管插管

【固定方法分类】

（1）经口气管插管的固定（图5－5－1）

①使用专用固定器固定气管插管。

②带牙垫固定法：先用胶布将牙垫与气管插管进行固定，再使用寸带给予固定。寸带与患者皮肤接触处，应有保护措施，预防皮肤损伤。

③去牙垫固定法：用于无牙、有牙但镇静满意或有牙配合良好的患

者。以胶布在插管位于门齿处缠绕一圈，再将寸带固定于胶布处，寸带较长的一端绕过患者头部，与另一端打结。此方法可增加患者舒适度。

（2）经鼻气管插管的固定　以胶布在插管位于鼻翼处缠绕一圈，再将寸带固定于胶布处，寸带较长的一端绕过患者头部，与另一端打结。

（3）气管切开插管的固定　取两根寸带，一长一短，分别系与套管两侧，较长的一根绕过患者头部，与另一根打结，注意应打死结，避免自行松开。

【操作目的及意义】

妥善固定人工气道，避免管路脱出，保证有效通气，改善患者缺氧症状。

【操作步骤】

1. 评估

（1）观察患者气管插管留置部位、时间、型号。

（2）患者生命体征、血氧饱和度。

（3）患者神志状态、合作程度。

（4）患者面部皮肤有无过敏、破损，口腔黏膜有无溃疡、出血。

（5）牙垫固定情况。

（6）呼吸机参数。

（7）双肺听诊，是否需要吸痰。

（8）检查气囊压力值。

2. 操作准备

（1）向患者解释操作目的和配合方法，患者知情同意。

（2）操作者按要求着装、洗手、戴口罩。

（3）物品准备　气囊压力监测表，负压吸引装置，吸痰管，尺子，两条固定导管专用丝绸胶布（长 30cm，宽 2cm），宽 10cm 丝绸胶布 1 条（经口插管固定），3M 贴膜 2 个（6cm×7cm），牙垫（经口插管为例），记号笔（图 5－5－2）。

（4）患者取仰卧位，床头抬高30°（图5－5－3）。

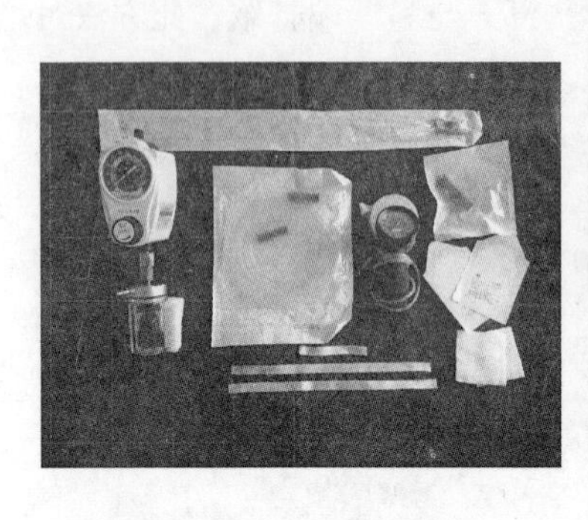

图5－5－2　物品准备

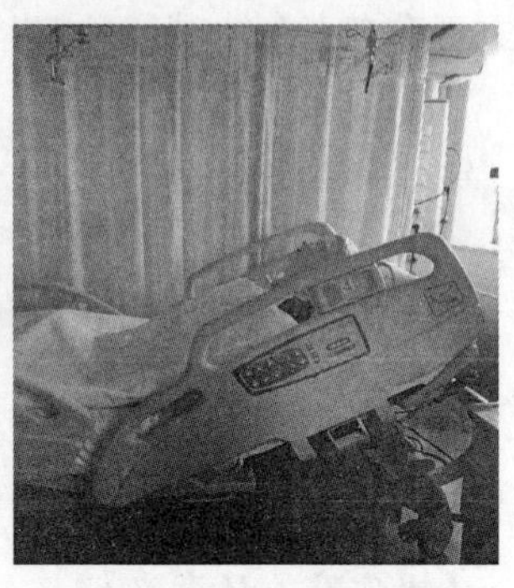

图5－5－3　体位要求

3. 操作方法：以经口气管插管为例。

（1）查对医嘱，确认患者床号、姓名。

（2）向患者解释，取得患者配合。

（3）患者取仰卧位，用气囊压力监测表监测气管插管气囊的压力（25cmH_2O左右）（图5－5－4）；撤去旧的固定胶布，1名护士固定好气管插管，保持插入深度不变（图5－5－5）。

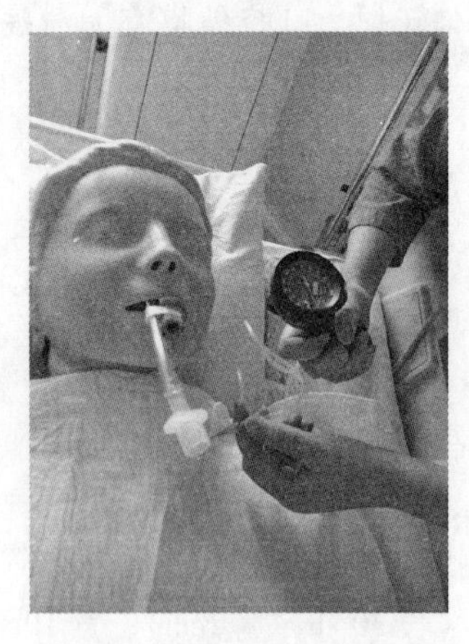

图5－5－4　监测气管插管气囊的压力

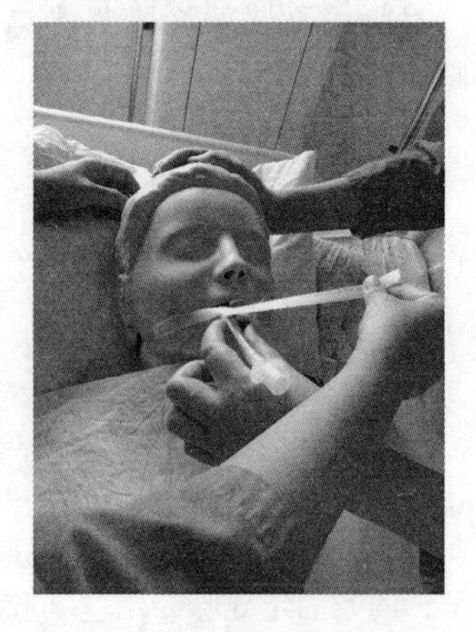

图5－5－5　撤去旧的固定胶布

（4）记录气管插管与门齿咬合处的刻度并用记号笔在咬合处刻度上做标记（图5－5－6），将牙垫放置在气管插管的一侧并嘱患者咬住，对于患者无牙咬合者，防止气管插管左右偏移，可在插管的两侧都放置牙垫（图5－5－7）。

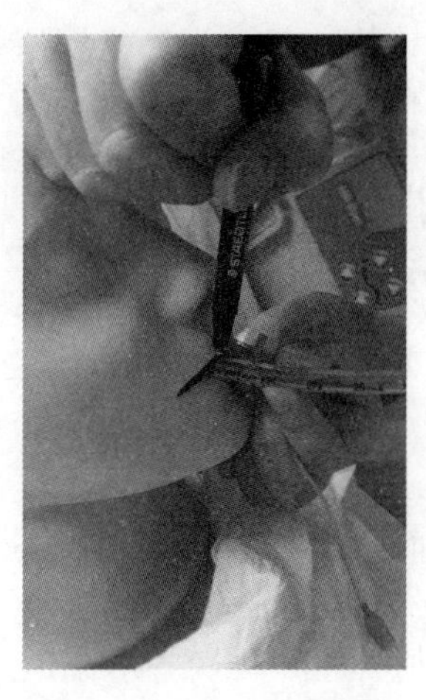

图5－5－6　标记插管深度

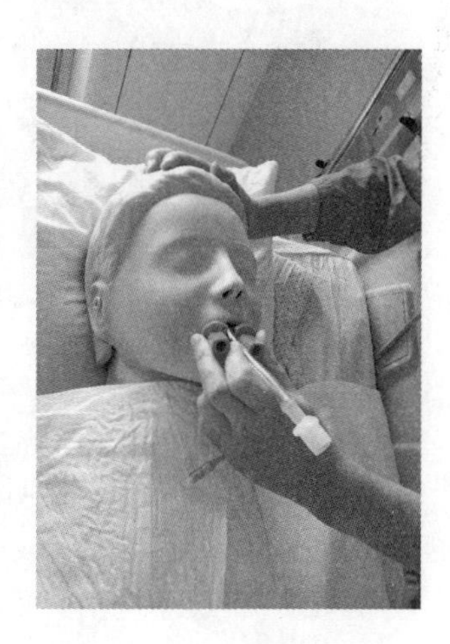

图5－5－7　双侧牙垫法

（5）并吸净气管内和口腔内的分泌物，观察口腔黏膜有无出血、溃疡、分泌物及舌苔变化。

（6）采用蝶形交叉固定，1名护士固定好气管插管及牙垫，另1名护士先用1条胶布缠绕气管插管和牙垫，再将丝绸胶布交叉固定气管插管，两端固定于面颊部，最后用贴膜固定住脸颊部的胶布加固（图5－5－8）。

（7）用尺子再次测量气管插管外露长度，并记录。

（8）用气囊压力表测量气管插管的气囊压力（25cmH_2O左右）。观察两侧胸部起伏是否对称，听诊双肺呼吸音是否一致（图5－5－9）。

（9）操作中观察患者呼吸、面色、血氧饱和度变化，注意有无呛咳、呕吐，如有异常立即停止操作。

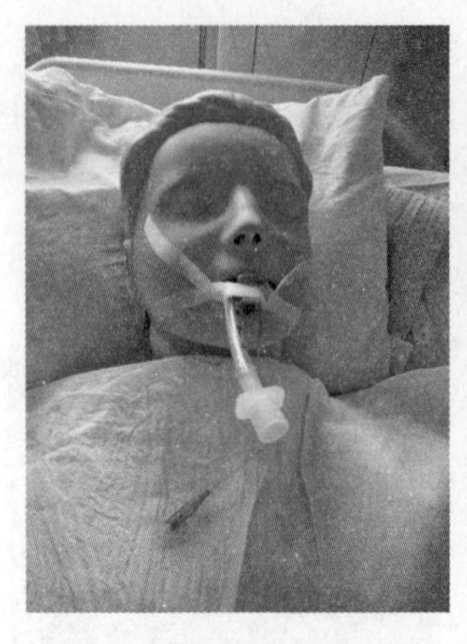

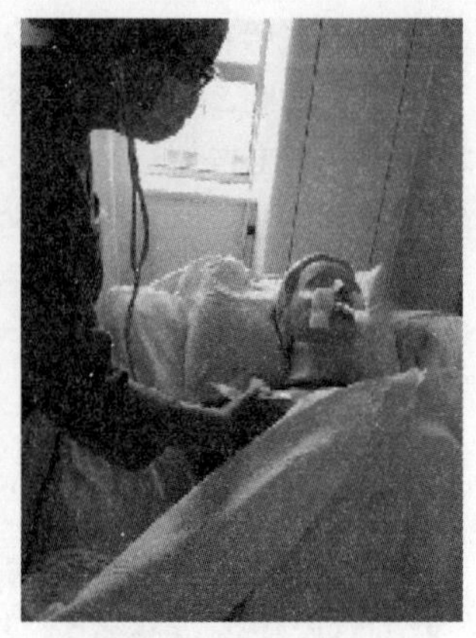

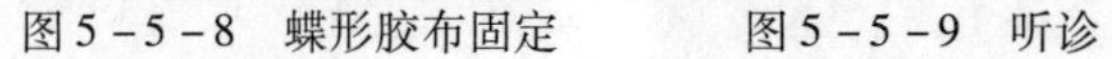

图5－5－8　蝶形胶布固定　　　　图5－5－9　听诊

【难点及重点】

1. 注意观察患者神志，讲明插管的意义及注意事项，防止自行拔管，对躁动者应适当约束或应用镇静剂。

2. 随时巡视固定胶布有无松动、潮湿，避免管路脱出。

3. 观察患者体位，更换体位时，注意调节好呼吸机管路，防止牵拉气管插管，造成管路脱出。

4. 胶布固定于面部皮肤，长期反复应用易导致面部皮肤破损，胶布固定位置要经常更换，避开破损处皮肤，并注意面部皮肤的保护（可应用皮肤保护膜）。

5. 个别患者对固定胶布过敏，应用防过敏丝绸胶布。

【注意事项】

1. 每日更换固定胶布，被浸湿或变污应随时更换。

2. 每次更换胶布时，需 2 人配合，注意观察刻度，保证插管无移位。

3. 胶布宽 1cm 为宜，过窄不易固定牢固，过宽又容易引起皮肤损伤。

4. 口腔被迫张开，分泌物增多，常会浸湿胶布，胶布黏性易受温度、湿度及面部油脂分泌的影响而减退，因此要随时评估固定牢固性，有无移位。

5. 勤吸引口腔内分泌物，可在两侧口角各放一块纱布，固定于胶布内，避免浸湿胶布。

6. 操作前后需严格检查导管标记的刻度是否准确。

7. 操作前后充分进行气道吸引，更换过程中随时观察患者反应，及时交流，避免引起不适。

8. 完成固定工作前，操作者不得松开固定导管的手，以防管路滑脱。

9. 操作时，动作要轻柔，避免患者剧烈咳嗽，防止导管在气道内滑动，损伤气道黏膜。

【评分标准】

胶布蝶形交叉固定法考核评分标准

项目	总分	技术操作要求	评分	评分等级				得分
				A	B	C	D	
仪表	5	服装整洁、仪表端庄、戴口罩	5	5	3	1	0	
操作前准备	15	评估患者病情、生命体征	5	5	3	1	0	
		向患者解释沟通、语言、内容适当，态度真诚	5	5	3	1	0	
		备齐物品、放置妥当、洗手，查对认真	3	3	2	1	0	
		环境整洁、舒适	2	2	1	0	0	
操作过程	60	携用物至床旁，向患者解释，再查对	2	2	1	0	0	
		解下旧固定胶布	3	3	2	1	0	
		测量气管插管外露长度，作标记并记录	5	5	3	1	0	
		将气管插管与牙垫固定在一起	5	5	3	1	0	
		蝶形固定气管插管与面部	10	10	6	3	0	
		使用贴膜加固	10	10	6	3	0	
		再次用尺子测量外露刻度，测量气囊压力	10	10	6	3	0	

续表

项目	总分	技术操作要求	评分	评分等级				得分
				A	B	C	D	
操作过程		观察患者胸廓起伏，听诊两侧呼吸音是否一致	10	10	6	3	0	
		协助患者取舒适体位，整理床单位	3	3	2	1	0	
		整理用物，洗手	2	2	1	0	0	
评价	20	操作动作熟练、节力	5	5	3	1	0	
		操作过程注意保护患者安全	5	5	3	1	0	
		操作过程注意和患者	5	5	3	1	0	
		固定美观，牢固，插管无移位	5	5	3	1	0	
总分	100		100					

二、固定器固定法

气管插管是抢救呼吸衰竭、呼吸道阻塞患者的关键措施，而气管插管后的安全固定，是维持患者有效通气的保证。

【固定方法分类】

1. 用专用固定器固定气管插管。

2. 带牙垫固定法：先用胶布将牙垫与气管插管进行固定，再使用寸带给予固定。寸带与患者皮肤接触处，应有保护措施，预防皮肤损伤。

3. 去牙垫固定法：用于无牙、有牙但镇静满意或有牙配合良好的患者。以胶布在插管位于门齿处缠绕一圈，再将寸带固定于胶布处，寸带较长的一端绕过患者头部，与另一端打结。此方法可增加患者舒适度。

【操作目的及意义】

妥善固定人工气道，避免管路脱出，保证有效通气，改善患者缺氧症状。

【操作步骤】

1. 评估

（1）观察患者气管插管留置部位、时间、型号。

（2）患者生命体征、血氧饱和度。

（3）患者神志状态、合作程度。

（4）患者面部皮肤有无过敏、破损，口腔黏膜有无溃疡、出血。

（5）牙垫固定情况。

（6）呼吸机参数。

（7）双肺听诊，是否需要吸痰。

（8）检查气囊压力值。

2. 操作准备

（1）向患者解释操作目的和配合方法，患者知情同意。

（2）操作者按要求着装、洗手、戴口罩。

（3）物品准备　气囊压力监测表，负压吸引装置，吸痰管，尺子，一次性气管插管固定器，纱布2块。

（4）患者取仰卧位，床头抬高30°。

3. 操作方法：以经口气管插管为例。

（1）查对医嘱，确认患者床号、姓名。

（2）向患者解释，取得患者配合。

（3）患者取仰卧位，用气囊压力监测表监测气管插管气囊的压力（25cmH_2O左右）（图5-5-10）。

一名护士固定好气管插管，保持插入深度不变，另一名护士松开气管插管固定螺栓及头后固定粘扣，取下旧的气管插管固定器（图5-5-11、图5-5-12）。

（4）吸净气管内和口腔内的分泌物，观察口腔黏膜有无出血、溃疡、分泌物及舌苔变化。

（5）记录气管插管与门齿咬合处的刻度并用记号笔在咬合处刻度上做标记，并测量气管插管外露距门齿的长度（图5-5-13）。

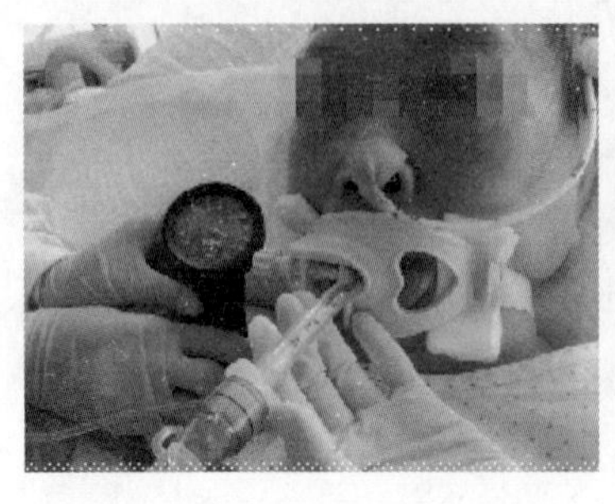

图5－5－10　测量气囊压力

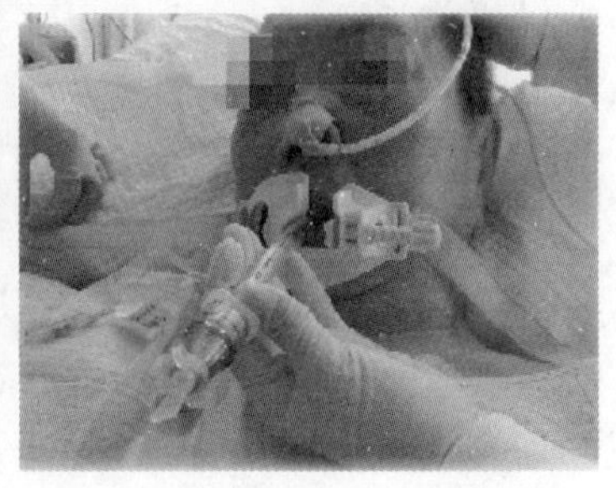

图5－5－11　松开固定螺栓及粘扣

同法一名护士固定好气管插管，另一名护士将新的气管插管固定器放入口腔咬合处，并拧紧固定螺栓，再次测量气管插管外露距门齿的长度（图5－5－14、图5－5－15）。

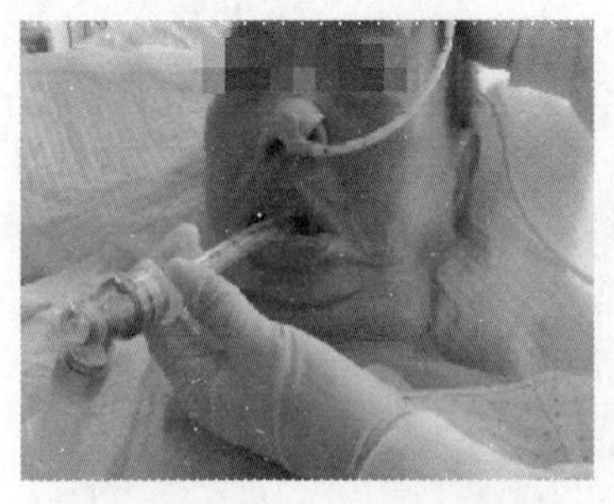

图5－5－12　撤去固定器

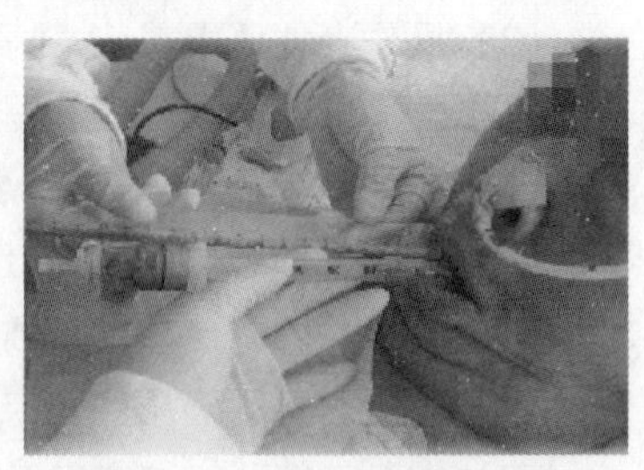

图5－5－13　测量气管插管深度

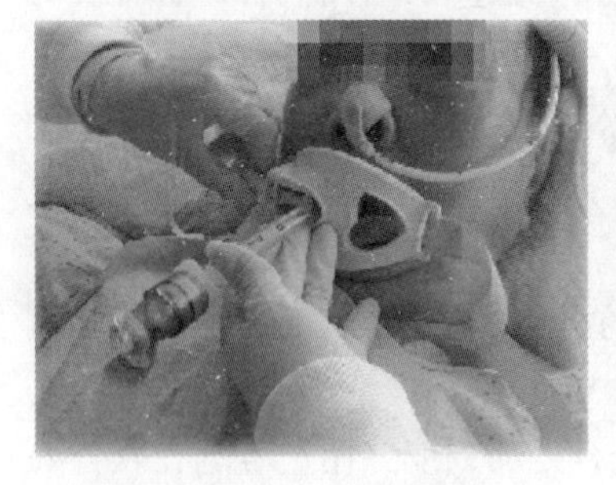

图5－5－14　拧紧固定螺栓

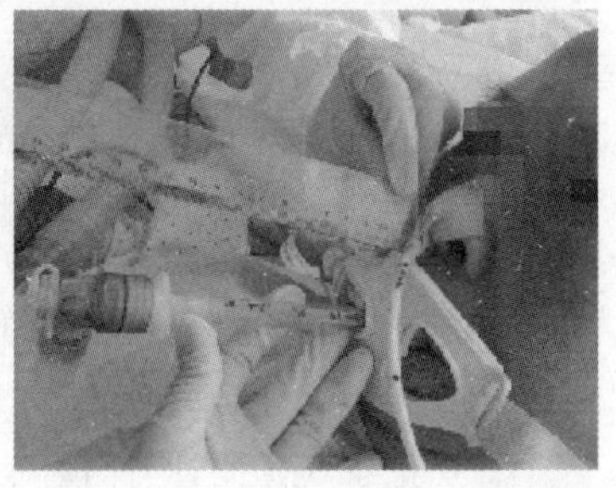

图5－5－15　再次测量气管插管深度

将纱布垫于固定器两侧靠近口角处，最后将固定带较长的一侧从患者头后递至对侧，固定于患者脸部一侧（图5－5－16、图5－5－17）。

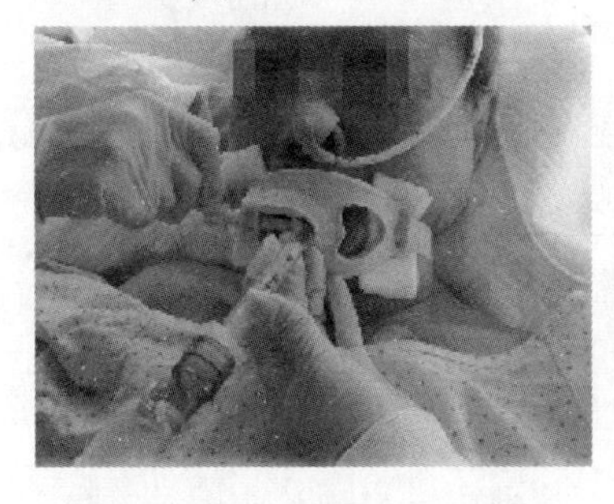

图5－5－16　将纱布垫于固定器两侧

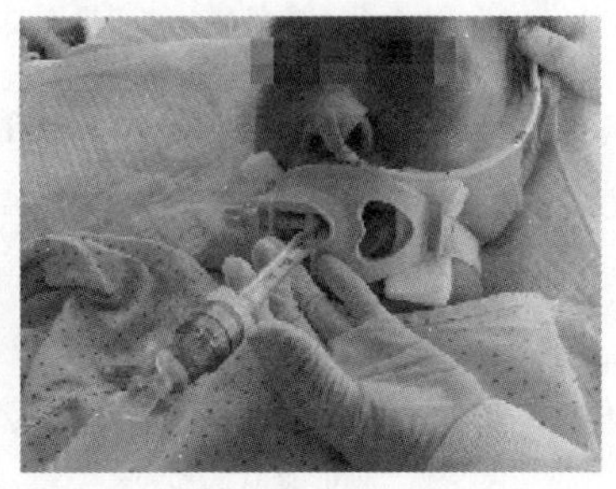

图5－5－17　将固定带固定于头后

（6）用尺子再次测量气管插管外露长度，并记录。

（7）用气囊压力表测量气管插管的气囊压力（25cmH_2O左右）。观察两侧胸部起伏是否对称，听诊双肺呼吸音是否一致。

（8）操作中观察患者呼吸、面色、血氧饱和度变化，注意有无呛咳、呕吐，如有异常立即停止操作。

【注意事项】

1. 勤吸引口腔内分泌物，可在两侧口角各放一块纱布，固定于胶布内，避免浸湿胶布。

2. 操作前后需严格检查导管标记的刻度是否准确。

3. 操作前后充分进行气道吸引，更换过程中随时观察患者反应，及时交流，避免引起不适。

4. 完成固定工作前，操作者不得松开固定导管的手，以防管路滑脱。

5. 每日口腔护理后更换气管插管固定器，并将气管插管固定器调转180°置入。

6. 操作时，动作要轻柔，避免患者剧烈咳嗽，防止导管在气道内滑动，损伤气道黏膜。

【评分标准】

固定器固定法技术考核评分标准

项目	总分	技术操作要求	评分	评分等级				得分
				A	B	C	D	
仪表	5	服装整洁、仪表端庄、戴口罩	5	5	3	1	0	
操作前准备	15	评估患者病情、生命体征	5	5	3	1	0	
		向患者解释沟通、语言、内容适当，态度真诚	5	5	3	1	0	
		备齐物品、放置妥当、洗手，查对认真	3	3	2	1	0	
		环境整洁、舒适	2	2	1	0	0	
操作过程	60	携用物至床旁，向患者解释，再查对	2	2	1	0	0	
		松开口腔固定器螺栓及头后固定粘扣	3	3	2	1	0	
		测量气管插管外露长度，做标记并记录	5	5	3	1	0	
		将气管插管用新的口腔固定器妥善固定	5	5	3	1	0	
		将固定带绕至头后，粘好粘扣	10	10	6	3	0	
		将固定带较长一侧从患者头后固定于患者脸部一侧	10	10	6	3	0	
		再次用尺子测量外露刻度，测量气囊压力	10	10	6	3	0	
		观察患者胸廓起伏，听诊两侧呼吸音是否一致	10	10	6	3	0	
		协助患者取舒适体位，整理床单位	3	3	2	1	0	
		整理用物，洗手	2	2	1	0	0	

续表

项目	总分	技术操作要求	评分	评分等级				得分
				A	B	C	D	
评价	20	操作动作熟练、节力	5	5	3	1	0	
		操作过程注意保护患者安全	5	5	3	1	0	
		操作过程注意和患者	5	5	3	1	0	
		固定美观，牢固，插管无移位	5	5	3	1	0	
总分	100		100					

（李谨　吴蕊　刘志平）

【参考文献】

[1] 张洪君. 现代临床专科护理操作培训手册[M]. 北京:人民军医出版社,2006.

[2] 林兴凤,王晓云. 实用专科护理操作技术指南[M]. 山东:山东科学技术出版社,2009. 24.

[3] 王亚丽,马继红. ICU 监护手册一本通[M]. 北京:中国医药科技出版社,2013,07: 71.

[4] 张丽丽. 经口气管插管固定方法的比较[J]. 临床护理杂志,2008,7(6):68 -69.

[5] 李兆梅,李明艳. 经口腔气管插管两种固定方法的效果对比[J]. 中华护理杂志,2005,40 (12) :927 -928.

[6] 王宏秋. 经口气管插管的固定方法[J]. 现代临床护理,2012,11(6):88.

第六节　气管切开固定技术

气管切开是指将气管套管经气管切开处插入气管内所建立的人工气道，是最常采用的建立人工气道的方法。气管切开后正确的固定是确保人工气道通畅，改善和维持通气功能，以及科学有效进行气道管理的重要部分。

气管切开固定是指将气管切开套管妥善固定，以保证气管切开套管的正确位置及人工气道的通畅。气管切开固定装置通常有专用的尼龙搭扣固定带和棉质寸带两种。

【操作目的及意义】

1. 固定气管套管，防止套管脱出或扭曲，保持呼吸道的通畅。

2. 及时更换，避免颈部血肿及破溃的发生。

3. 保持颈部皮肤的清洁。

4. 保持固定带整洁平整，避免扭转、松弛。

【评估】

1. 评估患者生命体征、病情及精神状态、营养状况、脉氧饱和度等。

2. 评估患者意识状态及配合程度。

3. 评估患者切口局部、颈围、皮下脂肪、皮肤弹性、有无甲状腺肿大。

4. 评估气管套管固定及周围皮肤情况。

【用物】

套管固定带1条（或寸带两根）、一次性换药盘（含剪刀）、吸引设备（负压吸引、一次性吸痰管、1∶5000呋喃西林溶液）、清洁毛巾（必要时准备75%乙醇、干棉签）。

【操作步骤】

1. 护士：洗手、戴口罩。

2. 向患者解释更换气管切开固定带的目的、配合方法。

3. 协助患者取平卧位。

4. 操作过程

（1）打开一次性换药盘。

（2）除去旧的或污染的固定带：一手以拇指、示指分别固定气管套管两翼，另一手持换药盘的剪刀去除旧固定带（可由助手协助固定套管）。

（3）使用清洁毛巾清洁颈部污渍（如有顽渍，可使用干棉签蘸取75%乙醇轻轻擦拭），并待干。

（4）固定

①尼龙搭扣固定带固定法：将尼龙搭扣固定带一端穿过套管固定翼的穿孔，将搭扣反折粘紧固定，再以同样的方法固定另一侧。固定后以一指伸入固定带下，并调节松紧，确认松紧度及搭扣牢固粘贴（图5-6-1）。

②棉质寸带固定法：取两条寸带，分别长约15~20cm、10~15cm，依次穿过套管两翼的穿孔，分别系在套管两侧，系红领巾结，然后将长的一根寸带绕过颈后与短的一根在颈部左侧或右侧交汇，打一死结，松紧度以寸带下容纳1指为宜，寸带与皮肤接触部衬垫纱布，防止皮肤损伤，用剪刀剪去多余绳结（图5-6-2）。

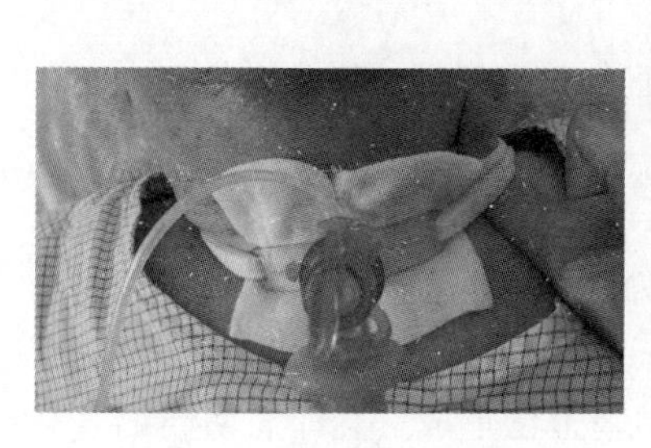

图5-6-1　尼龙搭扣固定带

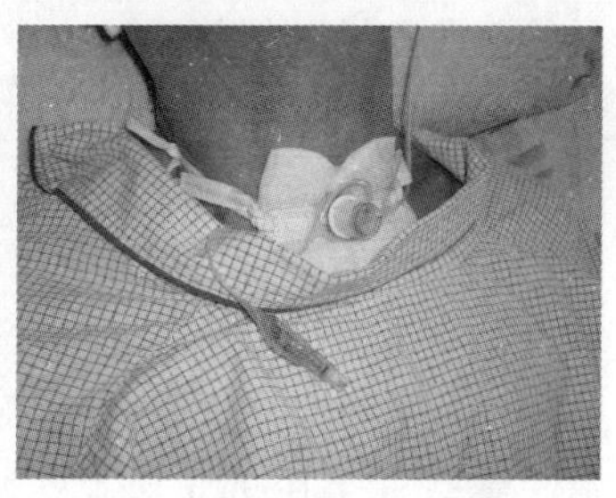

图5-6-2　棉质寸带固定

（5）整理用物，交待注意事项，并洗手。

【难点及重点】

1. 如何保证气管套管的正确固定位置

（1）注意观察患者的生命体征及脉氧的变化。

（2）观察是否引起患者过度的咳嗽反应。

（3）观察呼吸机是否报警及参数变化。

（4）记录更换前后气囊导管外露标志位置。

2. 意外情况处理

（1）更换前要整理好气囊注气管（可吸引导管需整理吸引

管），避免剪去旧带时，发生误剪情况。

（2）一旦发生误剪，立即报告医生，准备更换气管套管。

（3）与患者做好沟通，防止患者躁动，影响套管固定。

（4）更换固定带时，患者一旦发生剧烈咳嗽，应暂时停止操作。

3. 固定带过松造成的后果

（1）套管扭曲、梗阻

①判断方法：发生导管扭曲后患者憋气明显，颜面发绀，吸痰管插入困难，气道压力过高，导致通气不足，严重时可发生窒息。

②解决方法：立即排空气囊，并稍微改变套管的位置，以求恢复正确位置。调整后吸痰管如能顺利插入，可吸出痰液，证实导管扭曲已纠正。

③接用呼吸机前要调整适宜的管路位置，避免套管扭曲，并使患者感到舒适。

（2）气管套管移位或脱出

①气管切开套管脱出紧急处理：立即报告医生，稳定患者情绪，经口鼻腔吸痰，保持呼吸道通畅，排空气囊，给予面罩吸氧，维持 SPO_2 在 90% 以上，如窦道已形成，立即插回新的气管套管，不能送回的需做好气管插管及更换气管套管的准备，监测生命体征变化。

②气管切开术后 1 周内患者，气管切开窦道未形成，需请专科处理，不可擅自插回套管。

4. 固定带过紧造成的后果

（1）皮下、纵隔气肿和气胸

①术后每 4 小时检查双面部、颈部及前胸是否对称，有无皮下气肿。

②观察患者呼吸频率、状态等，有无憋气、通气不畅等情况。

③及时报告医生，标记气肿范围、观察进展。

④重视患者不适主诉，如压迫感、呼吸困难等，给予及时观察与处理。

（2）颈部皮肤压红、破溃

①调整固定带松紧度，以固定带下能伸入一指为宜。

②每次取下旧固定带后，以清洁毛巾仔细擦拭颈部皮肤。

③及时观察颈部皮肤有无异常，如红肿、破溃等。

④寸带下垫以敷料保护，及时换药，可行理疗或应用药物涂抹。

【注意事项】

1. 气管切开患者要约束双手，尤以气管切开一周以内更需注意。

2. 更换固定带之前，要确认患者平静，躁动的患者可待其安静后再行操作，如躁动过度应建议医生使用镇静剂。

3. 翻身时，先脱开呼吸机管道，再将患者平移，保持患者头、颈、脊柱在同一轴线上进行翻身。

4. 侧卧角度以45°～60°为宜，可垫翻身垫，避免90°角翻身，翻身后再次评估管道位置，寸带松紧度、呼吸机参数，及时调整寸带使其松紧均匀。

5. 嘱患者尽量避免头颈部转动，接用呼吸机时禁止自行更换体位，患者侧卧时，避免站在患者背侧与其谈话。

6. 气管切开一周内床旁备气管切开包，以备应对突发情况。

【评分标准】

气管切开固定技术考核评分标准

项目	总分	技术操作要求	评分	评分等级				得分
				A	B	C	D	
评估	10	评估患者一般情况、病情、生命体征、意识状态	5	5	3	1	0	
		观察气管切口有无出血、分泌物，颈围、皮下脂肪、皮肤弹性、有无甲状腺肿大	5	5	3	1	0	

续表

项目	总分	技术操作要求	评分	评分等级				得分
				A	B	C	D	
操作前准备	15	服装整洁、仪表端庄、戴口罩	5	5	3	1	0	
		向患者解释沟通、语言、内容适当，态度真诚	5	5	3	1	0	
		备齐物品、洗手，落实查对	3	3	2	1	0	
		环境整洁、舒适、安全	2	2	1	0	0	
操作过程	60	携用物至床旁放置合理，解释恰当	3	3	2	1	0	
		协助患者取正确体位	5	5	3	1	0	
		固定气管套管手法正确	5	5	3	1	0	
		除去旧带方法正确	5	5	3	1	0	
		固定寸带及固定带方法正确	8	8	6	3	0	
		固定带粘扣是否粘紧，寸带打结是否死结	8	8	6	3	0	
		观察固定带松紧度是否合适	5	5	3	1	0	
		保证气管套管的正确位置	5	5	3	1	0	
		观察人工气道是否通畅方法正确	5	5	3	1	0	
		妥善固定寸带方法正确	5	5	3	1	0	
		患者体位舒适，床单位整洁	3	3	2	1	0	
		整理用物，洗手，记录	3	3	2	1	0	
评价	15	操作程序熟练，动作规范	5	5	3	1	0	
		操作过程注意保护患者安全	5	5	3	1	0	
		操作过程注意和患者的沟通	5	5	3	1	0	
总分	100		100					

（吴琳娜　武淑萍　杨晶）

【参考文献】

[1] 马燕兰,侯惠如.老年疾病护理指南[M].北京:人民军医出版社,2013:52-53.

[2] 皮红英,王玉玲.专科护理技术评分规范与操作标准[M].北京:人民军医出版社,2014:149-150.

[3] 中华人民共和国卫生部,中国人民解放军总后勤部卫生部.临床护理实践指南[M].北京:人民军医出版社,2011:42-43.

[4] 曹力,周丽娟,刘新民.临床护理操作失误防范[M].北京:人民军医出版社,2012:290-291.

第七节　气管切开换药技术

气管切开换药技术是保持人工气道切口的清洁无菌、减少误吸和感染发生的必要措施。气管切开换药是指将气管套管与颈部皮肤之间加以敷料阻隔，起到防止颈部皮肤受压，吸收渗液的作用。

换药所用材料有无菌剪口方纱和专用的切口用伤口敷料，临床上多以剪口方纱为多用。

【操作目的及意义】

1. 防止颈部皮肤受压，保护皮肤。
2. 吸收切口出血、渗液等，保持皮肤干燥。
3. 观察切口出血、渗液等情况，指导临床护理工作。
4. 保护切口处清洁，防止切口感染。

【评估】

1. 评估患者生命体征、病情、脉氧饱和度。
2. 评估患者意识状态及配合程度。
3. 评估患者气管套管切口及周围皮肤情况。

【用物】

无菌剪口方纱、一次性换药盘（B包）、无菌碘伏棉签数包、手消液。

【操作步骤】

1. 洗手、戴口罩。

2. 向患者解释气管切开换药的目的、配合方法。

3. 协助患者取平卧体位。

4. 操作过程

（1）打开一次性换药盘，用无菌止血钳夹取无菌镊放置于换药盘边缘，取出黄色垃圾袋并打开，打开无菌剪口敷料置于换药盘内（图5－7－1）。

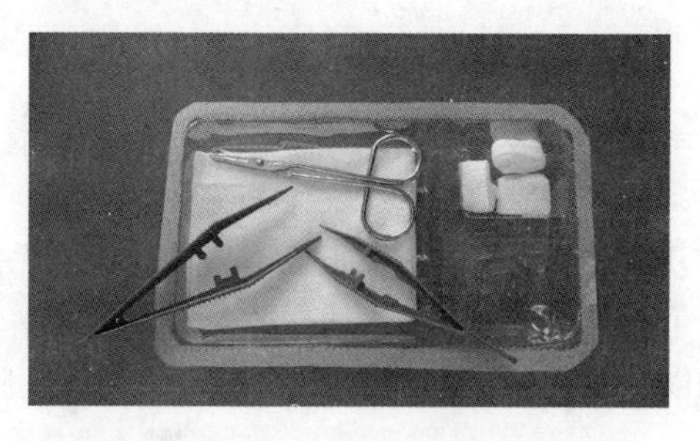

图5－7－1　一次性换药盘

（2）取一把镊子夹出旧敷料，弃于黄色垃圾袋内。

（3）消毒切口周围皮肤及气管套管固定翼。消毒顺序（以站于患者右侧为例）：上切口半圆－上切口－左固定翼－右固定翼－下切口－下切口半圆周围皮肤（图5－7－2）。

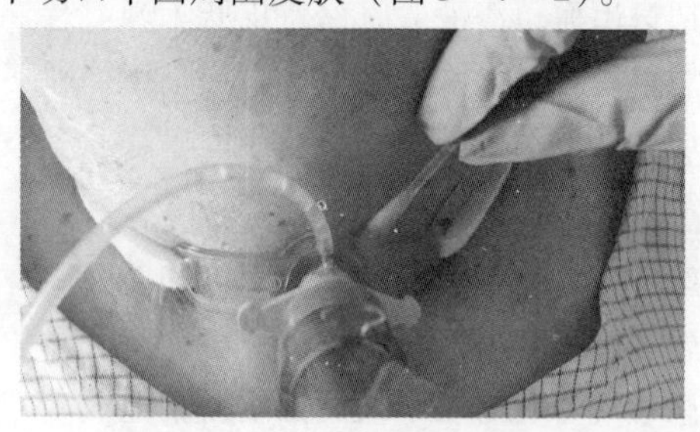

图5－7－2　消毒切口周围皮肤

（4）用无菌止血钳夹取切口敷料，镊子夹取固定翼，将切口敷料置于气管切口处（图5－7－3）。

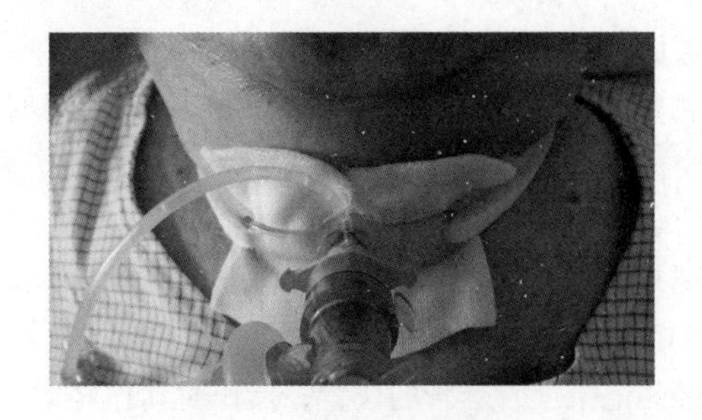

图 5-7-3　放置切口敷料

（5）整理床单位及用物，向患者交待注意事项，洗手。

【难点及重点】

1. 如何确保套管位置不移位

（1）更换敷料时，动作宜轻柔，不能生拉硬拽。

（2）烦躁不安者约束双手，必要时应用镇静剂。

（3）妥善固定套管，保持套管位置居中确定气囊标线位置。

2. 如何预防术后切口感染

（1）切口周围的敷料垫应保持清洁、干燥。

（2）更换 2～3 次/天，必要时随时更换。

（3）检查切口周围皮肤有无感染及湿疹。

（4）严格无菌操作。

（5）皮肤发红时可行理疗或外用金霉素、百多邦涂抹。

3. 如何减少术后切口出血

（1）少量血性分泌物、伤口敷料 1 天有少许血渍浸渍亦属正常现象。

（2）有新鲜血液渗出立即报告医生。

（3）查找原因，迅速止血。

（4）凡士林油纱切口处填塞，局部应用止血药。

（5）保持伤口敷料清洁干燥。

（6）避免剧烈咳嗽。

【注意事项】

1. 严格无菌操作，动作轻柔。

2. 消毒面积大于切口敷料面积。

3. 常规每日更换切口敷料 1 次，分泌物较多时，应随时更换。

4. 密切观察切开周围皮肤及生命体征情况。

5. 发现皮肤有红肿、分泌物性状改变等情况应及时报告医生。

6. 观察并记录气管套管的位置，操作时动作轻柔，防止气管套管脱出。

【评分标准】

气管切开换药技术考核评分标准

项目	总分	技术操作要求	评分	评分等级				得分
				A	B	C	D	
评估	10	评估患者生命体征、病情、脉氧饱和度，意识状态及配合程度	5	5	3	1	0	
		评估患者气管套管口及周围皮肤情况	5	5	3	1	0	
操作前准备	15	服装整洁、仪表端庄、戴口罩	5	5	3	1	0	
		向患者解释沟通、语言、内容适当，态度真诚	5	5	3	1	0	
		备齐物品、洗手，落实查对	3	3	2	1	0	
		环境整洁、舒适、安全	2	2	1	0	0	
操作过程	60	携用物至床旁放置合理，解释恰当	3	3	2	1	0	
		协助患者取正确体位	5	5	3	1	0	
		除去污染敷料方法正确	5	5	3	1	0	
		切口消毒方向、手法正确	8	8	6	3	0	
		取出无菌敷料方法正确	5	5	3	1	0	
		放置敷料手法轻柔、正确	8	8	6	3	0	
		观察人工气道是否通畅方法正确	5	5	3	1	0	

续表

项目	总分	技术操作要求	评分	评分等级				得分
				A	B	C	D	
操作过程		观察切口处皮肤情况方法正确	5	5	3	1	0	
		记录气管套管位置正确	5	5	3	1	0	
		妥善固定敷料是否平整	5	5	3	1	0	
		患者体位舒适，床单位整洁	3	3	2	1	0	
		整理用物，洗手，记录	3	3	2	1	0	
评价	15	操作动作熟练、节力	5	5	3	1	0	
		操作过程注意保护患者安全	5	5	3	1	0	
		操作过程注意和患者的沟通	5	5	3	1	0	
总分	100		100					

（吴琳娜　武淑萍　杨晶）

【参考文献】

[1] 马燕兰,侯惠如.老年疾病护理指南[M].北京:人民军医出版社,2013:52－53.

[2] 皮红英,陈海花,田晓丽.军队医院护士必读[M].北京:人民卫生出版社,2013:113－115.

[3] 皮红英,王玉玲.专科护理技术评分规范与操作标准[M].北京:人民军医出版社,2014:152－153.

[4] 中华人民共和国卫生部,中国人民解放军总后勤部卫生部.临床护理实践指南[M].北京:人民军医出版社,2011:47.

[5] 曹力,周丽娟,刘新民.临床护理操作失误防范[M].北京:人民军医出版社,2012:377.

第八节　气管插管气囊监测技术

【操作目的及意义】

保证气囊压力适宜，以保证机械通气时气体的输送。防止口腔、鼻腔的分泌物下移至下呼吸道。对气囊的充气和放气经由对阀的充/放气来完成。导引囊的充盈度可以大致判断气囊的充盈度。

【用物】

气囊测压表；一次性空针（10ml）；吸痰用物。

【操作步骤】

1. 告知清醒患者须进行气囊压力监测的目的。

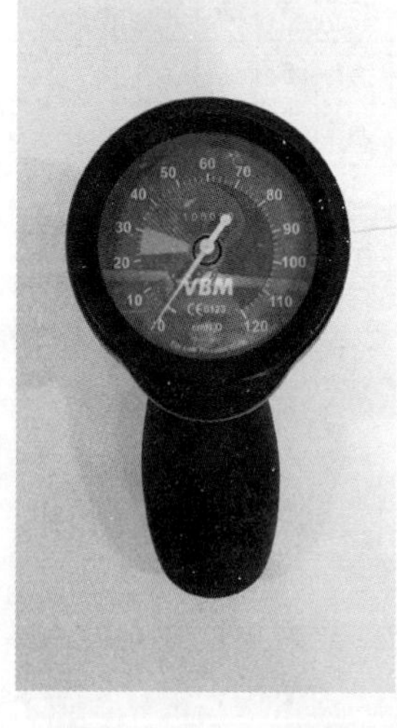

图5－8－1 气囊测压表

2. 将气囊测压表测压阀与气管插管的气囊测压阀连接，读取指针读数（图5－8－1）。

3. 指针在绿区范围内为正常，红区为压力过大。

4. 挤压手柄可增加压力，逐渐增加，切忌重复加大压力。

5. 按压表的侧面红色按键可以减少气囊压力。

6. 应用最小闭合容量技术，将听诊器放于气管处，向气囊内少量缓慢充气，直到吸气时听不到漏气声为止。

【难点及重点】

1. 气囊的压力安全值：如上述，气囊压力过高易导致气管黏膜缺血、坏死等并发症，而过低则可致呼吸机送气量的不足或口腔鼻腔分泌物下行至气道内。因此应保持气囊的压力安全、稳定。通常以充其后听不到呼气时从气囊周围漏气的声音来判断气囊压力已大致达标。目前国际上推荐的气囊充气的压力为20～30cmH_2O。

2. 气囊压力受许多因素影响：如体位，气囊材质，气囊形状，和机械通气的设置。对气囊压力的研究中显示在有呼气末正压的情况下气囊的漏气量较小。

【注意事项】

1. 气囊的种类：主要存在两种气囊——低压高容量气囊和高压低容量气囊。高压低容气囊充气后呈球行，与气道壁的接触面积小，对所接触部位的气管黏膜产生较高的压力。往往能阻断局部黏膜的血液供应，产生黏膜坏死，气管狭窄变形，甚至气管食管瘘。新型的低压高容气囊充气后呈圆柱状，显著增大了与气管壁的接触面积，大大减少了单位面积的压力，并发症发生概率大大减少。目前临床常用的是低压高容量气囊。低压高容量气囊可引起喉部不适，自行拔管的危险系数高，但由于其对气管周围黏膜损伤小而被广泛使用。

2. 增加气囊压力时应缓慢挤压测压表球体，以免气囊压力突然增大。

【评分标准】

气管插管气囊监测技术评分标准

项目	总分	技术操作要求	评分	评分等级				得分
				A	B	C	D	
评估	10	患者的生命体征、血氧饱和度及呼吸机参数	5	5	3	1	0	
		气管插管或气切套管的型号、插管深度及气囊充盈情况	5	5	3	1	0	
操作前准备	20	告知患者：向清醒患者说明气囊压力测定的目的及意义	5	5	3	1	0	
		在监测过程中嘱患者平静呼吸，勿咳嗽	5	5	3	1	0	
		用物准备：气囊压力监测表、听诊器、一次性空针、吸痰用物	5	5	3	1	0	
		操作护士：洗手、戴口罩	3	3	2	1	0	
		环境：整洁、安静	2	2	1	0	0	

续表

项目	总分	技术操作要求	评分	评分等级				得分
				A	B	C	D	
操作过程	60	核对医嘱：床号、姓名、医嘱执行单	10	10	6	3	0	
		将气囊压力监测表连接于气管导管或气切套管气囊充气口处	20	20	16	12	8	
		调整气囊压力在适当范围内，动作轻柔	20	20	16	12	8	
		应用最小闭合容量技术，将听诊器放于气管处，向气囊内少量缓慢充气，直到吸气时听不到漏气声为止	10	10	6	3	0	
评价	10	整理用物，按医疗垃圾处理用物	5	5	3	1	0	
		动作轻柔；操作中和患者沟通	5	5	3	1	0	
总分	100		100					

（齐晓玖）

第九节　人工气道湿化技术

【操作目的及意义】

建立人工气道后，生理气道的功能无法正常实施，呼吸道失水增加，纤毛运动减弱，可致分泌物排除不畅，易发生气道阻塞、肺不张、继发感染等，因此必须进行人工气道的湿化。人工气道患者均须进行气道湿化。

【用物】

1. 电热蒸汽发生器（或湿热交换器）。

2. 呼吸机管路。

【评估】

1. 患者生命体征，氧合状况。

2. 痰液颜色、性质、量。

3. 患者体液平衡情况。

【操作步骤】

1. 告知患者（清醒）气道湿化的重要性。

2. 将电热蒸汽发生器与呼吸机管路连接。

3. 打开电热蒸汽发生器电源。

4. 呼吸机管路与患者的人工气道连接。

5. 监测湿化器显示温度。

6. 观察管路中水滴形成。

7. 询问患者（清醒者）有无气道过热、过冷感觉。

8. 及时更换湿化用水。

【难点及重点】

目前有两种常用的判断湿化效果的方法。

1. 比较直观的方法是对呼吸机管路中的冷凝水的观察（数字大小表示湿化程度）。

1：干燥。

2：仅能看到湿气。

3：能看到湿气及少量水滴。

4：湿气及较多水滴。

5：湿气及大量水滴。

6：积水。

2. 通过对气道分泌物的观察来判断。

（1）湿化满意　分泌物稀薄，能顺利通过吸引管，导管内无痰痂；患者安静，呼吸道通畅。

（2）湿化不足　分泌物黏稠（有痰痂或黏液块咯出），吸引困难，发绀加重；听诊气道内干鸣音。

（3）湿化过度　分泌物过分稀薄，咳嗽频繁，需要不断吸引；听诊气管内痰鸣音多；患者烦躁不安，发绀加重。

【注意事项】

1. 及时添加无菌蒸馏水，以避免加热器内水烧干。

2. 温度过高可引起喉痉挛、出汗、增加呼吸功。

3. 温度过低则管路中冷凝水过多，可增加气道阻力。

4. Y 型接头处气体温度在 34 ~ 41℃ 之间，相对湿度达 100%。机械通气进行主动湿化时，湿度应在 33 ~ 44mgH_2O/L 之间。

5. 被动湿化方法不宜用于机械通气患者：温 - 湿交换器（heat - moisture exchanger，HME）：使用时将 HME 安装在气管插管和呼吸机管路相接处。其核心是由数层不同材料制成的细孔纱网，对细菌有过滤作用，是一种较理想的恒温、恒湿和细菌过滤器。作用机制——呼气时 HME 能吸附呼出气中的部分热量和水分，吸气时又能将所吸附的热量和水分用于加温湿化吸入气重新吸入（图 5 - 9 - 1、图 5 - 9 - 2）。

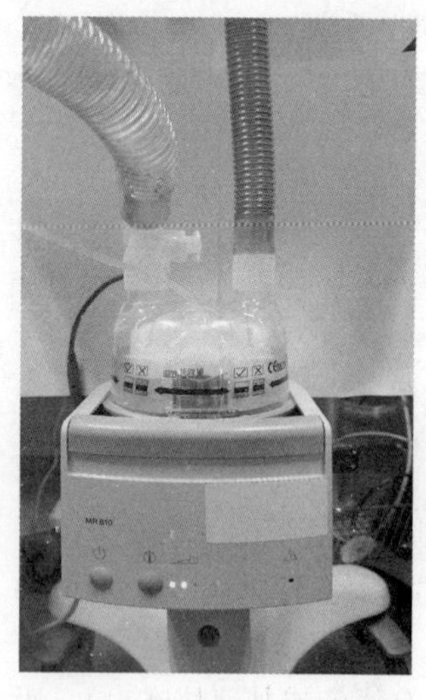

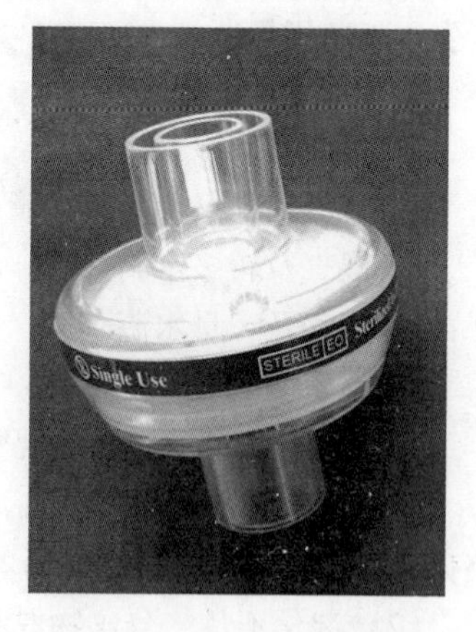

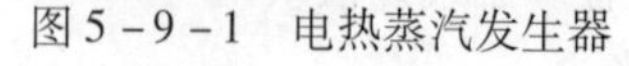
图 5 - 9 - 1 电热蒸汽发生器

图 5 - 9 - 2 温 - 湿交换过滤器

HME 具有一定的死腔，对 COPD、呼吸肌无力患者慎用，对脱水患者、体温过低和痰液黏稠患者不宜使用。

【评分标准】

人工气道湿化技术评分标准

项目	总分	技术操作要求	评分	评分等级				得分
				A	B	C	D	
评估	15	患者的意识；生命体征	5	5	3	1	0	
		痰液颜色、性质、量	5	5	3	1	0	
		体液平衡状态	5	5	3	1	0	
操作前准备	15	告知患者：气道有过凉、过热、干燥感及时告知	3	3	2	1	0	
		用物准备：湿化器、呼吸机管路	3	3	2	1	0	
		操作护士：洗手、戴口罩	3	3	2	1	0	
		环境：整洁、安静	3	3	2	1	0	
操作过程	60	核对医嘱：床号、姓名、医嘱执行单	10	10	6	3	0	
		将湿化器与呼吸机管路连接；打开电源	10	10	6	3	0	
		呼吸机管路与人工气道连接	20	20	16	12	8	
		观察管路内有无水滴，评价湿化效果	10	10	6	3	0	
		询问患者有无过冷、过热感	10	10	6	3	0	
评价	10	整理用物，按医疗垃圾处理用物	5	5	3	1	0	
		动作轻柔；操作中和患者沟通	5	5	3	1	0	
总分	100		100					

（齐晓玖）

第十节 经口气管插管口腔护理技术

经口气管插管患者由于不能进食，吞咽、咀嚼功能受限，口腔处于经常性开放状态，容易造成口腔黏膜干燥，唾液减少，口腔的自净作用和局部黏膜抵抗力减弱，会使大量细菌在口腔内繁殖，增加口腔感染的机会。由于气管插管和牙垫的存在，不易对患者的口腔进行彻底地清洁，而经口气管插管患者口腔感染的机会增加，且口咽部分泌物有潜在误吸的危险。患者口咽部细菌的定植和误吸是导致呼吸机相关性肺炎（VAP）的主要原因之一。因此给予经口气管插管患者口腔护理尤为重要。

【操作目的及意义】

1. 保持口腔清洁、湿润，使患者舒适，预防口腔及肺部感染等并发症。

2. 防止口臭、牙垢，保持口腔正常功能。

3. 观察口腔黏膜和舌苔变化、特殊的口腔气味，提供病情的动态信息。

4. 减少口腔细菌的移位，降低肺部感染，降低呼吸机相关性肺炎的发生。

【操作步骤】

1. 评估

①意识状态、合作程度。

②生命体征：心率、血压、血氧饱和度、呼吸等情况。

③机械通气监测指标。

④气管导管插入深度和固定方法。

⑤气囊压力及有无气道分泌物。

⑥评估患者的凝血功能。

2. 操作前

（1）操作护士须2人 一人负责擦拭口腔；另一人负责固定气管插管位置。

（2）护士　洗手、戴口罩、戴手套。

（3）准备用物　口护包（弯盘1个、压舌板、血管钳、棉球14～18个、治疗巾）、污物碗1个、口腔护理液（洗必泰）、手电筒、听诊器、气囊压力监测表、吸引装置、一次性吸痰管、口腔固定器、尺子、棉签、液状石蜡，必要时备开口器。

（4）患者准备

①解释：清醒患者须向患者做好解释工作，说明操作的必要性，取得其配合。

②体位：床头抬高15°～30°。

③观察患者的心率、血压、呼吸及血氧饱和度的变化，要求$SPO_2>95\%$（图5－10－1）。

④监测气囊压力25～30cmH_2O（图5－10－2）。

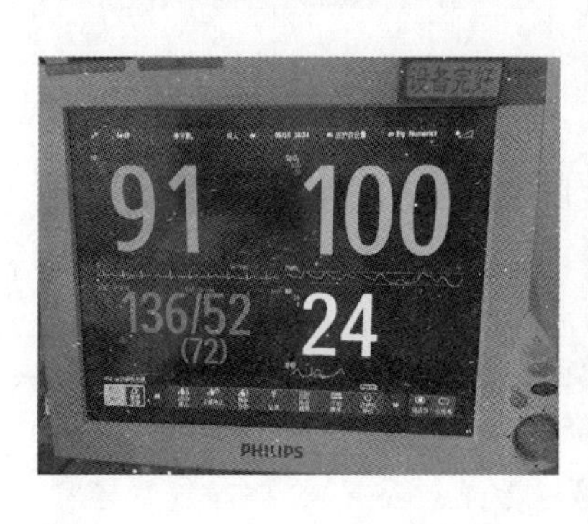

图5－10－1　生命体征监测

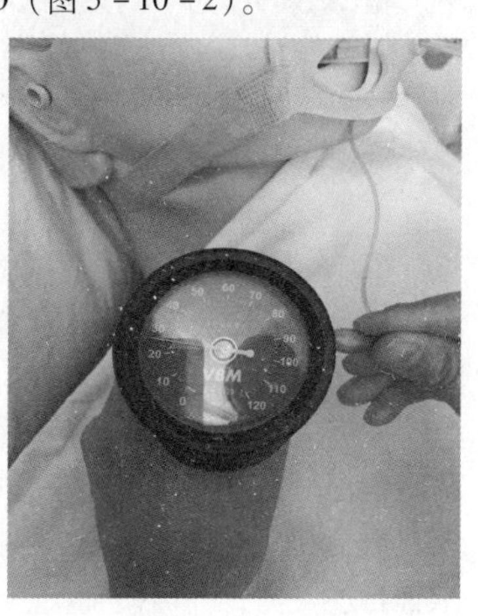

图5－10－2　监测气囊压力

⑤口护前暂停鼻饲，吸净气道内及口腔内分泌物，并倾倒呼吸机冷凝水。

3. 操作方法

①核对医嘱及患者信息，向患者解释操作的目的。

②患者颌下铺治疗巾，顺序放置污物碗和弯盘（弯盘内有12

~15 个棉球、压舌板、止血钳）并倾倒口腔护理液并清点棉球数量，使棉球干湿度适宜。

③操作者分别站在患者头部两侧，护士 A 用尺子测量气管插管外露尺寸（图 5－10－3）。

④护士 B 用手扶住气管插管固定气管插管位置并观察患者生命体征变化，护士 A 打开口腔固定器并取出，查看气管插管插入深度（图 5－10－4）。

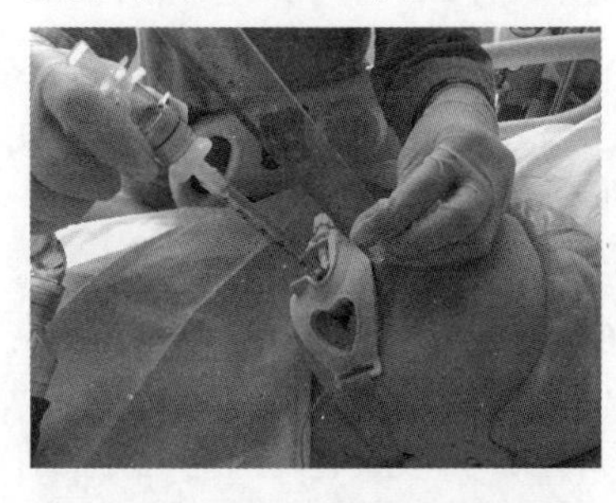

图 5－10－3　测量气管插管外露尺寸

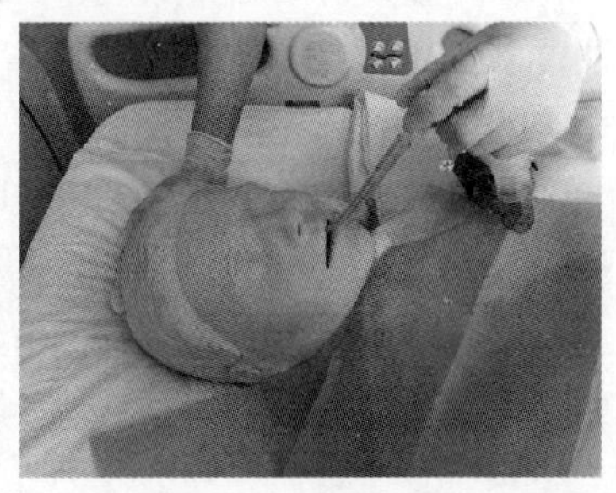

图 5－10－4　查看气管插管插入深度

⑤第一个棉球湿润口唇后应用手电检查口腔情况：口腔黏膜有无溃疡、感染、出血，白膜等，牙齿有无松动和缺失，牙龈或舌出血、损伤、溃疡等，必要时通知医生，请口腔科会诊。

⑥嘱患者张嘴，用压舌板协助按顺序擦拭口腔（顺序：对侧上外侧面，内侧面及咬合面，对侧下外侧面，内侧面及咬合面，颊黏膜，同理近侧各部位，上颚，舌面，舌下），擦净气管导管表面污迹（图 5－10－5）。

⑦再次检查口腔，评估口腔护理效果，确认口腔内无棉球残留（图 5－10－6）。

⑧口腔黏膜异常应遵医嘱给药，牙齿松动患者应用细线拴住牙齿并固定于面部，防止牙齿脱落误入气道。

⑨口唇干燥患者可涂抹石蜡油或润唇膏，并清洁面部。

⑩口腔护理后再次检查气管插管深度，并与门齿平齐。

⑪应用口腔固定器固定气管插管（插管位置居中），固定带绕于

颈后，粘扣粘好，松紧适宜，保证患者舒适安全（图5－10－7）。

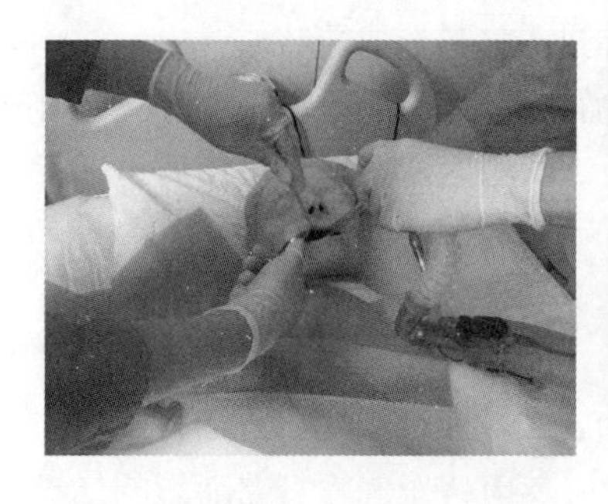

图5－10－5　擦拭口腔

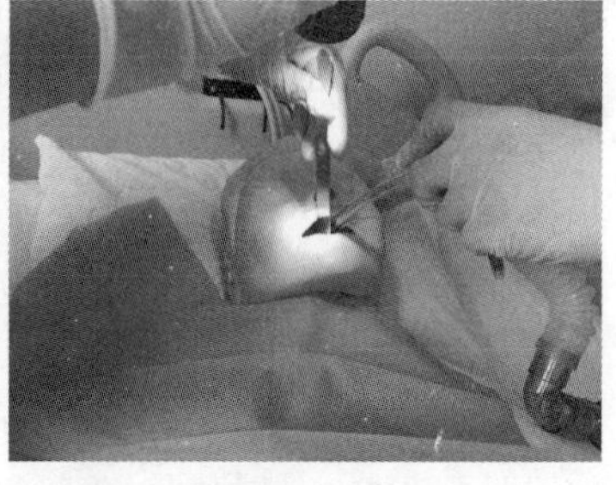

图5－10－6　检查口腔

⑫再次测量气囊压力保持在25～30cmH_2O，并听诊双肺呼吸音是否一致。

⑬整理患者床单位，给予患者舒适体位（图5－10－8）。

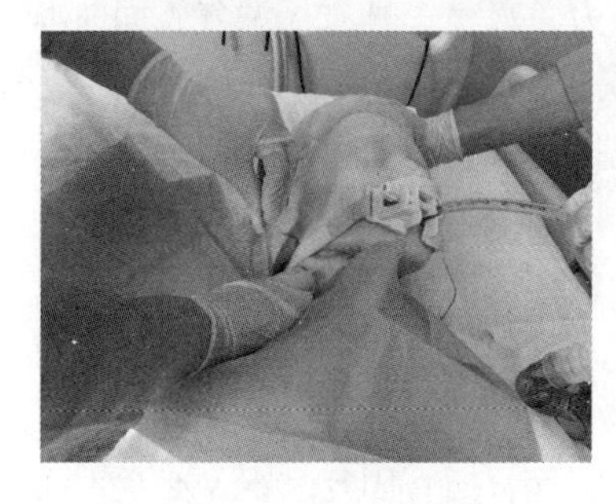

图5－10－7　固定气管插管

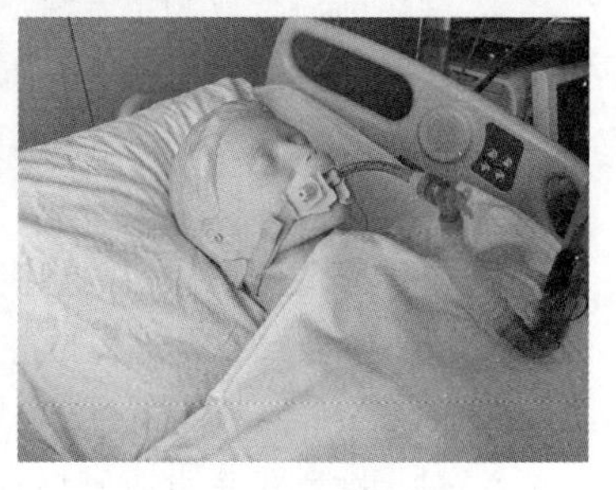

图5－10－8　整理床单位

⑭整理用物，洗手，记录。

【难点及重点】

1. 二人配合默契，操作过程中保证管路安全，防止管路意外脱出。

2. 观察口腔内黏膜变化（如有白膜发生，必要时遵医嘱做真菌培养），有活动假牙患者应及时取出并清洁浸泡，对于牙齿松动患者应予细线固定，防止脱落于口腔内。

3. 根据口腔卫生状况可适当增加擦拭棉球数量及频次，保证口腔清洁。

4. 棉球不宜过湿，防止液体进入气道造成呛咳。

5. 操作中密切观察患者生命体征，如有异常情况发生应及时停止操作，并立即固定气管插管，监测生命体征至平稳后再进行操作。

6. 躁动，不合作患者可遵医嘱镇静后再行此操作，以保证患者安全。

7. 操作前后应监测气囊压力在25～30cmH_2O，应用口腔固定器时气囊管路应避开固定位置，避免因挤压气囊管路而影响气囊压力的测量。

【注意事项】

1. 操作前后均应注意插管深度，避免管路滑脱、打折、堵塞，固定稳妥。

2. 操作前后均应测量气囊压力，观察气囊有无漏气，同时监测气道压变化。

3. 擦洗时动作要轻柔，以免损伤口腔黏膜以及牙龈，特别是凝血功能差的患者。

4. 对于不能配合张口的患者，在取出口腔固定器时可应用开口器或牙垫以保持患者打开口腔，避免因患者咬管而导致呼吸机无法送气。

5. 对于躁动患者可应密切观察气管插管固定情况，必要时可应用系带增加固定，防止管路脱出擦洗时棉球不宜过湿，尤其昏迷患者，防止因水分过多造成误吸，操作前后清点棉球数量，防止棉球遗留在口腔。

6. 对于分泌物较多的患者，需及时吸引后再继续操作。

7. 每次更换口腔固定器时，松紧适宜，牙垫应更换位置，避免压迫、摩擦口唇及口腔黏膜。

8. 记录有无口臭、真菌、溃疡、疱疹等口腔并发症。异常情况通知医生，选用合适的口腔护理液和药物。

【评分标准】

经口气管插管口腔护理技术考核评分标准

项目	总分	技术操作要求	评分	评分等级				得分
				A	B	C	D	
仪表	5	服装整洁、仪表端庄、戴口罩	5	5	3	1	0	
操作前准备	15	评估患者病情、合作程度、生命体征、呼吸机参数	5	5	3	1	0	
		向患者解释沟通、语言、内容适当，态度真诚	5	5	3	1	0	
		备齐物品、放置妥当、洗手，查对认真	3	3	2	1	0	
		环境整洁、舒适、体位适宜	2	2	1	0	0	
操作过程	60	携用物至床旁，向患者解释，再查对	2	2	1	0	0	
		摆好体位（床头抬高15°～30°），倾倒呼吸机管路冷凝水	2	2	1	0	0	
		监测气囊压力，检查气囊有无漏气	2	2	1	0	0	
		轻柔吸尽气道和口咽部的分泌物	3	3	2	1	0	
		打开口护包倾倒口腔护理溶液并清点棉球，铺治疗巾于患者颌下，合理摆放污物碗及弯盘	2	2	1	0	0	
		测量并核对气管插管的深度，一人取出口腔固定器，湿润口唇并检查口腔情况。另一人手持固定气管插管，同时监测患者生命体征	10	10	6	3	0	

续表

项目	总分	技术操作要求	评分	评分等级				得分
				A	B	C	D	
操作过程		嘱患者张嘴，用压舌板协助按顺序擦拭口腔（顺序：对侧上外侧面，内侧面及咬合面，对侧下外侧面，内侧面及咬合面，颊黏膜，同理近侧各部位，上颚，舌面，舌下），擦净气管导管表面污迹	15	15	10	6	0	
		再次检查口腔，评估口腔护理效果，清点棉球并确认口腔内无棉球残留	3	3	2	1	0	
		正确处理口腔疾患、活动假牙及牙齿松动问题，口唇干燥患者涂石蜡油或润唇膏，清洗面部	3	3	2	1	0	
		口腔固定器固定好气管插管（插管位置居中），固定带绕于颈后，粘扣粘好，保证患者舒适、安全	5	5	3	1	0	
		导管固定后，双人核对导管置入深度，再次监测气囊压力（25～30cmH_2O）	3	3	2	1	0	
		观察患者胸廓起伏，听诊两侧呼吸音是否一致	5	5	3	1	0	
		协助患者取舒适体位，整理床单位	3	3	2	1	0	
		整理用物，洗手，记录	2	2	1	0	0	

续表

项目	总分	技术操作要求	评分	评分等级				得分
				A	B	C	D	
评价	20	操作动作熟练、轻柔、节力	5	5	3	1	0	
		操作过程注意保护患者安全（管路安全和生命体征）	5	5	3	1	0	
		操作过程注意和患者沟通	5	5	3	1	0	
		固定美观，牢固，患者感舒适	5	5	3	1	0	
总分	100		100					

（尚燕春　钮　安）

【参考文献】

[1] 温贤秀. 实用临床护理操作规范[M]. 成都:西南交通大学出版社, 2012:133 - 144.

[2] 成守珍. ICU临床护理指引[M]. 北京:人民军医出版社,2013:209 - 210.

第十一节　俯卧位通气技术

利用徒手、翻身工具或翻身床等，使患者在俯卧位状态下进行机械通气。俯卧位通气主要用于ARDS的患者，通过体位改变增加患者肺组织背侧的通气，改善肺组织通气/血流比值及分流和氧合。俯卧位通气还可以使肺内胸腔压梯度趋于均一，改善肺组织的应力和应变分布，从而减轻VALI的发生。

【操作目的及意义】

改善ARDS患者的氧合状况。

【评估】

1. 患者神志，生命体征。

2. 患者氧合状况。

3. 血流动力学状态，颅内压。

4. 出血倾向。

5. 颈椎、脊柱损伤。

【用物】

1. 呼吸机，监护仪。

2. 翻身器/翻身床。

3. 软枕，凹型枕。

【操作步骤】

1. 应用镇静剂，患者处于相对镇静状态。

2. 给予患者痰液引流，保持通畅气道。

3. 停止肠内营养。

4. 至少三人操作：两人利用翻身器/翻身床给予患者翻身，一人保持头部稳定，呼吸机管路不扭曲。

5. 翻身时保持患者尿管、深静脉管路等无牵拉，打折。

6. 患者双肩、胸、髂、膝部、小腿等部位垫软枕。

7. 头部垫凹形枕，头部抬高。

8. 严密观察生命体征、氧和；观察受压部位皮肤。

9. 俯卧位通气结束后整理好管路，共同翻身。

10. 翻身后进行痰液引流，观察面部及其他部位皮肤。

【难点及重点】

1. 俯卧位通气模式的选择：至今，随机对照性的研究证据质量并不高，俯卧位通气的确切效果有待进一步证实。中华医学会呼吸病学分会重症学组的 ARDS 的指南中提示俯卧位通气可应用于早期中重度 ARDS 患者，但根据证据的级别，这个推荐级别应属于“弱推荐”。因此，是否常规对 ARDS 患者应用俯卧位通气仍有待进一步探讨。

2. 俯卧位通气最常见的并发症有气道梗阻、心律失常、血流动力学不稳定、对镇静剂的需求增加、皮肤压力伤等问题，因此俯卧位通气期间，应严密观察，早期发现，早期处理。

3. 俯卧位通气持续时间：目前并无定论。中华医学会呼吸病学分会的指南中推荐每次持续约20小时，如不能坚持20小时，尽可能长时间维持。

【注意事项】

1. 患者从仰卧变为俯卧后，头部抬高20°~30°，避免人工气道打折。

2. 俯卧位后检查静/动脉通路、人工及其他管路位置；定时观察，防止异位、脱出。

3. 患者的双肩等部位垫软枕/敷料，但应使患者的腹部接触到床垫；观察敷料受压情况，失去弹性的敷料应及时更换。

4. 俯卧位通气时患者可能出现颜面部水肿。

5. 患者手臂置于躯干两侧，姿势不正确可能致神经麻痹。

6. 俯卧位通气结束后积极行痰液引流，避免气道阻塞。

7. 治疗结束后评估受压部位皮肤水肿情况，检查肢体功能。

【评分标准】

俯卧位通气技术评分标准

项目	总分	技术操作要求	评分	评分等级				得分
				A	B	C	D	
评估	15	神志、生命体征	5	5	3	1	0	
		氧和状况：包括血氧饱和度、血气分析指标	5	5	3	1	0	
		出血倾向	3	3	2	1	0	
		颅内压	2	2	1	0	0	
操作前准备	15	告知患者：俯卧位通气的目的，镇静的目的	3	3	2	1	0	
		用物准备：监护仪、呼吸机、凹型枕、软枕、敷料、吸痰用物	3	3	2	1	0	
		急救药物	3	3	2	1	0	
		操作护士：洗手，戴口罩	3	3	2	1	0	
		环境：用物摆放合理、安静	3	3	2	1	0	

续表

项目	总分	技术操作要求	评分	评分等级				得分
				A	B	C	D	
操作过程	60	应用镇静剂，患者处于相对镇静状态	5	5	3	1	0	
		痰液引流	5	5	3	1	0	
		停止肠内营养	5	5	3	1	0	
		给予翻身	5	5	3	1	0	
		患者双肩、胸、髂、膝部、小腿等部位垫软枕	5	5	3	1	0	
		头部垫凹形枕，人工气道无打折、异位	10	10	6	3	0	
		严密观察生命体征、氧和；观察受压部位皮肤	10	10	6	3	0	
		俯卧位通气结束后整理好管路，共同翻身	10	10	6	3	0	
		翻身后进行痰液引流	5	5	3	1	0	
		观察面部及其他部位皮肤；评估肢体功能	5	5	3	1	0	
评价	10	保护患者隐私	5	5	3	1	0	
		操作者配合	3	3	2	1	0	
总分	100		100					

（齐晓玖）

第十二节　转运呼吸机使用技术

转运呼吸机用于医疗机构内、医疗机构间机械通气患者的转运。转运呼吸机的性能与重症呼吸机和家用呼吸机的性能是类似的。转运呼吸机还具有重量轻、便携、耐用等特性，并且具备稳定的能量来源和使用中的低耗性。气源的界面应是一目了然的，便于操作者在转运前或转运中进行参数的调整。显示屏的键和参数监测应在光线条件佳和不佳时均可视。这些特性保证了转运呼吸机在无论是空中还是地面转运时的并发症的低发生率。

转运呼吸机是由氧气作为驱动力的。由氧气瓶、连主机管路、转运呼吸机主机、主机连患者管路、管路－人工气道连接阀组成。

【操作目的及意义】

对在转运过程中需要呼吸支持的患者提供通气支持，以保证有效的肺泡通气，维持氧和状态。

【用物】

1. 转运呼吸机。
2. 与转运呼吸机配套的氧气瓶。
3. 监护仪。
4. 简易呼吸器。

【评估】

1. 患者意识，生命体征，配合程度。
2. 气道通畅程度。
3. 气管插管深度，气囊充气。

【操作步骤】

1. 检查气管接口与机器接口是否相匹配。
2. 连接管路并检查连接正确。
3. 打开氧气开关用经过减压阀的50PSI的氧气，不能直接连接高压氧。
4. 选择呼吸机模式和给氧浓度；与清醒患者沟通，告知转运的目的，给予安慰。
5. 连接模拟肺，试用，听诊两肺呼吸音为对称，机器正常运作。
6. 检查患者气道通畅程度，必要时吸痰。
7. 取下模拟肺，连接呼吸机管路与气管插管。

8. 转运途中观察患者神志、血氧饱和度以及呼吸机的运转情况，氧气瓶剩余压力。

9. 观察管道有无滑脱、阻塞，及时检查并处理各种报警。

10. 转运结束，连接病房已准备的呼吸机。

11. 30分钟后查动脉血气分析。

12. 关闭机器，先关开关再关氧源。

13. 主机充电备用，氧气筒送去充氧。

14. 终末处理，洗手记录。

【难点及重点】

1. 转运过程中的病情观察：转运过程中对患者的意识、氧和、人工气道位置和功能、生命体征均须严密观察，以维持转运过程中患者安全。转运过程中需要对意外情况进行迅速处理。

2. 转运过程中呼吸机故障的迅速排除：首先，转运过程中，一旦发生机械性故障，应首先使用简易呼吸器辅助呼吸。而为避免机械性故障，如当呼吸阀气道压力高不释放或工作时漏气，可能是因呼气阀故障或堵塞所致，应携带备用呼气阀，并及时清除堵塞物。

【注意事项】

1. 转运过程中保证气管插管或气管切开导管的良好固定。保持头部位置的相对固定，头、颈部一致性或同方向的转动，以避免因患者头部位置的改变而导致的导管异位，甚至使气道损伤或导管脱出。

2. 转运过程中须观察胸廓起伏、对称度，以评估呼吸机通气效果，及时发现插管过深甚至进入一侧主支气管而致单侧肺通气。

3. 评估气囊有无漏气，以保证通气效果，且避免口、鼻腔分泌物下移至下呼吸道。

4. 如患者应用的是无创人工气道，须及时纠正漏气现象。

5. 转运呼吸机氧气阀不能连接高压氧。

6. 病员阀带有一个旋转阀，可以选择60cmH_2O或80cmH_2O

减压阀设置，通常情况下设置60cmH_2O位置，肺顺应性差或阻力高时用更高的压力设定，80cmH_2O不允许用于婴儿。

【评分标准】

转运呼吸机使用技术操作规范评分标准

项目	总分	技术操作要求	评分	评分等级				得分
				A	B	C	D	
评估	15	神志、生命体征、配合程度	5	5	3	1	0	
		氧和状况：包括血氧饱和度、血气分析指标	5	5	3	1	0	
		气管插管深度，通畅情况，气囊压力	5	5	3	1	0	
操作前准备	15	告知患者：转运的目的，将应用转运呼吸机	3	3	2	1	0	
		用物准备：监护仪、呼吸机、备用配件，吸痰用物	3	3	2	1	0	
		简易呼吸器	3	3	2	1	0	
		操作护士：洗手，戴口罩	3	3	2	1	0	
		环 境：用物摆放合理、安全	3	3	2	1	0	
操作过程	60	连接管路并检查连接正确	5	5	3	1	0	
		打开氧气开关用经过减压阀的50PSI的氧气	5	5	3	1	0	
		选择呼吸机模式和给氧浓度	5	5	3	1	0	
		与清醒患者沟通，告知转运的目的，给予安慰	5	5	3	1	0	
		连接模拟肺，试用，听诊两肺呼吸音为对称，机器正常运作	5	5	3	1	0	
		检查患者气道通畅程度，必要时吸痰	5	5	3	1	0	
		取下模拟肺，连接呼吸机管路与气管插管	5	5	3	1	0	

续表

项目	总分	技术操作要求	评分	评分等级				得分
				A	B	C	D	
操作过程		俯卧位通气结束后整理好管路，共同翻身	5	5	3	1	0	
		途中观察患者神志、血氧饱和度以及呼吸机的运转情况，氧气瓶剩余压力	5	5	3	1	0	
		观察管道有无滑脱、阻塞，及时检查并处理各种报警	5	5	3	1	0	
		转运结束，连接病房已准备的呼吸机	5	5	3	1	0	
		关闭机器，先关开关再关氧源	5	5	3	1	0	
评价	10	转运过程观察到位	5	5	3	1	0	
		主机充电备用，氧气瓶送至氧气	5	5	3	1	0	
总分	100		100					

（齐晓玖）

第十三节 呼气末二氧化碳监测技术

呼气末二氧化碳分压（$PETCO_2$）已经被认为是除体温、呼吸、脉搏、血压、动脉血氧饱和度以外的第六个基本生命体征，美国麻醉医师协会（ASA）已规定 $PETCO_2$ 为麻醉期间的基本监测指标之一。近年来，随着传感分析、微电脑等技术的发展和多学科相互渗透，利用监测仪连续无创测定 $PETCO_2$ 已经广泛应用于临床，$PETCO_2$ 和二氧化碳（CO_2）曲线图对判断肺通气和血流变化具有特殊的临床意义。因此，$PETCO_2$ 在临床麻醉、心肺脑复苏、麻醉后恢复室（PACU）、ICU、院前急救等都有重要的应用价值。

【操作目的及意义】

1. 了解机体代谢状况：$PETCO_2$ 增加可能是机械通气患者代谢增加的唯一准确指标。

2. 判断循环功能：通气功能保持不变时，$PETCO_2$降低提示心输出量 CO 减少。在低血压、低血容量、休克和心衰时，随着肺血流减少，$PETCO_2$逐渐降低；呼吸、心跳骤停，$PETCO_2$急剧降至零，复苏后逐渐回升。肺栓塞时，$PETCO_2$会突然降低。

3. 评估呼吸功能

（1）对于有自主呼吸的患者，$PETCO_2$ 水平有助于判断麻醉深度。

（2）可减少对血气分析的需要。

（3）评估气管插管的位置是否正确。

（4）评估转运过程中患者的气管插管有否发生移位。

（5）评估气道通畅情况：气管和导管部分阻塞时，$PETCO_2$和气道压力升高，压力波形高尖，平台降低。气管和导管完全阻塞时，$PETCO_2$为零。

4. 判断通气功能：$PETCO_2$ 监测间接反映 $PaCO_2$，在呼吸治疗或麻醉手术过程中，可随时调节潮气量和呼吸频率，保证正常通气，避免通气过度或通气不足。

【用物】

呼气末二氧化碳传感器。

【评估】

1. 患者意识，生命体征。

2. 呼吸机管路密闭性。

3. 气囊充气、压力。

【难点及重点】

常见异常波形分析：

1. 曲线幅度持续低于正常，其形态无变化（图 5－13－1），见于：

（1）肺循环或体循环血流量减少，死腔通气增加。

（2）过度通气，CO_2排出过多。

（3）CO_2产生减少。

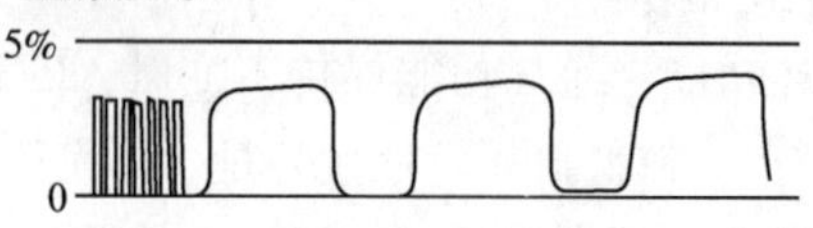

图 5－13－1 呼吸曲线幅度低于正常

2. 曲线幅度和基线同时逐渐升高。提示吸入气和呼出气内CO_2浓度均高于正常，患者有重复再吸入因此吸气期的浓度不下降至零水平。常见于呼吸机活瓣失灵等（图 5－13－2）。

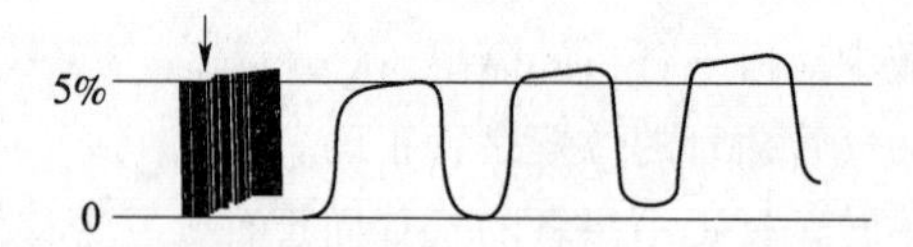

图 5－13－2 呼吸曲线幅度和基线同时升高

3. 曲线幅度逐渐升高，但形态正常（图 5－13－3）。原因有：

（1）通气量不足，使呼气中浓度保持在较高水平。

（2）CO_2 产生增多，如高热，摄取的碳水化合物量过多导致分解过多。

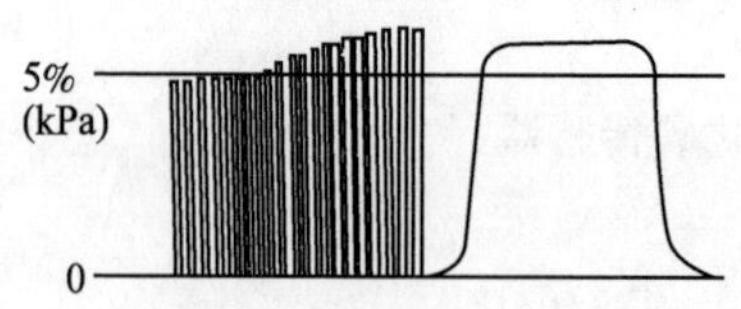

图 5－13－3 呼吸曲线幅度逐渐升高，形态正常

4. 曲线幅度持续低于正常且不出现平台（图 5－13－4）。说明：

（1）呼气不充分，如气道阻塞。

（2）潮气量较小，大量气体进入呼吸机管道系统致呼出气体稀薄。

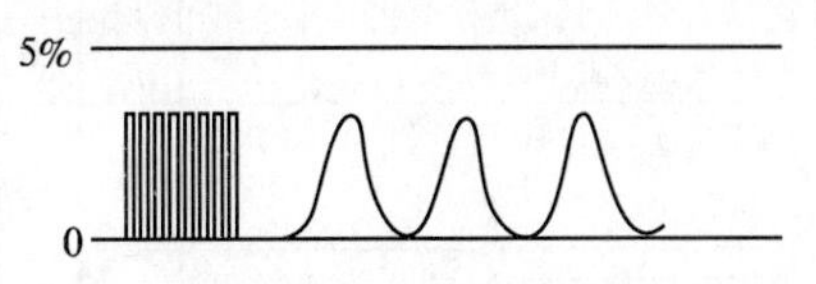

图 5－13－4　呼吸曲线幅度持续低于正常

【注意事项】

1. 监测前检查管路密闭情况，保证气囊充气压力，以免影响监测结果。

2. 患者呼吸频率过快时，会影响结果的准确性。

3. 监测期间及时发现传感器管路堵塞情况，以免误判。

【评分标准】

呼气末二氧化碳监测技术规范与考核标准

项目	总分	技术操作要求	评分	评分等级				得分
				A	B	C	D	
评估	15	患者的意识	5	5	3	1	0	
		患者的生命体征、血氧饱和度及呼吸机参数	5	5	3	1	0	
		气管插管或气切套管的型号、插管深度及气囊充盈情况	5	5	3	1	0	
操作前准备	15	告知患者机械通气的意义，一旦好转，会尽早撤机	5	5	3	1	0	
		操作护士：洗手、戴口罩	3	3	2	1	0	
		环境：整洁、安静	2	2	1	0	0	
		用物准备：气囊压力监测表、听诊器、一次性空针、吸痰用物	5	5	3	1	0	

续表

项目	总分	技术操作要求	评分	评分等级				得分
				A	B	C	D	
操作过程	60	核对医嘱：床号、姓名、医嘱执行单	5	5	3	1	0	
		将二氧化碳探头与患者呼吸机管路、气管插管连接	10	10	6	3	0	
		观察监护上显示的波形，可进行调整	10	10	6	3	0	
		分析波形、数值异常，通知医生	10	10	6	3	0	
		整理用物	10	10	6	3	0	
		按医疗垃圾处理用物	10	10	6	3	0	
		洗手、记录、签字	5	5	3	1	0	
评价	10	动作轻柔，无菌观念强	5	5	3	1	0	
		沟通到位	5	5	3	1	0	
总分	100		100					

（齐晓玖）

第十四节　气管插管的拔除

【操作目的及意义】

患者无须继续进行机械通气，觉醒程度，有效的咳嗽、咳痰的能力和氧合状态时，可尝试拔除气管插管。

【评估】

1. 觉醒程度。

2. 气囊放气状态下自主呼吸状况（呼吸中枢驱动、呼吸肌力量）。

3. 血气分析结果。

4. 生命体征，血流动力学指标。

5. 自主咳痰能力，吞咽功能。

6. 营养状况。

【用物】

1. 气管插管用物。

2. 简易呼吸器。

3. 吸氧装置。

4. 吸痰装置。

5. 10ml 空针（放气囊）。

6. 无创呼吸机（必要时）。

7. 心肺复苏药品。

【操作步骤】

1. 管前半小时停鼻饲，若拔管前回抽胃液仍有胃内容物则经胃管吸空胃内容物。

2. 遵医嘱用药，以减轻拔管时喉头水肿程度。

3. 患者取头低脚高位或平卧位，充分清除气道内分泌物。

4. 清除气囊上滞留物和口腔内分泌物。

5. 协助患者取半卧位，予吸入高浓度氧。

6. 患者的 SPO_2 平稳后，充分释放气囊内气体，嘱患者深吸气，轻柔而快速地拔除气管导管。

7. 给予患者拍背，指导有效咳嗽，协助患者咳痰，尝试发音。

8. 给予患者吸氧或直接给予无创呼吸机序贯。

9. 禁食 2 小时。

10. 观察生命体征、SPO_2；拔管 2 小时后复查动脉血气。

【难点及重点】

1. 拔管前对患者的综合评估：对患者觉醒程度、营养状况、动脉血气、血流动力学、感染控制情况、电解质等综合评估后方可进行拔管。

2. 拔管后患者的观察和监测：应对患者的神志改变、氧合、生命体征情况严密观察。鼓励患者咳嗽咳痰，必要时给予人工吸引。自主呼吸弱者给予无创机械通气序贯。

【注意事项】

1. 拔除气管插管后鼓励患者咳嗽、咳痰；必要时可采取人工拍背、咳痰辅助设备。

2. 拔管后患者可能有咽喉部水肿情况，也可能出现声音嘶哑。拔管6小时后尝试进水，观察患者呛咳情况。

【评分标准】

气管插管拔除技术评分标准

项目	总分	技术操作要求	评分	评分等级				得分
				A	B	C	D	
评估	15	神志、生命体征、合作程度	5	5	3	1	0	
		氧和状况，堵管时自主呼吸情况	5	5	3	1	0	
		自主咳痰能力，配合程度，痰液性质及量	5	5	3	1	0	
操作前准备	15	告知患者：拔管时如何配合	5	5	3	1	0	
		操作护士：洗手，戴口罩	2	2	1	0	0	
		用物准备：监护仪、简易呼吸器、吸引器、10ml空针	5	5	3	1	0	
		环境：整洁、安静	3	3	2	1	0	
操作过程	60	核对医嘱，遵医嘱用药	10	10	6	3	0	
		拔管前半小时停鼻饲	5	5	3	1	0	
		将管路与患者断开；应用简易呼吸器行人工呼吸	5	5	3	1	0	
		行囊上滞留物清除	10	10	6	3	0	
		用10ml空针放空气囊内的气体	5	5	3	1	0	
		拔除气管插管	5	5	3	1	0	
		扶患者坐起，给予拍背，指导有效咳嗽咳痰	10	10	6	3	0	
		观察患者生命体征，血氧饱和度，呼吸耐受程度	10	10	6	3	0	

续表

项目	总分	技术操作要求	评分	评分等级				得分
				A	B	C	D	
评价	10	动作熟练，轻柔	8	8	6	3	0	
		与患者有效沟通	2	2	1	0	0	
总分	100		100					

（齐晓玖）

第十五节　气管切开拔除技术

【操作目的及意义】

解除人工气道，协助患者发音。

【用物】

1. 监护仪。
2. 简易呼吸器。
3. 10ml 空针。
4. 吸引器。
5. 抢救用药及气管插管用物。
6. 无菌纱布。

【评估】

1. 患者肌力：吸气时峰压应在 40mmH_2O 说明患者有足够的力量进行咳嗽。
2. 肺部感染被控制。
3. 痰液量、黏稠度适中。
4. 上气道通畅：通畅程度可经纤维支气管镜检查来确认。
5. 吞咽功能正常。

【操作步骤】

1. 拔除气管切开管前半小时停鼻饲，若拔管前回抽胃液仍有胃内容物则经胃管吸空胃内容物。

2. 遵医嘱用药，以减轻拔管时喉头水肿程度。

3. 患者取头低脚高位或平卧位，充分清除气道内分泌物。

4. 清除气囊上滞留物和口腔内分泌物。

5. 协助患者取半卧位，予吸入高浓度氧。

6. 患者的 SPO_2 平稳后，充分释放气囊内气体，嘱患者深吸气，轻柔而快速地拔除气管导管。

7. 给予患者拍背，指导有效咳嗽，协助患者咳痰。

8. 给予患者吸氧或直接给予无创呼吸机序贯。

9. 禁食两小时。

10. 用无菌纱布覆盖气管切开瘘口。

【难点及重点】

1. 拔除气管切开套管的决定：需要综合评估，同时结合气管切开的原因。如气管切开的置入的原因是为解除上气道梗阻，则拔除气管切开管不需周到细致的准备。而若气管切开患者的延迟机械通气的是因为气道分泌物排出问题、声门闭合问题、减少解剖死腔、肌肉无力问题等原因时，气管切开的拔除则应是循序渐进的过程。需周到、细致的准备，患者拔管前可先经带管发音。

2. 拔管前准备：是在经气管切开行机械通气的患者，若气囊放气继而从上气道漏气可辅助发声。应用高水平 PEEP、吸气时间长的、高潮气量以补偿因漏气带来的容量丢失的患者其发音的质量较高（呼气时漏气增加），对于发音质量较好，不需要用发声阀的患者，发音阀的使用可能是上气道的梗阻的危险因素。发音阀的应用使得患者经气管切开管吸气而经上气道进行呼气。发音阀更为普遍的应用于不需要使用无创通气的患者。置入发音阀后比较重要的是患者能充分的经上气道呼气，此点可在置入发音阀后测量气管压力来确定。若呼气压力在 $10cmH_2O$ 以上，则应考虑更换小号的气管管路或上气道存在病变。

【注意事项】

1. 气管切开造口在套管拔除后几日即可封闭。

2. 拔除气管切开套管后应予造口辅以无菌敷料，须严格无菌操作。

【评分标准】

气管切开拔除技术操作评分标准

项目	总分	技术操作要求	评分	评分等级				得分
				A	B	C	D	
评估	15	神志、生命体征、合作程度	5	5	3	1	0	
		氧和状况，堵管时自主呼吸情况	5	5	3	1	0	
		自主咳痰能力，配合程度，痰液性质及量	5	5	3	1	0	
操作前准备	15	告知患者：拔管时如何配合	5	5	3	1	0	
		用物准备：监护仪、简易呼吸器、吸引器、10ml 空针；无菌纱布	3	3	2	1	0	
		气管插管抢救用物	2	2	1	0	0	
		操作护士：洗手，戴口罩	2	2	1	0	0	
		环境：用物摆放合理，便于操作；安静	3	3	2	1	0	
操作过程	60	核对医嘱，遵医嘱用药	5	5	3	1	0	
		拔管前半小时停鼻饲	5	5	3	1	0	
		将管路与患者断开	10	10	6	3	0	
		解除气管切开固定带	10	10	6	3	0	
		用 10ml 空针放空气囊内的气体	10	10	6	3	0	
		拔除气管切开套管	5	5	3	1	0	
		观察患者生命体征，血氧饱和度，呼吸耐受程度	5	5	3	1	0	
		伤口处给予无菌辅料覆盖	10	10	6	3	0	

续表

项目	总分	技术操作要求	评分	评分等级				得分
				A	B	C	D	
评价	10	动作轻柔，无菌观念强	5	5	3	1	0	
		沟通到位	5	5	3	1	0	
总分	100		100					

（齐晓玖）

第十六节　呼吸机管路清洗、消毒技术

呼吸机的清洗、消毒的原则呼吸机的消毒主要指对呼吸机的气道管路系统进行消毒。

【操作目的及意义】

提供无菌的呼吸机管路供患者使用。呼吸机外置管路及附件须达到一人一用一消毒或灭菌。

【用物】

管路清洗消毒机，专用清洗剂。

【评估】

1. 管道内有无痰痂、血渍、油污及其他污物。

2. 管路有无破损。

【操作步骤】

1. 医务人员在清洗消毒前应穿戴必要的防护用品，如口罩、帽子、防护镜、手套等。

2. 用戴手套的手将呼吸机外置回路的部件完全拆卸，各部件按清洗消毒机厂商操作说明所述方法放置。

3. 若呼吸机外置回路上有血渍、痰痂等污物，可预先加酶浸泡，再放入清洗消毒机内清洗。

4. 正确放置呼吸机外置回路，按照清洗消毒机厂商的说明选

择适宜的程序进行清洗消毒。

5. 清洗消毒机的最低温度至少应达到85～90℃，维持时间至少5分钟。

6. 呼吸机清洗、消毒、烘干自动完成后，装入清洁袋内干燥保存备用。

【难点及重点】

1. 用化学浸泡方法进行消毒的医院，消毒剂的浓度必须每日进行监测并做好记录，保证消毒效果。消毒剂使用的时间不得超过产品说明书所规定的期限。

2. 呼吸机消毒效果监测采用以下方法：

（1）采样方法：按《消毒技术规范》物体表面采样方法。

（2）采样时间：呼吸机使用前。

（3）常规采样部位：外管路。

（4）监测方法：涂碟法进行活菌计数。

【注意事项】

1. 呼吸机外置回路：包括呼吸机呼吸管路、螺纹管、湿化器、集水杯、雾化器等。

2. 消毒前应尽可能将连接部分彻底拆卸，拆卸后应立即送清洗、消毒。

3. 送气口及排气口均安装过滤器的呼吸机内置管路一般不需要常规清洗消毒，请工程师根据呼吸机的特点定期维修保养（维修保养时间根据各厂商具体要求进行）。

4. 手工清洗消毒时，在保证操作人员安全和环境安全的前提下，应遵循先彻底清洁，再消毒或灭菌的程序。

5. 特殊感染患者使用的呼吸机管路（包括结核分枝杆菌，AIDS病毒、乙肝病毒、MRSA、MRSE等耐药菌群感染等）应单独进行清洗、消毒。

6. 如临床怀疑使用呼吸机患者的感染与呼吸机管路相关时，应及时更换清洗、消毒外置管路及附件，必要时对呼吸机进行消毒。

7. 呼吸机各部件消毒后，应干燥后才可保存备用，且备用时间不能超过一周。

8. 医院使用的消毒剂、消毒器械或其他消毒设备，必须符合《消毒管理办法》的规定。

9. 消毒处理过程中应避免物品再次污染。用化学消毒剂消毒后的呼吸机管路应用无菌蒸馏水彻底清洗。

10. 消毒后的呼吸机应当至少每三个月监测一次，并做好监测记录。消毒后的呼吸机合格标准参考值为≤20cfu/m^2；如高度怀疑医院感染暴发与呼吸机相关感染时应及时监测（建议采样部位：外表面板、外管路、湿化罐、集水杯、流量传感器、吸气和呼气端细菌过滤器、呼吸机内部可拆卸的呼气管路等）。

【评分标准】

呼吸机管路清洗消毒技术操作规范与考核标准

项目	总分	技术操作要求	评分	评分等级				得分
				A	B	C	D	
评估	10	管路是否有裂痕，破损，渗漏	5	5	3	1	0	
		各部位接口处有无磨损，毛刺	5	5	3	1	0	
操作前准备	15	操作：戴手套，戴口罩	5	5	3	1	0	
		用物准备：消毒剂、呼吸机管路消毒机	5	5	3	1	0	
		环境：清洁、污染物分区域放置	5	5	3	1	0	
操作过程	60	核对：管路各部分完整性	5	5	3	1	0	
		用去酶剂清洗管路中的分泌物等污物	15	5	3	1	0	
		调试：消毒机自检合格	10	10	6	3	0	
		启动管路清洗过程	5	5	3	1	0	
		取出清洗后的管路，检查管路中是否有残留	10	10	6	3	0	

续表

<table>
<tr><th rowspan="2">项目</th><th rowspan="2">总分</th><th rowspan="2">技术操作要求</th><th rowspan="2">评分</th><th colspan="4">评分等级</th><th rowspan="2">得分</th></tr>
<tr><th>A</th><th>B</th><th>C</th><th>D</th></tr>
<tr><td rowspan="3">操作过程</td><td rowspan="3"></td><td>将管路放入消毒机中</td><td>5</td><td>5</td><td>3</td><td>1</td><td>0</td><td></td></tr>
<tr><td>消毒程序完成，待管路温度降至常温时取出</td><td>5</td><td>5</td><td>3</td><td>1</td><td>0</td><td></td></tr>
<tr><td>将管路置于洁净包装中，密封，标记</td><td>5</td><td>5</td><td>3</td><td>1</td><td>0</td><td></td></tr>
<tr><td rowspan="3">操作后</td><td rowspan="3">15</td><td>整理用物</td><td>8</td><td>8</td><td>6</td><td>3</td><td>0</td><td></td></tr>
<tr><td>按医疗垃圾处理用物</td><td>2</td><td>2</td><td>1</td><td>0</td><td>0</td><td></td></tr>
<tr><td>洗手、记录、签字</td><td>5</td><td>5</td><td>3</td><td>1</td><td>0</td><td></td></tr>
<tr><td>总分</td><td>100</td><td></td><td>100</td><td></td><td></td><td></td><td></td><td></td></tr>
</table>

（齐晓玖）

【参考文献】

[1] 刘又宁. 机械通气与临床[M]. 北京:科学出版社,1998.
[2] 刘华升. 内科护理学[M]. 北京:中国协和医科大学出版社,2011.

第六章

呼吸介入护理与配合

第一节　纤维支气管镜检查护理配合

纤维支气管镜（简称纤支镜）是一种导光器械，能将图像从一端传至另一端，具有镜体细、可弯曲、视野范围大、可直接看清气管的第三甚至第四级分支，并且可以直接吸痰，钳夹、钳取组织做病理检查或用毛刷行细胞学检查等优点，操作方便，患者痛苦小，为目前早期诊断肺癌的重要手段之一（图6－1－1、图6－1－2）。

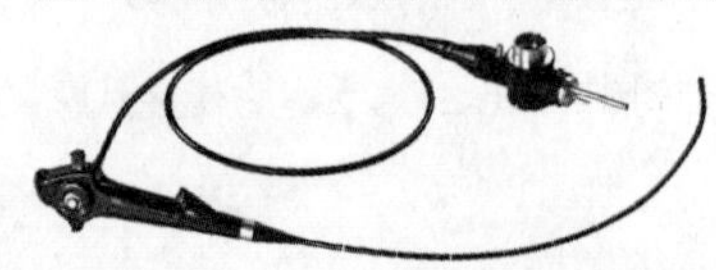

图6－1－1　纤维支气管镜

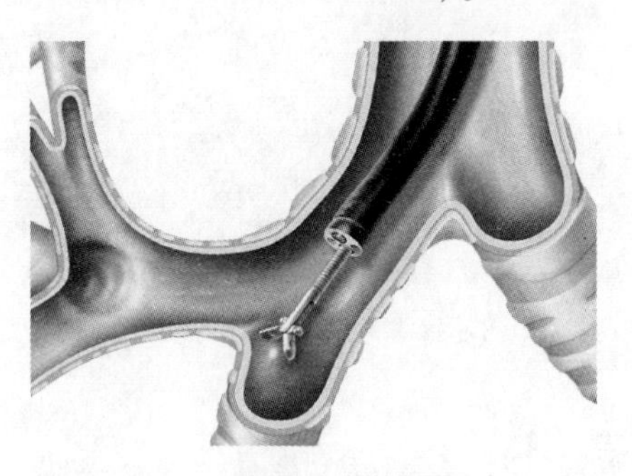

图6－1－2　纤维支气管镜取活检示意图

【适应证】

1. 不明原因的慢性咳嗽、咯血或痰中带血，经胸部 X 线检查等仍不能明确诊断者。

2. 不明原因的肺不张，或 X 线断层片显示支气管梗阻或狭窄者。

3. 不明原因的局限性哮鸣音。支气管镜有助于查明气道阻塞原因、部位、性质。

4. 不明原因的声音嘶哑。可能因喉返神经受累引起的声带麻痹和气道内新生物所致。

5. 同一肺叶或肺段的炎症反复发作，疑为阻塞性肺炎者。

6. 其他检查已有阳性发现，进一步做定位或定性诊断。如痰脱落细胞学查到癌细胞，而 X 线检查阴性的病例，需定位诊断；X 线胸片发现肺部阴影的定性诊断（借助钳取组织或刷出组织的病理或细胞学检查）。

7. 治疗性检查：如肺叶切除术后因无力咳痰而致肺不张等。

8. 胸部外伤、怀疑有气管支气管破裂，利用支气管镜检查明确诊断（图 6－1－3）。

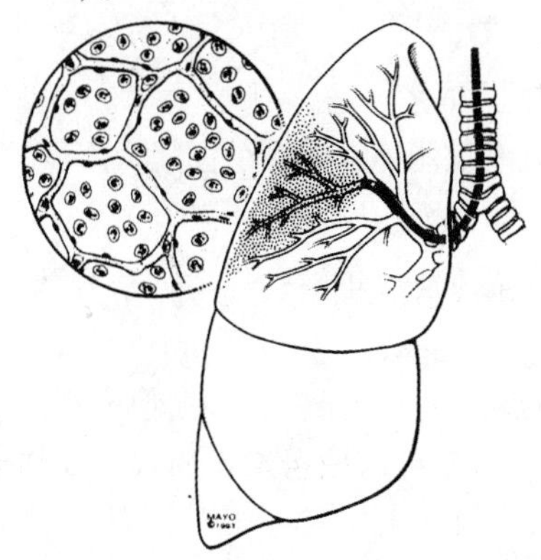

图 6－1－3　纤维支气管镜检查示意图

9. 机械通气时的气道管理。

10. 疑有气管、支气管瘘的确诊。

11. 肺或支气管感染性疾病的病因学诊断。

【禁忌证】

1. 具有不稳定的血流动力学状态。

2. 相对禁忌证（增加并发症的风险）

（1）患者合作欠佳或无法平静。

（2）近期诊断心梗或不稳定性心绞痛。

（3）目标病变近端局部气管阻塞严重。

（4）中度到重度低血氧症或任何程度的高碳酸血症。

（5）活动性大出血。

（6）严重的高血压及心律失常。

（7）尿毒症和肺动脉高压。

（8）肺脓肿。

（9）上腔静脉综合征。

（10）疑有主动脉瘤。

（11）严重衰弱和营养不良。

（12）已知的或怀疑妊娠者。

（13）重症哮喘。

（14）颅内压增高。

（15）多发性肺大泡。

（16）严重凝血功能异常或血小板减少。

【评估】

1. 患者的生命体征、年龄、病情、全身状况、合作及配合能力。

2. 支气管镜检查的必要条件：支气管镜检查可以在支气管镜室或手术室进行，甚至可以根据患者的病情及临床状况，在ICU或者急诊科的床边进行。

（1）经过培训的工作人员　两名经验丰富的术者和两名助手（其中1名有执照的护士）。

（2）控制感染的设备及环境　保证操作间充分的通风预防感染性疾病的传播。

（3）术前内镜室环境要求　进行彻底的湿式清洁消毒、紫外线灯照射1小时；限制室内工作人员数量，操作者着装符合无菌操作要求。

【用物】

1. 支气管镜和配件。
2. 主机光源，以及图像采集设备。
3. 吸引活检针。
4. 细胞刷，活检钳，回收网篮等。提前确认支气管镜的内径、镜子配件与外径的兼容性。
5. 样本收集装置。
6. 牙垫。
7. 喉镜和不同型号的气管插管、必要时备喉罩。
8. 抢救设备及药品。
9. 静脉输液物品。
10. 水溶性润滑剂，凝胶润滑剂或者硅油。
11. 监护设备。
12. 氧气和负压系统。
13. 污物处理区，蛋白酶剂，消毒剂。

【操作步骤】

1. 术前准备

（1）术者在进行支气管镜检查前，必须仔细评估胸片或胸CT，并提前制定治疗方案。

（2）术者在签署知情同意时，详细地向患者及家属解释检查过程、风险及受益，使患者更加配合。

（3）护士进行术前宣教：讲解目的、方法、注意事项等，缓解患者紧张情绪。

（4）禁食、水：术前8小时。

（5）实验室检查：一般情况下，常规检测血小板计数、出血、凝血时间检查、传染病学相关实验室检查。

（6）行抗凝血治疗的患者应至少在检查的前三天停用抗凝

药物。

（7）行抗血小板治疗的患者应至少在检查的前五天停用抗血小板药。

（8）BUN（血尿素氮）>45mmol/L 的患者不应行支气管内组织活检。

（9）行心电图可以显示患者有无心脏疾病的风险、发现相关的病史。

（10）哮喘患者检查前建议使用β肾上腺素支气管扩张剂。

（11）提前应用阿托品或甘罗溴铵对减少检查相关的咳嗽或分泌物没有作用，不应作为常规使用。

（12）预防性应用抗生素用于有细菌性心内膜炎病史或心脏瓣膜病变的患者，不建议常规应用。

2. 术中操作配合

（1）患者取半卧位或仰卧位。

（2）取下义齿。

（3）连接监护系统。

（4）给氧　通过鼻导管途径吸氧。

（5）建立静脉通路。

（6）麻醉　局麻或局麻+镇静镇痛。联合静脉镇痛镇静的方法可以减轻患者的痛苦，在镇静下比较容易保持体位，使血压、心律等更容易保持平稳。

①局麻：利多卡因是最常用的局麻药，无利多卡因不良反应史时可使用。推荐给予2%利多卡因2ml以达到最低有效作用，不超过5ml/kg以免中毒（痉挛、心律失常）。在这方面，有研究显示较高的麻醉效果可提高患者耐受力，而且不导致中毒。

②镇静：推荐谨慎的药物滴定，使用小剂量，持续评估患者状态及舒适度。咪达唑仑由于其起效迅速，并产生镇静与遗忘作用，成为最常用的苯二氮䓬类药物。评估患者具体情况如：体重、心率、血压、有无饮酒史及镇静药物服药史，遵医嘱给药。

③镇痛：枸橼酸芬太尼，根据患者情况，遵医嘱给药。

（7）局麻患者告知避免咳嗽、讲话。

（8）支气管镜进入并仔细检查上呼吸道。

（9）在声门水平，利多卡因的作用使得支气管镜平稳通过声门（图6－1－4）。

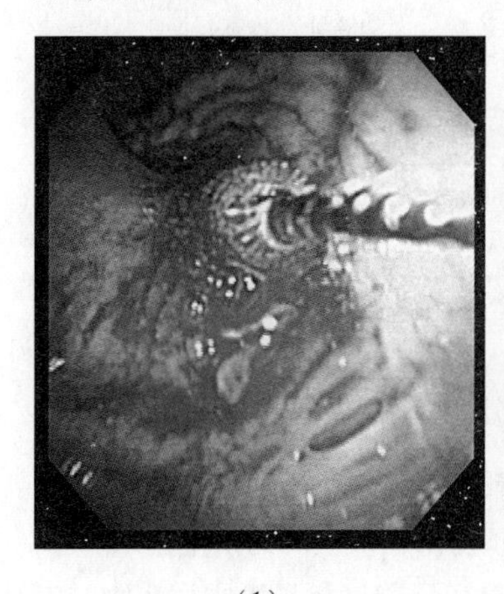

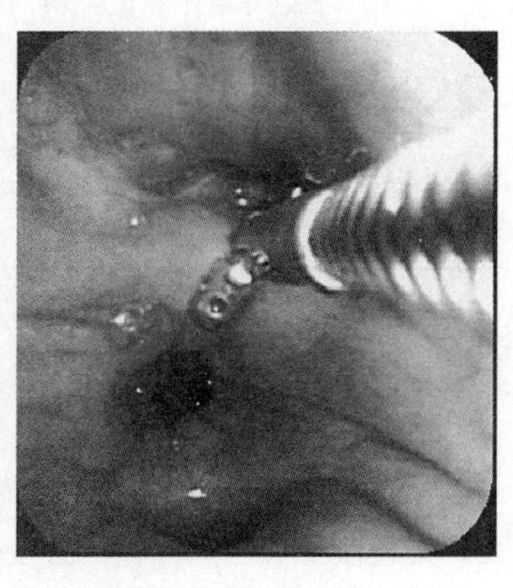

(1) (2)

图6－1－4 纤维支气管镜取活检

（10）在声门处要检查其外形与活动情况。

（11）通过声门后进入气管、支气管进行全面检查。

（12）在镜检通道内使用规律的利多卡因剂量，一般是在气管、隆突、主支气管处给药。

（13）病变部位给予镜检通道下钳取病理或刷检。

（14）留取影像学资料。

（15）术中观察生命体征变化。

（16）退出支气管镜。

3. 术后处置

（1）按照《内镜清洗消毒操作规范》消毒器械（表6－1－1）。

（2）正确处理标本，及时送检。

表 6-1-1 消毒器械

细胞刷	细胞学检查，"Z"型涂片，95%乙醇固定
	细菌学检查，"Z"型涂片，空气干燥放置
活检钳	病理学检查，钳夹滤纸蘸取标本，置于含10%福尔马林的标本瓶内
灌洗液	细胞学检查，置于含95%乙醇（灌洗液量的10%）灌洗瓶内
	细菌学检查，吸入灌洗瓶内送检
穿刺活检	细胞学检查，穿刺涂片同细胞刷
	病理学检查，组织条处理同活检钳
	冲洗液处理同灌洗液

4. 并发症：发热、喉部痉挛、声音嘶哑、出血、支气管痉挛、低氧血症、气胸等。

【注意事项】

1. 术中：使用毛刷及活检操作时，对于一些血供丰富的病变，即使凝血功能正常者，也应预防出血及气胸的发生。

2. 局麻患者术后2小时、局麻+镇静麻醉患者术后4小时内勿进食水，因麻醉后功能尚未恢复，以免呛咳引发吸入性感染。

3. 检查后应尽量避免用力咳嗽，以免引起刷检或活检部位的出血。

4. 检查后患者应留诊观察15~30分钟。除常规一般生命体征外，主要观察患者有无咯血、声音嘶哑以及呼吸音情况。有出血者，尤其取活检的患者，观察时间不能少于30分钟，并做好相关健康教育，消除紧张情绪。多量出血者相应处理，待病情稳定后，护士应护送患者回病房或门诊留观室，并与临床医师交代病情。

5. 使用局麻+镇静麻醉患者检查后，需要一定的时间恢复，直到镇静作用消失。至少8小时之内不允许驾驶或参加危险的运动。

6. 建议每个支气管镜检查的患者能有一名家属陪同，以便发现检查后的并发症等不适时及时通知医生。

7. 遵守保护性诊疗措施。

【评分标准】

纤维支气管镜检查技术考核评分标准

项目	总分	技术操作要求	评分	评分等级				得分
				A	B	C	D	
评估	10	评估患者生命体征、年龄、全身状况、血氧饱和度及配合能力	5	5	3	1	0	
		评估患者主要病情、诊断、适应证、既往史	5	5	3	1	0	
操作前准备	20	服装整洁、仪表端庄、戴口罩、洗手	5	5	3	1	0	
		向患者解释沟通、语言、内容适当，态度真诚	5	5	3	1	0	
		人员准备、分工明确、环境整洁、舒适、安全	5	5	3	1	0	
		器械及物品准备齐全、放置妥当	5	5	3	1	0	
操作过程	60	核对患者信息正确	3	3	2	1	0	
		关闭门窗、协助患者取正确体位	3	3	2	1	0	
		取下义齿、局部麻醉	8	8	6	3	0	
		连接监护系统	5	5	3	1	0	
		建立静脉通路、给氧	5	5	3	1	0	
		配合术者支气管镜进入并仔细检查上呼吸道正确	5	5	3	1	0	
		操作中遵循无菌原则	5	5	3	1	0	
		密切监测生命体征变化	5	5	3	1	0	
		在镜检通道内使用规律的利多卡因方法正确	5	5	3	1	0	
		配合术者病变部位给予镜检通道下钳取病理或刷检方法正确	5	5	3	1	0	

续表

项目	总分	技术操作要求	评分	评分等级				得分
				A	B	C	D	
操作过程		并发症监测及处理	5	5	3	1	0	
		检查标本处理方法正确、送检及时	3	3	2	1	0	
		器械消毒、洗手、记录	3	3	2	1	0	
评价	10	操作过程中动作熟练，遵循无菌原则、病情观察准确	5	5	3	1	0	
		文字记录及时、客观、准确、条理清楚，重点突出	5	5	3	1	0	
总分	100		100					

（张峰）

第二节　自体荧光支气管镜检查护理配合

荧光支气管镜是观察支气管黏膜上皮细胞发射出的荧光，根据荧光的不同来判断细胞是否发生癌变的一种检查方法。细胞发射荧光的方式有两类，一类是经光敏剂诱导后细胞发出荧光，目前这项技术极少使用。另一类是细胞自发荧光，用适当波长的光线照射组织细胞会发出荧光，这就是细胞自发荧光（图6-2-1）。

【检查方法】

1. 普通支气管镜检查。
2. 荧光支气管镜检查，确定可以病变部位。
3. 在常规支气管镜下对可疑癌变部位取活检送病理检查。

【适应证】

1. 已经确诊的肺癌患者。
2. 高度怀疑肺癌的患者，如无明确转移征象的I期肺癌术后患者但存在较高的复发风险者。

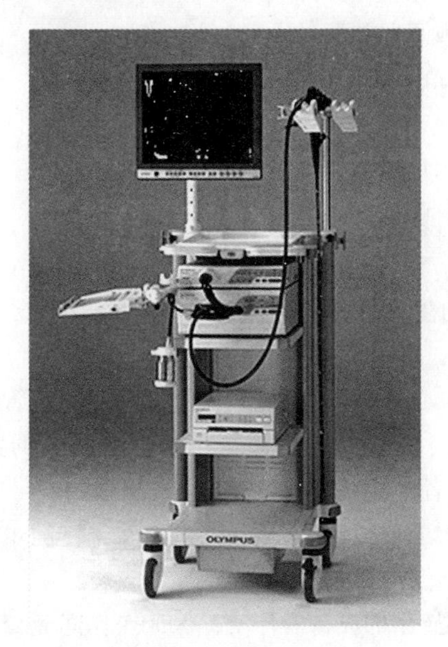

图 6－2－1　自体荧光支气管镜

3. 临床表现高度怀疑肺癌者。

【禁忌证】

1. 具有不稳定的血流动力学状态。

2. 相对禁忌证（增加并发症的风险）

（1）患者合作欠佳或无法平静。

（2）近期诊断心梗或不稳定型心绞痛。

（3）目标病变局部气管阻塞严重。

（4）中度到重度低氧血症或高碳酸血症。

（5）活动性大出血。

（6）严重的高血压及心律失常。

（7）尿毒症和肺动脉高压。

（8）肺脓肿。

（9）上腔静脉综合征。

（10）疑有主动脉瘤。

（11）严重衰弱和营养不良。

（12）已知的或怀疑妊娠者。

（13）重症哮喘。

（14）颅内压增高。

（15）肝脏疾病。

【评估】

1. 患者的生命体征、年龄、病情、全身状况、合作及配合能力。

2. 荧光支气管镜检查的必要条件：荧光支气管镜检查可以在支气管镜室或手术室进行，甚至可以根据患者的病情及临床状况，在ICU或者急诊科的床边进行。

（1）经过培训的工作人员：两名经验丰富的术者和两名助手（其中1名有执照的护士）。

（2）控制感染的设备及环境：保证操作间充分的通风预防感染性疾病的传播。

（3）术前内镜室环境要求：进行彻底的湿式清洁消毒、紫外线灯照射1小时；限制室内工作人员数量，操作者着装符合无菌操作要求。

【用物】

1. 支气管镜和配件。

2. 主机光源，以及图像采集设备。

3. 吸引活检针。

4. 细胞刷，活检钳，回收网篮等。提前确认支气管镜的内径、镜子配件与外径的兼容性。

5. 样本收集装置。

6. 牙垫。

7. 喉镜和不同型号的气管插管（必要时备喉罩）。

8. 抢救设备及药品。

9. 静脉输液物品。

10. 水溶性润滑剂，凝胶润滑剂或者硅油。

11. 监护设备。

12. 氧气和负压系统。

13. 污物处理区，蛋白酶剂，消毒剂。

【操作步骤】

1. 术前准备

（1）术者在进行支气管镜检查前，必须仔细评估胸片或胸CT，并提前制定治疗方案。

（2）术者在签署知情同意时，详细地向患者及家属解释检查过程、风险及受益，使患者更加配合。

（3）护士进行术前宣教：讲解目的、方法、注意事项等，缓解患者紧张情绪。

（4）禁食、水：术前8小时。

（5）实验室检查：一般情况下，常规检测血小板计数、出血、凝血时间检查、传染病学相关实验室检查。

（6）行抗凝血治疗的患者应至少在检查的前三天停用抗凝药物。

（7）行抗血小板治疗的患者应至少在检查的前五天停用抗血小板药物。

（8）BUN（血尿素氮）>45mmol/L的患者不应行支气管内组织活检。

（9）行心电图可以显示患者有无心脏疾病的风险、发现相关的病史。

（10）哮喘患者检查前建议使用β肾上腺素支气管扩张剂。

（11）提前应用阿托品或甘罗溴铵对减少检查相关的咳嗽或分泌物没有作用，不应作为常规使用。

（12）预防性应用抗生素用于有细菌性心内膜炎病史或心脏瓣膜病变的患者，不建议常规应用。

2. 术中操作配合

（1）患者取半卧位或仰卧位。

（2）取下义齿。

（3）连接监护系统。

（4）给氧：通过鼻导管途径吸氧。

（5）建立静脉通路。

（6）麻醉　局麻或局麻 + 镇痛镇静。联合静脉镇痛镇静的方法可以减轻患者的痛苦，在镇静下比较容易保持体位，使血压、心律等更容易保持平稳。

①局麻：利多卡因是最常用的局麻药，无利多卡因不良反应史时可使用。推荐给予 2% 利多卡因 2ml 以达到最低有效作用，不超过 5ml/kg 以免中毒（痉挛、心律失常）。在这方面，有研究显示较高的麻醉效果可提高患者耐受力，而且不导致中毒。

②镇静：推荐谨慎的药物滴定，使用小剂量，持续评估患者状态及舒适度。咪达唑仑由于其起效迅速，并产生镇静与遗忘作用，成为最常用的苯二氮䓬类药物。评估患者具体情况如：体重、心率、血压、有无饮酒史及镇静药物服药史，遵医嘱给药。

③镇痛：枸橼酸芬太尼，根据患者情况，遵医嘱给药。

（7）局麻患者告知避免咳嗽、讲话。

（8）选择鼻通路的准备包括：鼻孔、鼻腔、咽部局麻；选择口通路的使用牙垫防止损伤支气管镜。

（9）支气管镜进入并仔细检查上呼吸道。

（10）在声门水平，利多卡因的作用使得支气管镜平稳通过声门。

（11）在声门处要检查其外形与活动情况。

（12）通过声门后进入气管、支气管进行全面检查（图 6－2－2）。

（13）在镜检通道内使用规定的利多卡因剂量，一般是在气管、隆突、主支气管处给药。

（14）荧光支气管镜确定可疑病变部位。

（15）在常规支气管镜下对可疑病变部位钳取病理。

（16）留取影像学资料。

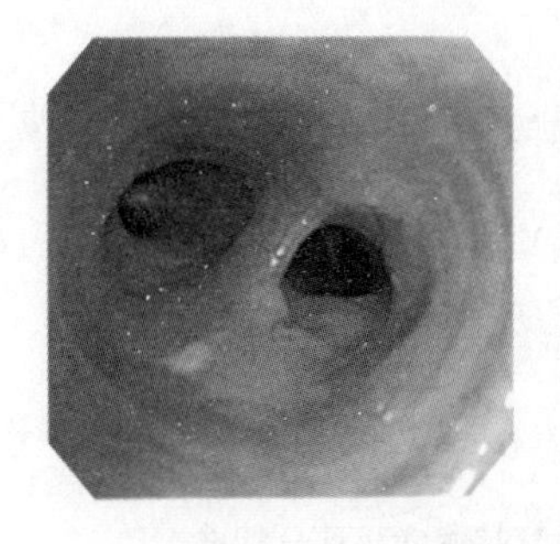 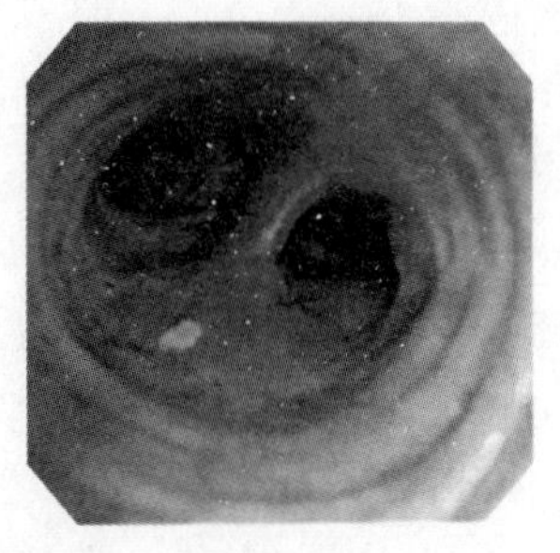

图 6-2-2 自体荧光支气管镜下检查

(17) 术中观察生命体征变化。

(18) 退出支气管镜。

3. 术后处置

(1) 按照《内镜清洗消毒操作规范》消毒器械。

(2) 正确处理标本，及时送检。

4. 并发症：发热、喉部不适、声音嘶哑、痰中带血、支气管痉挛，患者自诉胸痛、气短、咳血等。

【注意事项】

1. 术中：因患者气道内瘢痕组织、镜检时摩擦、炎症反应等可使荧光支气管镜检查出现假阳性结果，但活检组织的病理结果能帮助临床医师识别假阳性率，因此一般不影响诊断结果。

嘱患者术后 2 小时内勿进食水，因声门麻醉后功能尚未恢复，以免呛咳引发吸入性感染。

2. 检查后因麻醉药的作用，咽喉部会有不同程度的异物感，1~2 小时后可自行消失，应尽量避免用力咳嗽，以免引起刷检或活检部位的出血。

3. 检查后患者应留诊观察 15~30 分钟。除常规一般生命体征外，主要观察患者有无咯血、声音嘶哑以及呼吸音情况。有出血者，尤其取活检的患者，观察时间不能少于 30 分钟，并做好相关健康教育，消除紧张情绪。多量出血者给予相应处理，待病情稳定后，护士应护送患者回病房或门诊留观室，并与临床医师交代病情。

4. 使用镇静药物患者检查后，需要一定的时间恢复，直到镇静作用消失。至少8小时之内不允许驾驶或参加危险的运动。

5. 建议每个支气管镜检查的患者能有一名家属陪同，以便发现检查后的不适时及时通知医生。

6. 遵守保护性诊疗措施。

【评分标准】

自体荧光支气管镜检查技术考核评分标准

项目	总分	技术操作要求	评分	评分等级				得分
				A	B	C	D	
评估	10	评估患者生命体征、年龄、全身状况、血氧饱和度及配合能力	5	5	3	1	0	
		评估患者主要病情、诊断、适应证、既往史	5	5	3	1	0	
操作前准备	20	服装整洁、仪表端庄、戴口罩、洗手	5	5	3	1	0	
		向患者解释、沟通，语言、内容适当，态度真诚	5	5	3	1	0	
		人员分工明确，环境整洁、舒适、安全	5	5	3	1	0	
		器械及物品准备齐全、放置妥当	5	5	3	1	0	
操作过程	60	核对患者信息正确	3	3	2	1	0	
		关闭门窗、协助患者取正确体位	3	3	2	1	0	
		取下义齿、局部麻醉	8	8	6	3	0	
		连接监护系统	5	5	3	1	0	
		建立静脉通路、给氧	5	5	3	1	0	

续表

项目	总分	技术操作要求	评分	评分等级				得分
				A	B	C	D	
操作过程		配合术者支气管镜进入并仔细检查上呼吸道正确	5	5	3	1	0	
		操作中遵循无菌原则	5	5	3	1	0	
		密切监测生命体征变化	5	5	3	1	0	
		在镜检通道内使用规律的利多卡因方法正确	5	5	3	1	0	
		配合术者病变部位给予镜检通道下钳取病理或刷检方法正确	5	5	3	1	0	
		并发症监测及处理	5	5	3	1	0	
		检查标本处理方法正确、送检及时	3	3	2	1	0	
		器械消毒、洗手、记录	3	3	2	1	0	
评价	10	操作过程中动作熟练，遵循无菌原则、病情观察准确	5	5	3	1	0	
		文字记录及时、客观、准确、条理清楚，重点突出	5	5	3	1	0	
总分	100		100					

（张峰）

第三节　支气管镜气道内超声检查技术护理配合

支气管镜气道内超声检查（EBUS）：经超声显示气管、支气管壁及其紧邻的组织结构的诊断技术称为支气管镜气道内超声。

支气管内超声探头有两种类型，一种是环扫超声探头，主要用于肺外周病变的诊断；另一种是凸面超声探头，探头位于支气管镜的末端，可延气道长轴进行扇形扫描，经操作孔道插入穿刺针实现超声引导下的实时穿刺。以下主要针对凸面超声探头检查（图 6－3－1、图 6－3－2）。

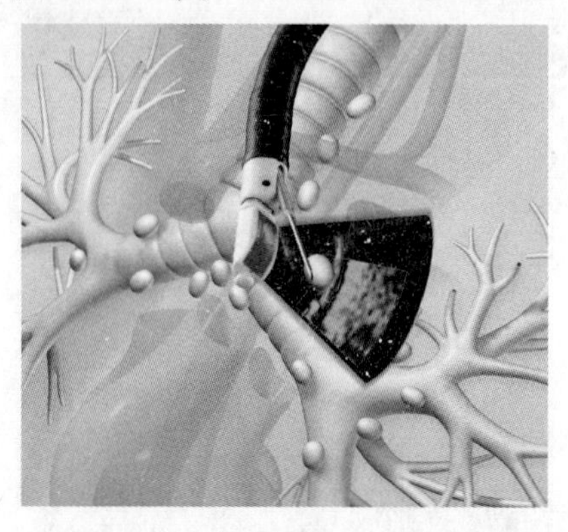

图 6－3－1　经支气管镜超声引导下穿刺示意图

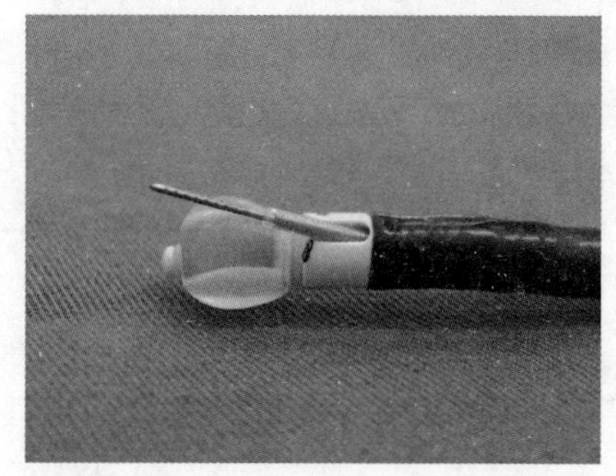

图 6－3－2　超声支气管镜及穿刺针

【适应证】

1. 原发性肺癌的肺门、纵隔淋巴结评估。
2. 肺部转移性肿瘤的肺门、纵隔淋巴结评估。
3. 原因不明的肺门、纵隔淋巴结肿大的诊断。
4. 纵隔肿瘤的诊断。
5. 肺内肿瘤的诊断。

【禁忌证】

1. 具有不稳定的血流动力学状态。

2. 相对禁忌证（增加并发症的风险）

（1）患者合作欠佳或无法平静。

（2）近期诊断心梗或不稳定性心绞痛。

（3）目标病变近端局部气管阻塞严重。

（4）中度到重度低血氧症或高碳酸血症。

（5）活动性大出血。

（6）严重的高血压及心律失常。

（7）尿毒症和肺动脉高压。

（8）肺脓肿。

（9）上腔静脉综合征。

（10）疑有主动脉瘤。

（11）严重衰弱和营养不良。

（12）已知的或怀疑妊娠者。

（13）重症哮喘。

（14）颅内压增高。

【评估】

1. 患者的生命体征、年龄、病情、全身状况、合作及配合能力。

2. EBUS 的必要条件：EBUS 可以在支气管镜室或手术室进行，甚至可以根据患者的病情及临床状况，在 ICU 或者急诊科的床边进行。

（1）经过培训的工作人员：2 名经验丰富的术者、1 名麻醉师和 2 名助手（其中 1 名有执照的护士）。

（2）控制感染的设备及环境：保证操作间充分的通风预防感染性疾病的传播。

（3）术前内镜室环境要求：进行彻底的湿式清洁消毒、紫外线灯照射 1 小时；限制室内工作人员数量，操作者着装符合无菌操作要求。

【用物】

1. 超声支气管镜和水囊。

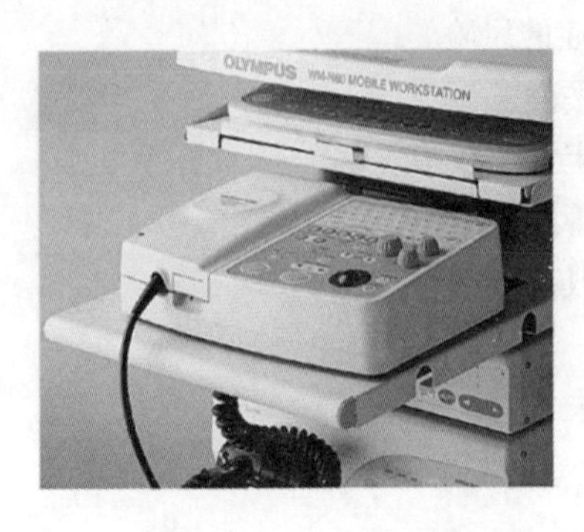

图6－3－3　超声主机

2. 主机光源、超声图像处理装置以及图像采集设备（图6－3－3、图6－3－4）。

3. 生理盐水、注射器。

4. 牙垫。

5. 喉镜和不同型号的气管插管、必要时备喉罩。

6. 抢救设备及药品。

7. 静脉输液物品。

8. 水溶性润滑剂，凝胶润滑剂或者硅油。

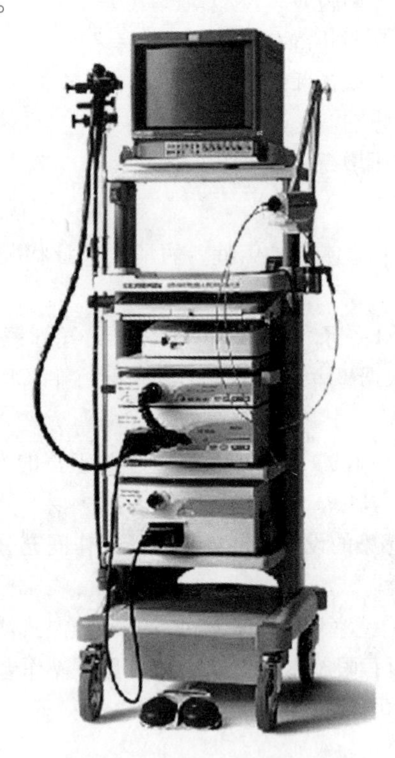

图6－3－4　电子气管镜工作站

9. 监护设备。

10. 氧气和负压系统。

11. 污物处理区，蛋白酶剂，消毒剂。

【操作步骤】

1. 术前准备

（1）术者在进行支气管镜检查前，必须仔细评估胸部 CT，并提前制定治疗方案。

（2）术者在签署知情同意时，详细地向患者及家属解释检查过程、风险及受益，使患者更加配合。

（3）护士进行术前宣教，讲解目的、方法、注意事项等，缓解患者紧张情绪。

（4）术前 8 小时禁食、水。

（5）实验室检查，一般情况下常规检测血小板计数、凝血、传染性疾病相关实验室检查。

（6）行心电图检查可以显示患者有无心脏疾病的风险、发现相关的病史。

（7）行抗凝血治疗的患者应至少在检查的前三天停用抗凝药物。

（8）行抗血小板治疗的患者应至少在检查的前五天停用抗血小板药物。

（9）哮喘患者检查前建议使用 β_2 受体激动剂等支气管扩张剂。

（10）提前应用阿托品或甘罗溴铵对减少检查相关的咳嗽或分泌物没有作用，不应作为常规使用。

（11）预防性应用抗生素，用于有细菌性心内膜炎病史或心脏瓣膜病变的患者，不建议常规应用。

2. 术中操作配合

（1）患者取半卧位或仰卧位。

（2）取下义齿。

（3）连接监护系统。

（4）给氧　遵医嘱给氧。

（5）建立静脉通路。

（6）麻醉　局麻+镇静或全身麻醉。

1）局麻+镇静方式：联合静脉镇痛镇静的方法可以减轻患者的痛苦，在镇静下比较容易保持体位，使血压、心律等更容易保持平稳。

①局麻：利多卡因是最常用的局麻药，无利多卡因不良反应史时可使用。推荐给予2%利多卡因2ml以达到最低有效作用，不超过5ml/kg以免中毒（痉挛、心律失常）。在这方面，有研究显示较高的麻醉效果可提高患者耐受力，而且不导致中毒。

②镇静：推荐谨慎的药物滴定，使用小剂量，持续评估患者状态及舒适度。咪达唑仑由于其起效迅速，并产生镇静与遗忘作用，成为最常用的苯二氮䓬类药物。评估患者具体情况如：体重、心率、血压、有无饮酒史及镇静药物服药史，遵医嘱给药。

③镇痛：枸橼酸芬太尼，根据患者情况，遵医嘱给药。

2）全身麻醉方式：用异丙酚1～2ml、咪达唑仑5mg静脉推注诱导麻醉，然后异丙酚持续静脉泵入麻醉，间断静脉推注肌松剂保持肌松。

（7）选择鼻通路的准备包括：鼻孔、鼻腔、咽部局麻；选择口通路的使用牙垫防止损伤支气管镜（由于超声支气管镜外径较粗，一般选择经口进镜，也可经鼻、经喉罩进镜）。

（8）一般先进行常规支气管镜检查，支气管镜退出前吸净气道内分泌物。

（9）进入超声支气管镜，镜下视野为声带前联合时即可顺利通过声门。

（10）当超声支气管镜到达目标区域时，向水囊内注入0.3～0.5ml生理盐水，若病变易于观察，也可不安装水囊。

（11）观察病变部位最大直径、形态、超声下特征及血流信号。

（12）将超声支气管镜前端紧贴气管壁，获得清晰的超声图像。

（13）术中观察生命体征变化。

（14）退出超声支气管镜。

3. 术后处置

（1）按照《内镜清洗消毒操作规范》消毒器械。

（2）正确处理标本，及时送检。

4. 并发症：一般无严重并发症，可能出现的并发症：发热、咳嗽、咽痛、出血等不适。

【注意事项】

1. 操作前将专用水囊套在超声探头上并排净水囊内气体。

2. 由于超声内镜外径接近7.0mm，一般建议经口插入内镜。

3. 检查后4小时禁食水、卧床，因声门麻醉后功能尚未恢复，以免呛咳引发吸入性感染。

4. 检查后因麻醉药的作用，咽喉部会有不同程度的异物感，1～2h后可自行消失。

5. 遵守保护性诊疗措施。

【评分标准】

支气管镜气道内超声技术考核评分标准

项目	总分	技术操作要求	评分	评分等级				得分
				A	B	C	D	
评估	10	评估患者生命体征、年龄、全身状况、血氧饱和度及配合能力	5	5	3	1	0	
		评估患者主要病情、诊断、适应证、既往史	5	5	3	1	0	
操作前准备	30	服装整洁、仪表端庄、戴口罩、洗手	5	5	3	1	0	
		向患者解释、沟通，语言、内容适当，态度真诚	5	5	3	1	0	

续表

项目	总分	技术操作要求	评分	评分等级				得分
				A	B	C	D	
操作前准备		人员准备、分工明确、环境整洁、舒适、安全	5	5	3	1	0	
		器械及物品准备齐全、放置妥当	5	5	3	1	0	
		超声内镜安装水囊方法正确	5	5	3	1	0	
		检查一次性穿刺针方法正确	5	5	3	1	0	
操作过程	50	核对患者信息正确	3	3	2	1	0	
		关闭门窗、协助患者取正确体位	3	3	2	1	0	
		取下义齿、局部麻醉	3	3	2	1	0	
		连接监护系统	5	5	3	1	0	
		建立静脉通路、给氧	5	5	3	1	0	
		配合术者经口腔送入超声支气管镜并抽净水囊内气体	5	5	3	1	0	
		操作中遵循无菌原则	5	5	3	1	0	
		密切监测生命体征变化	5	5	3	1	0	
		当超声支气管镜到达目标区域时，向水囊内注入 0.3～0.5ml 生理盐水	5	5	3	1	0	
		并发症监测及处理	5	5	3	1	0	
		检查标本处理方法正确、送检及时	3	3	2	1	0	
		器械消毒、洗手、记录	3	3	2	1	0	
评价	10	操作过程中动作熟练，遵循无菌原则、病情观察准确	5	5	3	1	0	
		文字记录及时、客观、准确、条理清楚，重点突出	5	5	3	1	0	
总分	100		100					

（张峰）

第四节　全肺灌洗检查护理配合

全肺灌洗是一种物理清除肺泡内过量脂蛋白物质的方法。目前全肺灌洗技术已成为肺泡蛋白沉积症治疗的“金标准”。灌洗液采用无菌生理盐水，温度控制在37°C。比较局麻下分段肺泡灌洗，全麻下大容量全肺灌洗的优点是：患者舒适；单次灌洗量大、灌洗效率高；较为安全；通常只需左右肺各一次，个别需要重复一次。

【适应证】

1. 诊断明确，如肺泡蛋白沉积症。

2. 呼吸困难症状明显、严重的咳嗽、胸痛，或伴有日常生活和工作受限。

3. 肺泡蛋白沉积症反复引起下呼吸道感染。

4. 肺内分流大于10% 。

5. 活动后血氧分压明显下降者。

【禁忌证】

1. 具有不稳定的血流动力学状态。

2. 相对禁忌证（增加并发症的风险）：

（1）近期心肌梗死。

（2）肺动脉高压。

（3）未治疗的气胸。

（4）心律失常、心力衰竭。

（5）活动性肺部感染。

【评估】

1. 患者的生命体征、年龄、病情、全身状况、合作及配合能力。

2. 全肺灌洗的必要条件：全肺灌洗应在消毒规范、抢救设备齐全的支气管镜室或手术室进行。

（1）经过培训的工作人员：至少两名经验丰富的术者、1名麻醉师和两名助手（其中1名有执照的护士）。

（2）控制感染的设备及环境：保证操作间充分的通风预防感染性疾病的传播。

（3）术前内镜室环境要求：进行彻底的湿式清洁消毒、紫外线灯照射1小时；限制室内工作人员数量，操作者着装符合无菌操作要求。

【用物】

1. 支气管镜和配件，提前确认支气管镜的内径、镜子配件与外径的兼容性。
2. 光源，以及相关的录像与拍照设备。
3. 双腔气管插管、标准气管插管。
4. 呼吸机、麻醉机。
5. 气囊密封试验的管路。
6. Y型管。
7. 恒温加热装置、37℃无菌生理盐水10000～20000ml。
8. 抢救设备及药品。
9. 静脉输液物品。
10. 水溶性润滑剂，凝胶润滑剂或者硅油。
11. 胸腔闭式引流切开包。
12. 监护设备。
13. 氧气和负压系统。
14. 灌洗液收集装置。
15. 污物处理区，蛋白酶剂，消毒剂。

【操作步骤】

1. 术前准备

（1）术者在进行全肺灌洗前，必须仔细评估胸片或胸CT、肺功能、血气分析、呼吸困难评分，并提前制定手术方案。

（2）术者在签署知情同意时，详细地向患者及家属解释检查过程、风险及受益，使患者更加配合。

（3）护士进行术前宣教　讲解目的、方法、注意事项等，缓解患者紧张情绪。

（4）禁食、水　术前8小时。

（5）实验室检查　一般情况下常规检测血小板计数、凝血象、传染性疾病检查。

（6）行抗凝血治疗的患者应至少在检查的前三天停用抗凝药物。

（7）行抗血小板治疗的患者应至少在检查的前五天停用抗血小板药物。

（8）行心电图可以显示患者有无心脏疾病的风险、发现相关的病史。

（9）术前应严格控制肺部感染。

2. 术中操作配合

（1）患者通常采取侧卧位，拟灌洗肺脏处于低处，一般先灌洗病变较重一侧。

（2）取下义齿。

（3）连接监护系统。

（4）给氧　遵医嘱给氧。

（5）建立静脉通路。

（6）全身麻醉　用异丙酚1～2ml、咪达唑仑5mg静脉推注诱导麻醉，然后异丙酚持续静脉泵入麻醉，间断静脉推注肌松剂保持肌松。

（7）置入双腔气管插管然后行分侧肺机械通气。

（8）支气管镜检查插管远端的位置。

（9）行水封试验来确定支气管气囊功能正常。

（10）双肺同时吸入100%氧气10～15分钟。

（11）机械通气呼气末夹闭灌洗肺侧导管5分钟，维持另一侧肺通气，密切观察血氧饱和度的变化。

（12）灌洗侧气管插管连接Y型管，Y型管分别接37°C无菌生理盐水，另一端连接负压吸引装置。

（13）每次灌洗量为500～1000ml，记录出入液量，保证出入量平衡。

（14）灌洗时钳闭流出支，引流时钳闭灌洗支。

（15）术中观察生命体征变化及灌洗引出液量的变化。

（16）灌洗 1 ~ 2 个循环后，无禁忌证者配合拍击胸壁增强灌洗效果。

（17）每次只能灌洗一侧肺，灌洗完一侧再灌洗另一侧或间隔 7 ~ 10 天再灌洗另一侧肺。

（18）拔管前将患者置于头低脚高位，彻底清除肺内残留液体。

（19）灌洗结束立即行胸片检查，以除外液气胸及其他并发症。

3. 术后处置

（1）按照《内镜清洗消毒操作规范》消毒器械。

（2）正确处理标本，及时送检（图 6 – 4 – 1）。

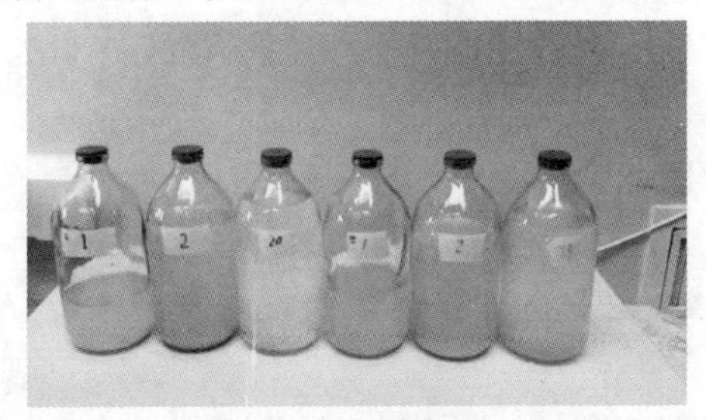

图 6 – 4 – 1　灌洗液标本

4. 并发症

（1）低氧血症。

（2）肺水肿。

（3）支气管痉挛。

（4）灌洗液流入对侧。

（5）肺不张。

（6）低血压。

（7）肺部感染。

【注意事项】

1. 术中：检查双肺分隔情况，侧卧位（灌洗侧在下方）；每次灌洗液量约为 500 ~ 1000ml，总量约 10000 ~ 15000ml；保证出入量平衡；注意洗出液的清亮度变化；撤管前彻底清除肺内残留液体。

2. 术后：灌洗结束前，将患者置于头低脚高位，将肺内液体尽量吸尽；患者一般情况稳定，动脉血氧分压大于 60mmHg 可拔除双腔气管插管，继续氧疗；每次只灌一侧肺，如需灌洗另一侧肺，需间隔 7 ~ 10 天；灌洗完毕立即行胸片检查，以除外液气胸及其他并发症。

3. 术后卧床 6 小时，以免发生跌倒等意外事件。

4. 术后 6 小时禁食水，以免呛咳引发吸入性感染。

5. 遵医嘱吸氧。

6. 术后鼓励患者主动咳嗽、咳痰与深呼吸，以促进灌洗液充分咳出。

7. 遵守保护性诊疗措施。

【评分标准】

全肺灌洗技术考核评分标准

项目	总分	技术操作要求	评分	评分等级				得分
				A	B	C	D	
评估	10	评估患者生命体征、年龄、全身状况、血氧饱和度及配合能力	5	5	3	1	0	
		评估患者主要病情、诊断、适应证、既往史	5	5	3	1	0	
操作前准备	20	服装整洁、仪表端庄、戴口罩、洗手	5	5	3	1	0	
		向患者解释、沟通，语言、内容适当，态度真诚	5	5	3	1	0	
		人员准备、分工明确、环境整洁、舒适、安全	5	5	3	1	0	
		器械及物品准备齐全、灌洗用生理盐水温度保持 37°C 方法正确	5	5	3	1	0	

续表

项目	总分	技术操作要求	评分	评分等级				得分
				A	B	C	D	
操作过程	60	核对患者信息正确	3	3	2	1	0	
		协助患者取采取侧卧位，拟灌洗肺脏处于低处	5	5	3	1	0	
		取下义齿	3	3	2	1	0	
		连接监护系统	3	3	2	1	0	
		建立静脉通路、给氧	5	5	3	1	0	
		配合术者置入双腔气管插管然后行分侧肺机械通气	5	5	3	1	0	
		操作中遵循无菌原则	5	5	3	1	0	
		密切监测生命体征变化	5	5	3	1	0	
		行水封试验来确定支气管气囊功能正常	5	5	3	1	0	
		灌洗侧气管插管连接Y型管及负压吸引装置正确	5	5	3	1	0	
		灌洗时钳闭流出支，引流时钳闭灌洗支方法正确	5	5	3	1	0	
		术中观察生命体征变化及灌洗引出液量的变化	5	5	3	1	0	
		检查标本处理方法正确、送检及时	3	3	2	1	0	
		器械消毒、洗手、记录	3	3	2	1	0	
评价	10	操作过程动作熟练，遵循无菌原则、病情观察准确	5	5	3	1	0	
		文字记录及时、客观、准确、条理清楚，重点突出	5	5	3	1	0	
总分	100		100					

（张峰）

第五节　内科胸腔镜检查护理配合

内科胸腔镜是一项有创的操作技术，能够在直视下观察到胸膜腔并进行诊断和治疗（图6-5-1）。

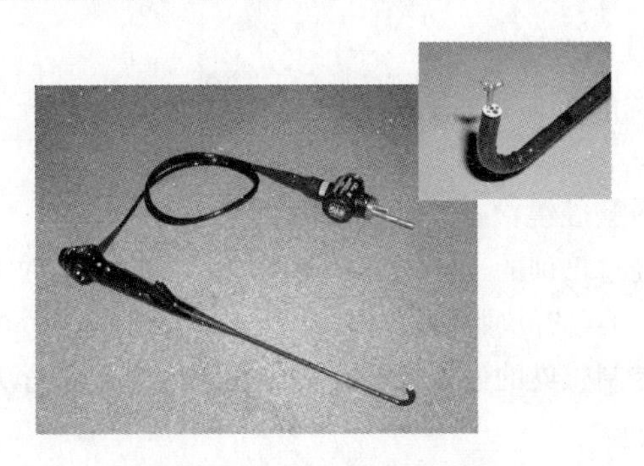

图6-5-1　软质胸腔镜

【适应证】

1. 原因不明的胸腔积液及胸膜占位性病变的诊断。
2. 胸腔积液的患者用于松解胸膜粘连。
3. 急性脓胸粘连的去除与脓液引流。
4. 弥漫性或周围型局限性肺部疾病。
5. 反复自发性气胸的治疗。

【禁忌证】

1. 绝对禁忌证

（1）广泛的胸膜粘连，胸膜腔消失者。

（2）终末期肺纤维化伴蜂窝肺。

（3）严重心肺功能不全不能平卧，或需要通气支持的呼吸衰竭。

（4）难以纠正的出血性疾病。

（5）极度衰弱不能承受手术者。

（6）肺泡囊虫病。

2. 相对禁忌证

（1）难以控制的剧烈咳嗽。

（2）发热。

（3）低氧血症和呼吸衰竭。

（4）心血管功能状态不稳定，较严重的肺动脉高压。

【评估】

1. 患者的生命体征、年龄、病情、全身状况、合作及配合能力。

2. 内科胸腔镜检查的必要条件

（1）经过培训的工作人员：至少2名经验丰富的术者和3名助手（其中1名有执照的护士）。

（2）控制感染的设备及环境：应在手术室或符合无菌操作的内镜室进行。

（3）术前内镜室环境要求：进行彻底的湿式清洁消毒、紫外线灯照射1小时；限制室内工作人员数量，操作者着装符合无菌操作要求。

【用物】

1. 环氧乙烷灭菌合格的电子胸腔镜、鞘、活检钳。

2. 主机光源，以及相关的图像采集设备。

3. 监护设备。

4. 氧气及负压系统。

5. 抢救设备及药品。

6. 静脉输液药品及物品。

7. 高压蒸汽灭菌合格的手术衣、无菌手术单。

8. 一般物品：无菌手套、无菌纱布、无菌石蜡油等。

9. 一般耗材：无菌活检钳、无菌细胞刷、无菌灌洗瓶、无菌标本瓶及留取标本用的无菌滤纸片。

10. 静脉切开包1个，胸腔闭式引流瓶1个，16－24号带针胸管1个（根据需要），50ml无菌注射器1个（术后抽吸胸腔内气体使用）。

【操作步骤】

1. 术前准备

（1）术者在进行胸腔镜检查前，必须仔细评估患者胸片、胸部 CT、胸腔超声、心电图、血气分析检查结果，并提前制定手术方案（图 6－5－2）。

影像学定位：胸部 X 线（后前位、侧位、倾斜位）；胸部 CT；胸腔超声（图 6－5－3）。

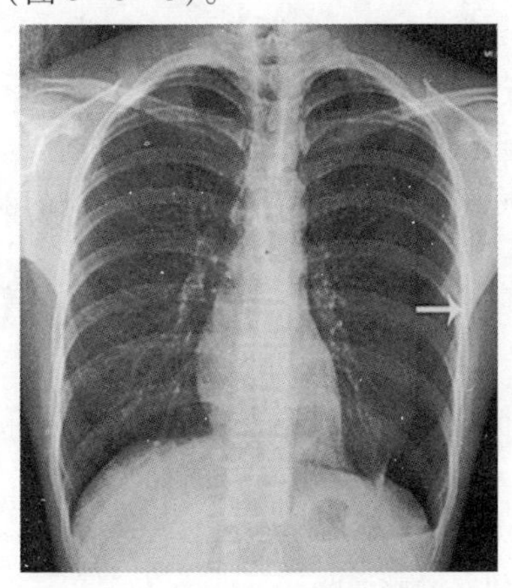

图 6－5－2　穿刺部位示意图

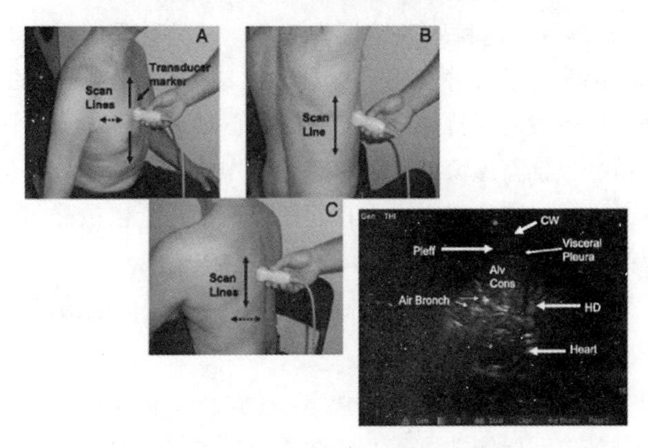

图 6－5－3　B 超引导下定位示意图

（2）术者在签署知情同意时，详细地向患者及家属解释检查过程、风险及受益，使患者更加配合。

（3）护士进行术前宣教　讲解目的、方法、注意事项等，缓解患者紧张情绪。

（4）检查当日测量并记录生命体征，有高血压病史者遵医嘱服降压药（注意控制饮水量）。

（5）术前4～6小时禁食、禁水。

（6）术前一般情况下，常规检测血小板计数、出凝血时间及传染病相关实验室检查。

（7）行抗凝血治疗的患者应至少在检查的前三天停用抗凝药物。

（8）行抗血小板治疗的患者应至少在检查的前五天停用抗血小板药物。

（9）预防性应用抗生素用于有细菌性心内膜炎病史或心脏瓣膜病变的患者，不建议常规应用。

（10）手术前建立人工气胸，若患者胸腔积液量大，也可不建立人工气胸。

（11）建立人工气胸：理想距离：肺与胸壁6～10cm。

（12）提前建立静脉通路。

（13）给氧　遵医嘱吸氧。

（14）麻醉　内科胸腔镜操作简单，麻醉科采用局麻并联合静脉镇痛镇静。联合静脉镇痛镇静的方法可以减轻患者的痛苦，在镇静下比较容易保持体位，使血压、心律等更容易保持平稳。

①镇静：推荐谨慎的药物滴定，使用小剂量，持续评估患者状态及舒适度。咪达唑仑由于其起效迅速，并产生镇静与遗忘作用，成为最常用的苯二氮䓬类药物。

②镇痛：枸橼酸芬太尼，根据患者情况，遵医嘱给药。

2. 术中操作配合

（1）患者取标准体位侧卧位90°（健侧卧位）。

健侧卧位：健侧朝下，上肢举高与身体呈一直角，下胸壁垫圆垫，使上面脊柱呈弓形，肋间隙变大。

（2）取下义齿。

（3）建立静脉通路。

（4）连接监护系统。

（5）遵医嘱给氧。

（6）常规消毒穿刺部位皮肤，一般上至肩部，下至肋弓下方，前至胸骨正中线，后至脊柱，铺无菌巾。

（7）告知患者避免咳嗽，均匀呼吸。

（8）给予2%利多卡因5～10ml逐层浸润麻醉达胸膜。

（9）切开皮肤1.5～2cm，止血钳钝性分离皮下脂肪及肌肉层，将鞘管沿肋骨上缘垂直旋转插入胸腔。

（10）拔出鞘管内芯，迅速沿套管置入胸腔镜，按照内、前、上、侧、下的顺序观察脏层、壁层、膈胸膜和切口周围胸膜。

（11）对可疑病变部位多处取活检。

（12）镜检结束后，拔出胸腔镜和套管，视患者病情一般均需给予胸腔闭式引流，缝合皮肤固定引流管，伤口处给予无菌敷料覆盖固定。

（13）术中密切监测患者生命体征变化。

3. 术后处置

（1）按照《内镜清洗消毒操作规范》消毒器械。

（2）正确处理标本，及时送检。

4. 并发症

（1）空气栓塞　人工气胸时发生空气栓塞是非常严重的并发症。出现栓塞时应立即停止注气，迅速抽出已注入胸腔内的气体，同时让患者头低脚高位并对症处理。有条件可行高压氧治疗。

（2）出血　进针时损伤肋间动脉可导致血胸的发生，在胸腔内活检时也可损伤血管导致出血。多数情况下不需特殊处理，个别出血多者可用胸腔镜压迫止血，必要时输血及外科手术。

（3）皮下气肿　若术中未损伤脏层胸膜，只是胸腔镜内残留气体导致的皮下气肿，可给予调整、通畅引流管，不予特殊处理。若有肺损伤漏气的可能，需吸氧，必要时另制一条引流管，必要时外科处理。

（4）感染　严格无菌操作能有效预防术后感染的发生，当伤口局部红肿、分泌物增多呈脓性、体温增高时，应积极进行细菌学检查，伤口局部处理和充分胸腔引流及全身抗感染治疗。

【注意事项】

1. 术中密切监测生命体征，尤其是呼吸节律、频率及脉氧饱和度的变化。

2. 活检部位疼痛，某些患者对疼痛较为敏感，如出现明显疼痛时可在局部喷入0.1%的利多卡因。

3. 建立人工气胸时，穿刺定位一定要准确，避免误将气体注入血管而产生空气栓塞。

4. 胸腔闭式引流时注意引流速度，因引流速度过快容易导致复张性肺水肿，从而危及患者生命。引流速度以不出现咳嗽、血氧饱和度下降为宜。

5. 在内科胸腔镜结束前，一定将胸腔再完整的巡视一次，特别是活检的地方，确定无活动出血，方可结束。

【评分标准】

内科胸腔镜技术考核评分标准

<table>
<tr><th rowspan="2">项目</th><th rowspan="2">总分</th><th rowspan="2">技术操作要求</th><th rowspan="2">评分</th><th colspan="4">评分等级</th><th rowspan="2">得分</th></tr>
<tr><th>A</th><th>B</th><th>C</th><th>D</th></tr>
<tr><td rowspan="2">评估</td><td rowspan="2">10</td><td>评估患者生命体征、年龄、全身状况、氧饱和度及配合能力</td><td>5</td><td>5</td><td>3</td><td>1</td><td>0</td><td></td></tr>
<tr><td>评估患者主要病情、诊断、适应证、操作部位及局部皮肤情况</td><td>5</td><td>5</td><td>3</td><td>1</td><td>0</td><td></td></tr>
<tr><td rowspan="5">操作前准备</td><td rowspan="5">30</td><td>服装整洁、仪表端庄、戴口罩、洗手</td><td>5</td><td>5</td><td>3</td><td>1</td><td>0</td><td></td></tr>
<tr><td>向患者解释、沟通，语言、内容适当，态度真诚</td><td>5</td><td>5</td><td>3</td><td>1</td><td>0</td><td></td></tr>
<tr><td>人员准备、分工明确、环境整洁、舒适、安全</td><td>5</td><td>5</td><td>3</td><td>1</td><td>0</td><td></td></tr>
<tr><td>器械及物品准备齐全、放置妥当</td><td>7</td><td>7</td><td>5</td><td>3</td><td>0</td><td></td></tr>
<tr><td>建立人工气胸</td><td>8</td><td>8</td><td>6</td><td>3</td><td>0</td><td></td></tr>
</table>

续表

项目	总分	技术操作要求	评分	评分等级				得分
				A	B	C	D	
操作过程	50	核对患者信息正确	3	3	2	1	0	
		关闭门窗、协助患者取健侧卧位	3	3	2	1	0	
		连接监护系统、备好抢救设备	3	3	2	1	0	
		建立静脉通路、给氧	3	3	2	1	0	
		穿刺部位铺巾、消毒方法正确	3	3	2	1	0	
		协助术者局部麻醉方法正确	5	5	3	1	0	
		操作中遵循无菌原则	5	5	3	1	0	
		密切监测生命体征变化	5	5	3	1	0	
		观察穿刺部位出血情况及引流胸水情况正确	5	5	3	1	0	
		协助术者钳取标本方法正确	5	5	3	1	0	
		并发症监测及处理	5	5	3	1	0	
		检查标本处理方法正确、送检及时	3	3	2	1	0	
		胸腔镜消毒、洗手、记录	2	2	1	0	0	
评价	10	操作过程中动作熟练，遵循无菌原则、病情观察准确	5	5	3	1	0	
		文字记录及时、客观、准确、条理清楚，重点突出	5	5	3	1	0	
总分	100		100					

（张峰）

第六节　冷冻治疗护理配合

冷冻治疗包括冻融治疗和冻切治疗，是应用致冷物质和冷冻器械产生的低温，作用于人体治疗疾病的方法。与激光、氩等离子体凝固等其他技术相比，冷冻治疗具有简单易操作、安全性高等优点。

冷冻治疗设备制冷的原理主要有三种：利用冷冻的物质或相变制冷法；温差电制冷法；节流膨胀制冷法。经支气管镜对气管或支气管腔内病变实施冷冻治疗设备的原理主要采用的是节流膨胀制冷法来产生低温的一种冷冻治疗系统（图6-6-1、图6-6-2）。

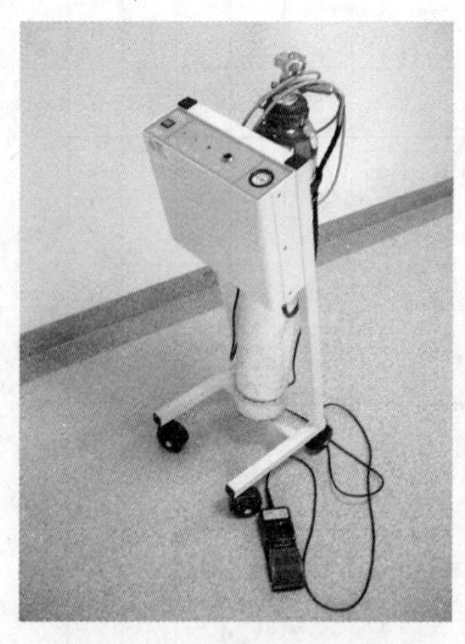
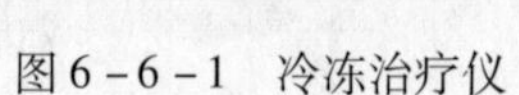

图6-6-1　冷冻治疗仪

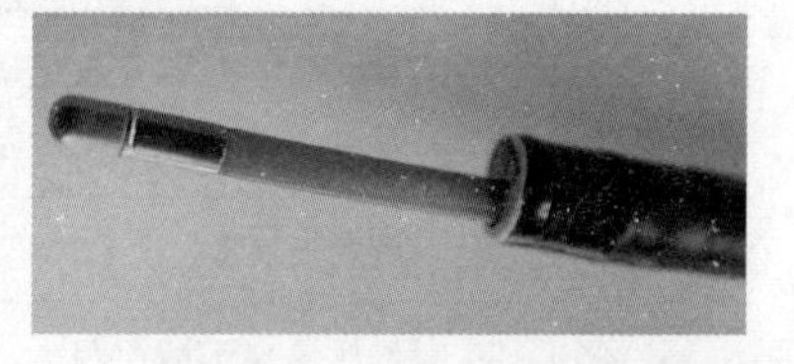

图6-6-2　冷冻探针

经支气管镜对气管或支气管腔内病变实施冷冻治疗的方法有两种：冻融法；冻切法。下文介绍的操作配合主要以冻融法为例。

【适应证】

1. 恶性肿瘤的姑息性切除。

2. 良性肿瘤的切除。

3. 支气管内早期肺癌的根除。

4. 异物取出。

5. 冷冻治疗用于止血。

6. 冷冻活检。

【禁忌证】

1. 具有不稳定的血流动力学状态。

2. 重度气管软化或外压所致狭窄、无腔内病变。

3. 肿瘤含血量丰富、冷冻后易致危及生命的大出血。

4. 导致气道严重狭窄需要紧急开通的病变。

5. 相对禁忌证

（1）患者合作欠佳或无法平静。

（2）近期诊断心梗或不稳定性心绞痛。

（3）目标病变近端气管阻塞严重。

（4）中度到重度低血氧症或高碳酸血症。

（5）活动性大出血。

（6）严重的高血压及心律失常。

（7）尿毒症和肺动脉高压。

（8）肺脓肿。

（9）上腔静脉综合征。

（10）疑有主动脉瘤。

（11）严重衰弱和营养不良。

（12）已知的或怀疑妊娠者。

（13）重症哮喘。

（14）颅内压增高。

【评估】

1. 患者的生命体征、年龄、病情、全身状况、合作及配合能力。

2. 冷冻治疗的必要条件

（1）经过培训的工作人员　两名经验丰富的术者、1 名麻醉师和两名助手（其中1名有执照的护士）。

（2）控制感染的设备及环境　保证操作间充分的通风预防感染性疾病的传播。

（3）术前内镜室环境要求　进行彻底的湿式清洁消毒、紫外线灯照射1小时；限制室内工作人员数量，操作者着装符合无菌操作要求。

【用物】

1. 支气管镜和配件（图6-6-3）。

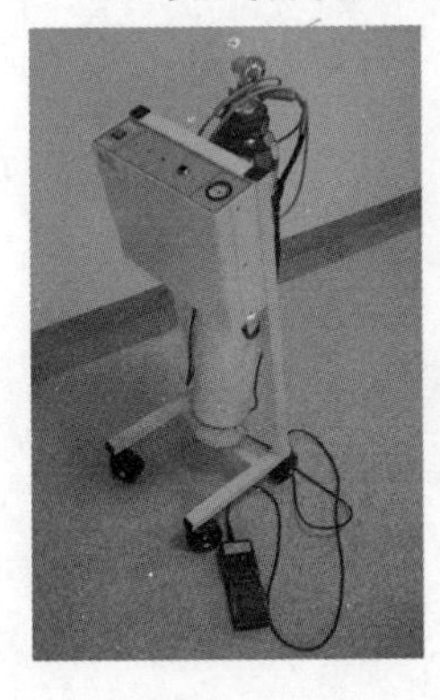
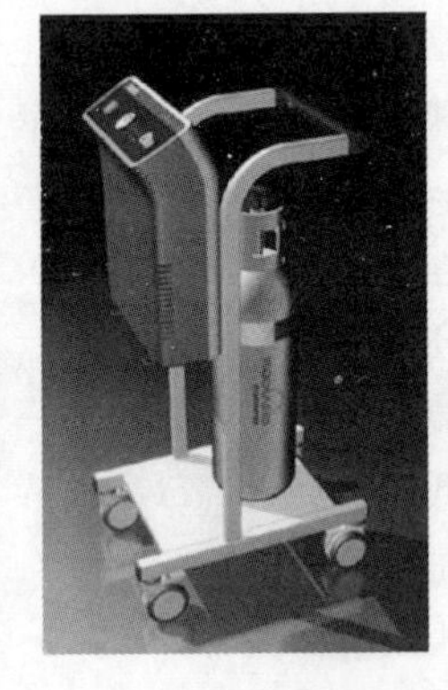
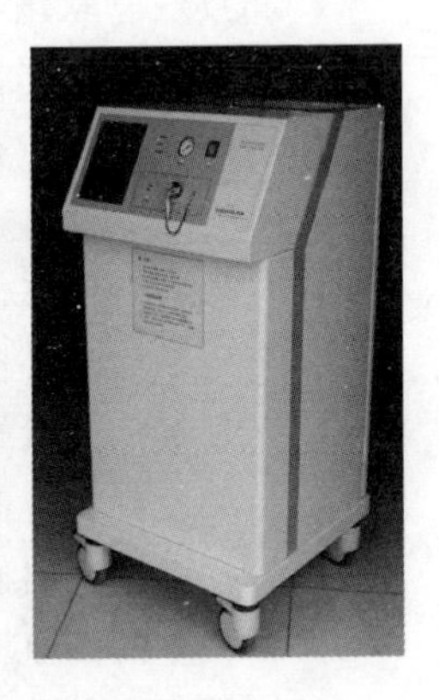

图6-6-3　不同型号的冷冻治疗仪

2. 主机光源，以及图像采集设备。

3. 冷冻治疗仪，包括：制冷源、冷冻探头、脚踏开关。

4. 细胞刷，异物钳，吸引活检针，回收网篮等。提前确认支气管镜的内径、镜子配件与外径的兼容性。

5. 样本收集装置。

6. 牙垫。

7. 喉镜和不同型号的气管插管、必要时备喉罩。

8. 呼吸机、麻醉机。

9. 静脉输液物品、药品。

10. 水溶性润滑剂，凝胶润滑剂或者硅油。

11. 监护设备。

12. 氧气和负压系统。

13. 污物处理区，蛋白酶剂，消毒剂。

【操作步骤】

1. 术前准备

（1）术者在进行支气管镜检查前，必须仔细评估胸片或胸CT，并提前制定治疗方案。

（2）术者在签署知情同意时，详细地向患者及家属解释检查过程、风险及受益，使患者更加配合。

（3）护士进行术前宣教：讲解目的、方法、注意事项等，缓解患者紧张情绪。

（4）禁食、水　术前8小时。

（5）实验室检查　一般情况下，常规检测血小板计数、出血及凝血时间、传染病学相关实验室检查。

（6）行抗凝血治疗的患者应至少在检查的前三天停用抗凝药物。

（7）行抗血小板治疗的患者应至少在检查的前五天停用抗血小板药物。

（8）BUN（血尿素氮）>45mmol/L的患者不应行支气管内组织活检。

（9）行心电图检查可以显示患者有无心脏疾病的风险、发现相关的病史。

（10）哮喘患者检查前建议使用β肾上腺素能受体激动剂等支气管扩张剂。

（11）提前应用阿托品或甘罗溴铵对减少检查相关的咳嗽或分泌物没有作用，不应作为常规使用。

（12）预防性应用抗生素　用于有细菌性心内膜炎病史或心脏瓣膜病变的患者，不建议常规应用。

2. 术中操作配合

（1）患者取半卧位或仰卧位。

（2）取下义齿。

（3）连接监护系统。

（4）给氧 通过鼻导管途径吸氧。

（5）建立静脉通路。

（6）麻醉 局麻+镇静镇痛或全身麻醉。

1）局麻+镇静镇痛方式：联合静脉镇痛镇静的方法可以减轻患者的痛苦，在镇静下比较容易保持体位，使血压、心律等更容易保持平稳。

①局麻：利多卡因是最常用的局麻药，无利多卡因不良反应史时可使用。推荐给予2%利多卡因2ml以达到最低有效作用，不超过5ml/kg以免中毒（痉挛、心律失常）。在这方面，有研究显示较高的麻醉效果可提高患者耐受力，而且不导致中毒。

②镇静：推荐谨慎的药物滴定，使用小剂量，持续评估患者状态及舒适度。咪达唑仑由于其起效迅速，并产生镇静与遗忘作用，成为最常用的苯二氮䓬类药物。评估患者具体情况如：体重、心率、血压、有无饮酒史及镇静药物服药史，遵医嘱给药。

③镇痛：枸橼酸芬太尼，根据患者情况，遵医嘱给药。

2）全身麻醉方式：用异丙酚1～2ml、咪达唑仑5mg静脉推注诱导麻醉，然后异丙酚持续静脉泵入麻醉，间断静脉推注肌松剂保持肌松。

（7）选择鼻通路的准备包括：鼻孔、鼻腔、咽部局麻；选择口通路的使用牙垫防止损伤支气管镜。

（8）支气管镜经鼻腔或口腔进入并仔细检查上呼吸道。

（9）在声门水平，利多卡因的作用使得支气管镜平稳通过声门。

（10）在声门处要检查其外形与活动情况。

（11）通过声门后进入气管、支气管进行全面检查。

（12）应先连接好冷冻探头，打开气瓶，再开启电源开关。

（13）对病变部位给予在气管镜下冷冻治疗。

（14）留取影像学资料。

（15）术中操作时应注意冷冻探头在复温前不可进入气管镜的工作孔道。

（16）术中观察生命体征变化。

（17）依次退出冷冻探头、支气管镜。

3. 术后处置

（1）按照《内镜清洗消毒操作规范》消毒器械。

（2）使用后的冷冻探头，用75%乙醇擦拭清洁，之后送高温高压灭菌。

（3）正确处理标本，及时送检。

4. 并发症：经支气管镜腔内冷冻治疗的并发症很少，极少数出现出血、水肿、发热等并发症。

【注意事项】

1. 在冷冻治疗过程中或结束前，任何坏死的组织都要用活检钳去除。

2. 首次冷冻治疗后的1周内还需经行第二次气管镜检查以清除脱落下来的坏死组织。

3. 术后4～6小时禁食、水，因声门麻醉后功能尚未恢复，以免呛咳引发吸入性感染。

4. 术后卧床4～6小时，避免因麻药作用导致意外事件发生。

5. 术后指导患者少讲话，避免喉头水肿发生。

6. 遵守保护性诊疗措施。

【评分标准】

经支气管镜腔内冷冻技术考核评分标准

项目	总分	技术操作要求	评分	评分等级				得分
				A	B	C	D	
评估	10	评估患者生命体征、年龄、全身状况、氧饱和度及配合能力	5	5	3	1	0	
		评估患者主要病情、诊断、适应证、既往史	5	5	3	1	0	

续上表

项目	总分	技术操作要求	评分	评分等级				得分
				A	B	C	D	
操作前准备	25	服装整洁、仪表端庄、戴口罩、洗手	5	5	3	1	0	
		向患者解释、沟通，语言、内容适当，态度真诚	5	5	3	1	0	
		人员准备、分工明确、环境整洁、舒适、安全	5	5	3	1	0	
		器械及物品准备齐全、放置妥当	5	5	3	1	0	
		安装冷冻探针、检测冷冻仪方法正确	5	5	3	1	0	
操作过程	55	核对患者信息正确	3	3	2	1	0	
		关闭门窗，协助患者取正确体位	3	3	2	1	0	
		取下义齿、配合麻醉方法正确	7	7	5	3	0	
		连接监护系统	3	3	2	1	0	
		建立静脉通路、给氧	5	5	3	1	0	
		配合术者经鼻/口腔送入支气管镜及冷冻探针方法正确	5	5	3	1	0	
		操作中遵循无菌原则	5	5	3	1	0	
		密切监测生命体征变化	5	5	3	1	0	
		观察冷冻部位情况	5	5	3	1	0	
		配合术者用活检钳去除坏死组织	5	5	3	1	0	
		并发症监测及处理	3	3	2	1	0	
		检查标本处理方法正确、送检及时	3	3	2	1	0	
		消毒器械、洗手、记录	3	3	2	1	0	

续表

项目	总分	技术操作要求	评分	评分等级				得分
				A	B	C	D	
评价	10	操作过程中动作熟练，遵循无菌原则、病情观察准确	5	5	3	1	0	
		文字记录及时、客观、准确、条理清楚，重点突出	5	5	3	1	0	
总分	100		100					

（张峰）

第七节　气道内支架置入技术护理配合

气道支架是由金属丝、硅酮、塑料或以上任意两种成分混合制成的管状物，用来治疗中央气道包括气管、主支气管甚至叶支气管开口由于受压、狭窄、塌陷（气管软化）造成的梗阻或修补瘘管及裂口。

一般情况下，支架放置容易，但是取出比较困难，因此一旦适应证掌握不好，或放置不当，将产生难以挽回的并发症。

【适应证】

1. 中央气道（包括气管及段以上的支气管）器质性狭窄的管腔重建：

（1）管内型气道狭窄。

（2）管壁型气道狭窄。

（3）外压型气道狭窄。

（4）软化型气道狭窄。

2. 气管、支气管瘘口或裂口的封堵。

【禁忌证】

1. 具有不稳定的血流动力学状态。

2. 相对禁忌证（增加并发症的风险）

（1）患者合作欠佳或无法平静。

（2）近期诊断心梗或不稳定性心绞痛。

（4）中度到重度低血氧症或高碳酸血症。

（5）活动性大出血。

（6）严重的高血压及心律失常。

（7）尿毒症和肺动脉高压。

（8）肺脓肿。

（9）上腔静脉综合征。

（10）疑有主动脉瘤。

（11）严重衰弱和营养不良。

（12）已知的或怀疑妊娠者。

（13）重症哮喘。

（14）颅内压增高。

【支架种类】

按制作材料大致分为两大类（图6－7－1）：

（1）硅酮或其他非金属材料管状支架（有或无金属加固）。

（2）金属网眼支架（覆膜或不覆膜）。

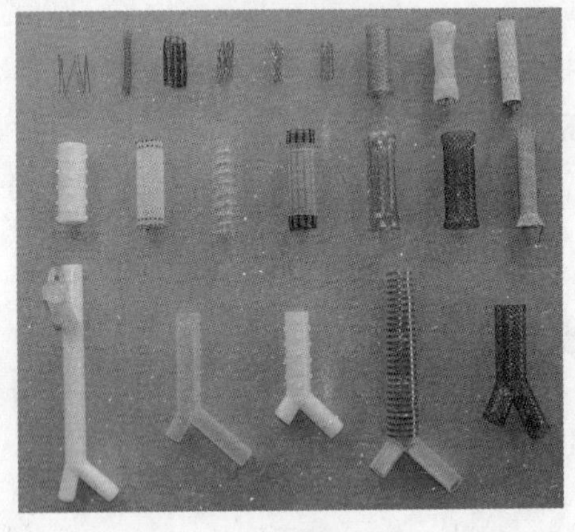

图6－7－1　不同品牌及型号支架

【评估】

1. 患者的生命体征、年龄、病情、全身状况、合作及配合能力。

2. 支架置入的必要条件

（1）经过培训的工作人员　2 名经验丰富的术者、1 名麻醉师和 2 名助手（其中 1 名有执照的护士）。

（2）控制感染的设备及环境　保证操作间充分的通风预防感染性疾病的传播。

（3）术前内镜室环境要求　进行彻底的湿式清洁消毒、紫外线灯照射 1 小时；限制室内工作人员数量，操作者着装符合无菌操作要求。

【用物】

1. 支气管镜和配件，提前确认支气管镜的内径、镜子配件与外径的兼容性（图 6－7－2）。

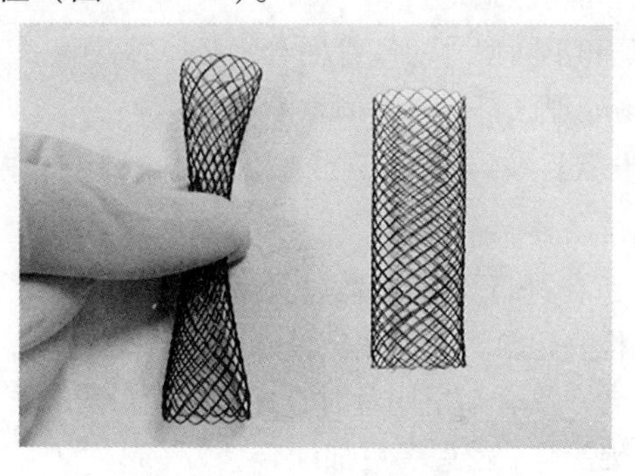

图 6－7－2　支架示意图

2. 主机光源，以及相关的图像采集设备。

3. 适宜的支架及推送器（图 6－7－3）。

4. 异物钳。

5. 导丝。

6. 托手架。

7. 牙垫。

8. 抢救设备及药品。

9. 呼吸机及麻醉机。

10. 水溶性润滑剂，凝胶润滑剂或者硅油。

11. 监护设备。

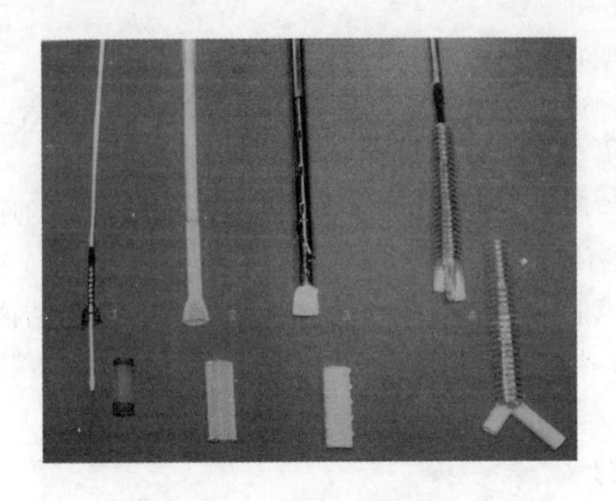

图 6-7-3　支架推送器及支架

12. 氧气和负压系统。

13. 喉镜和不同型号的气管插管、必要时备喉罩。

14. 污物处理区，蛋白酶剂，消毒剂。

【操作步骤】

1. 术前准备

（1）术者在进行气道支架放置前，必须仔细评估胸片或胸 CT、气管镜检查记录，提前制定治疗方案。

（2）术者在签署知情同意时，详细地向患者及家属解释检查过程、风险及受益，使患者更加配合。

（3）护士进行术前宣教：讲解目的、方法、注意事项等，缓解患者紧张情绪。

（4）禁食、水　术前 8 小时。

（5）实验室检查　一般情况下，常规检测血小板计数、出血、凝血时间检查、传染病相关实验室检查。

（6）行抗凝血治疗的患者应至少在检查的前三天停用抗凝药物。

（7）行抗血小板治疗的患者应至少在检查的前五天停用抗血小板药物。

（8）BUN（血尿素氮）>45mmol/L 的患者不应行支气管内组织活检。

（9）行心电图可以显示患者有无心脏疾病的风险、发现相关的病史。

（10）哮喘患者检查前建议使用β肾上腺素支气管扩张剂。

（12）提前应用阿托品或甘罗溴铵对减少检查相关的咳嗽或分泌物没有作用，不应作为常规使用。

（13）预防性应用抗生素用于有细菌性心内膜炎病史或心脏瓣膜病变的患者，不建议常规应用。

2. 术中操作配合

（1）患者取去枕平卧位，开放气道。

（2）取下义齿。

（3）连接监护系统。

（4）给氧　遵医嘱给氧。

（5）建立静脉通路。

（6）麻醉　局麻+镇静镇痛或全身麻醉。

1）局麻+镇静镇痛方式：联合静脉镇痛镇静的方法可以减轻患者的痛苦，在镇静下比较容易保持体位，使血压、心律等更容易保持平稳。

①局麻：利多卡因是最常用的局麻药，无利多卡因不良反应史时可使用。推荐给予2%利多卡因2ml以达到最低有效作用，不超过5ml/kg以免中毒（痉挛、心律失常）。在这方面，有研究显示较高的麻醉效果可提高患者耐受力，而且不导致中毒。

②镇静：推荐谨慎的药物滴定，使用小剂量，持续评估患者状态及舒适度。咪达唑仑由于其起效迅速，并产生镇静与遗忘作用，成为最常用的苯二氮䓬类药物。评估患者具体情况如：体重、心率、血压、有无饮酒史及镇静药物服药史，遵医嘱给药。

③镇痛：枸橼酸芬太尼，根据患者情况，遵医嘱给药。

2）全身麻醉方式：用异丙酚1～2ml、咪达唑仑5mg静脉推注诱导麻醉，然后异丙酚持续静脉泵入麻醉，间断静脉推注肌松剂保持肌松。

（7）选择口通路的使用牙垫防止损伤支气管镜。

（8）在声门处要检查其外形与活动情况。

（9）根据患者身高体重及病情，选择合适型号的气管插管或喉罩，放置后连接麻醉机给氧维持生命体征。

（10）准备工作做好后，再次进境探查气管内情况并充分清理气道内分泌物。

（11）镜下测量支架置入最佳位置的距离，并在支架推送器上做标记。

（12）根据支架准备放置的位置，引入导丝，术者与助手配合，谨慎地将气管镜退出，再次进镜确定导丝的位置。

（13）助手将推送器外表面涂抹润滑剂，并将留置于气管内的导丝外露端穿入推送器，术者将推送器推进至标记处，缓慢释放支架（图6－7－4）。

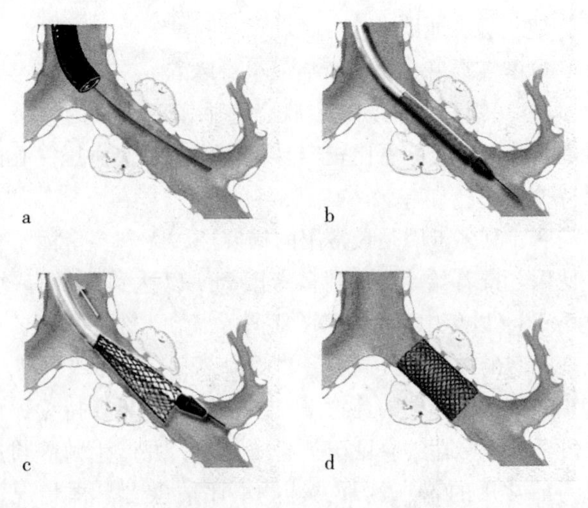

图6－7－4　支架置入示意图

（14）放入支架后再次确定支架位置，必要时应用异物钳适当调整支架位置。

（15）留取影像学资料。

（16）操作完毕后，测量支架长度，以评估支架是否完全释放。

（17）气道内喷洒 2% 利多卡因，防止麻醉过后由于支架刺激，引起患者剧烈咳嗽而造成支架移位。

（18）术中观察生命体征变化。

（19）退出支气管镜。

3. 术后处置

（1）按照《内镜清洗消毒操作规范》消毒器械。

（2）支架为一次性物品，导丝、异物钳可经高温、高压灭菌后消毒备用。

4. 并发症

（1）出血　是支架置入后较为严重的并发症。支架压迫周围血管导致血管壁破裂、坏死，造成致命性大出血；选择适宜尺寸的支架可减少出血发生。

（2）感染　支架会影响气道黏膜的排痰功能，支架远端气道分泌物聚集、阻塞可导致感染。

（3）再狭窄　支架上下缘或者支架网眼间肉芽组织增生，会导致气道再狭窄。

（4）支架移位：由于某些支架材质原因，其自膨力稍弱、钩刺样结构纤小，临床使用中易发生支架移位。

（5）支架变形、断裂　当放置支架尺寸不合适或初始放置位置不合适，随后牵拉、调整位置等因素均可造成支架变形、断裂。

【注意事项】

1. 术前应充分评估患者气道病变情况，选择型号、种类适宜的支架。

2. 术后 6 小时禁食、水，因声门麻醉后功能尚未恢复，以免呛咳引发吸入性感染。

3. 术后卧床 6 小时，避免因麻药作用导致意外事件发生。

4. 术后指导患者少讲话，避免喉头水肿发生。

5. 术后 3 日内应尽量避免用力咳嗽、叩背排痰，以免引起支架移位或脱出。

6. 置入覆膜支架3日后指导患者有效的排痰方法，保持呼吸道通畅。

7. 术后2～3日进行气管镜检查，确定支架位置的准确性。

8. 遵守保护性诊疗措施。

【评分标准】

气道内支架置入技术考核评分标准

项目	总分	技术操作要求	评分	评分等级				得分
				A	B	C	D	
评估	10	评估患者生命体征、年龄、全身状况、血氧饱和度及配合能力	5	5	3	1	0	
		评估患者主要病情、诊断、适应证、既往史	5	5	3	1	0	
操作前准备	20	服装整洁、仪表端庄、戴口罩、洗手	5	5	3	1	0	
		向患者解释、沟通，语言、内容适当，态度真诚	5	5	3	1	0	
		人员准备、分工明确、环境整洁、舒适、安全	5	5	3	1	0	
		器械及物品准备齐全、放置妥当	5	5	3	1	0	
操作过程	60	核对患者信息正确	3	3	2	1	0	
		关闭门窗、协助患者取正确体位	3	3	2	1	0	
		取下义齿	3	3	2	1	0	
		连接监护系统	5	5	3	1	0	
		建立静脉通路、给氧	5	5	3	1	0	
		配合术者镜下测量支架置入最佳位置的距离	8	8	6	3	0	
		配合术者将支架放入正确位置	6	6	4	2	0	
		测量支架长度，调整支架位置方法正确	6	6	4	2	0	
		操作中遵循无菌原则	5	5	3	1	0	

续表

项目	总分	技术操作要求	评分	评分等级				得分
				A	B	C	D	
操作过程		密切监测生命体征变化	5	5	3	1	0	
		并发症监测及处理	5	5	3	1	0	
		检查标本处理方法正确、送检及时	3	3	2	1	0	
		器械消毒、洗手、记录	3	3	2	1	0	
评价	10	操作过程中动作熟练，遵循无菌原则、病情观察准确	5	5	3	1	0	
		文字记录及时、客观、准确、条理清楚，重点突出	5	5	3	1	0	
总分	100		100					

（张峰）

第八节　气道球囊扩张技术护理配合

气道球囊扩张技术是将球囊放置在狭窄段气道，通过高压枪泵加压扩张球囊，使狭窄段气管、支气管被动扩张，以解除或缓解管腔狭窄的技术。中心气道狭窄的病因有很多种，处理方法也有多种，其中瘢痕病变导致的狭窄，根据其导致管腔狭窄的机制，使用机械性扩张技术较为理想（图6－8－1）。

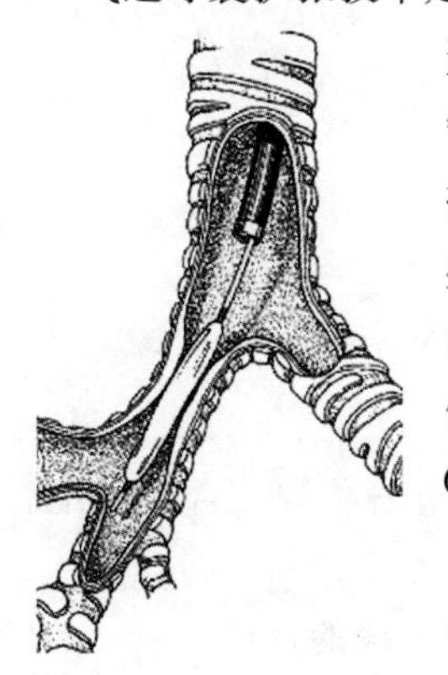

图6－8－1　球囊扩张示意图

【适应证】

1. 良性气道狭窄

（1）气管插管、气管切开后导致的狭窄。

（2）气管支气管结核。

（3）肺部手术吻合口狭窄。

（4）外伤后气道狭窄。

（5）先天性气管支气管狭窄。

2. 恶性气道狭窄：一般只能作为辅助治疗工具。

【禁忌证】

1. 具有不稳定的血流动力学状态。

2. 球囊不能通过狭窄段，远端肺不张超过 3 个月考虑肺功能丧失。

3. 相对禁忌证（增加并发症的风险）

（1）患者合作欠佳或无法平静。

（2）近期诊断心梗或不稳定性心绞痛。

（3）目标病变近端局部气管阻塞严重。

（4）中度到重度低血氧症或任何程度的高碳酸血症。

（5）活动性大出血。

（6）严重的高血压及心律失常。

（7）尿毒症和肺动脉高压。

（8）肺脓肿。

（9）上腔静脉综合征。

（10）疑有主动脉瘤。

（11）严重衰弱和营养不良。

（12）已知的或怀疑妊娠者。

（13）重症哮喘。

（14）颅内压增高。

【评估】

1. 患者的生命体征、年龄、病情、全身状况、合作及配合能力。

2. 患者的病变性质、位置、长度、狭窄段的直径。

3. 气道球囊扩张的必要条件

（1）经过培训的工作人员　两名经验丰富的术者、1 名麻醉师和两名助手（其中1名有执照的护士）。

（2）控制感染的设备及环境　保证操作间充分的通风预防感染性疾病的传播。

（3）术前内镜室环境要求　进行彻底的湿式清洁消毒、紫外线灯照射1小时；限制室内工作人员数量，操作者着装符合无菌操作要求。

【用物】

1. 支气管镜和配件，提前确认支气管镜的内径、镜子配件与外径的兼容性（图6－8－2）。

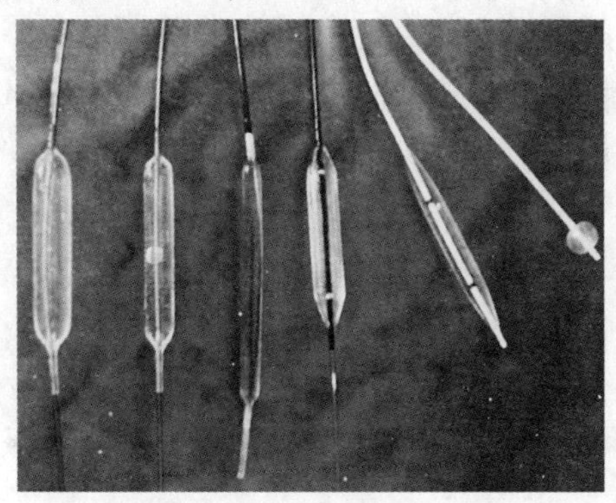

图6－8－2　不同品牌及型号球囊

2. 主机光源，以及相关的图像采集设备。
3. 球囊扩张导管。
4. 附带压力表的耐高压注射器。
5. 充放气装置。
6. 牙垫。
7. 抢救设备及药品。
8. 呼吸机或麻醉机。
9. 水溶性润滑剂，凝胶润滑剂或者硅油。
10. 监护设备。
11. 氧气和负压系统。
12. 喉镜和不同型号的气管插管、必要时备喉罩。

13. 污物处理区，蛋白酶剂，消毒剂。

【操作步骤】

1. 术前准备

（1）术者在进行气道球囊扩张前，必须仔细评估胸片、气管镜检查、肺 CT 或增强肺 CT、肺功能检查，提前制定治疗方案。

（2）术者在签署知情同意时，详细地向患者及家属解释检查过程、风险及受益，使患者更加配合。

（3）护士进行术前宣教：讲解目的、方法、注意事项等，缓解患者紧张情绪。

（4）禁食、水　术前 8 小时。

（5）实验室检查　一般情况下，常规检测血小板计数、出血、凝血时间检查、传染病相关实验室检查。

（6）行抗凝血治疗的患者应至少在检查的前三天停用抗凝药物。

（7）行抗血小板治疗的患者应至少在检查的前五天停用抗血小板药物。

（8）BUN（血尿素氮）>45mmol/L 的患者不应行支气管内组织活检。

（9）行心电图可以显示患者有无心脏疾病的风险、发现相关的病史。

（10）哮喘患者检查前建议使用 β 肾上腺素支气管扩张剂。

（11）提前应用阿托品或甘罗溴铵对减少检查相关的咳嗽或分泌物没有作用，不应作为常规使用。

（12）预防性应用抗生素用于有细菌性心内膜炎病史或心脏瓣膜病变的患者，不建议常规应用。

2. 术中操作配合

（1）患者取去枕平卧位，开放气道。

（2）取下义齿。

（3）连接监护系统。

（4）给氧　遵医嘱给氧。

（5）建立静脉通路。

（6）麻醉　局麻+镇静镇痛或全身麻醉。

1）局麻+镇静镇痛方式：联合静脉镇痛镇静的方法可以减轻患者的痛苦，在镇静下比较容易保持体位，使血压、心律等更容易保持平稳。

①局麻：利多卡因是最常用的局麻药，无利多卡因不良反应史时可使用。推荐给予2%利多卡因2ml以达到最低有效作用，不超过5ml/kg以免中毒（痉挛、心律失常）。在这方面，有研究显示较高的麻醉效果可提高患者耐受力，而且不导致中毒。

②镇静：推荐谨慎的药物滴定，使用小剂量，持续评估患者状态及舒适度。咪达唑仑由于其起效迅速，并产生镇静与遗忘作用，成为最常用的苯二氮䓬类药物。评估患者具体情况如：体重、心率、血压、有无饮酒史及镇静药物服药史，遵医嘱给药。

③镇痛：枸橼酸芬太尼，根据患者情况，遵医嘱给药。

2）全身麻醉方式：用异丙酚1～2ml、咪达唑仑5mg静脉推注诱导麻醉，然后异丙酚持续静脉泵入麻醉，间断静脉推注肌松剂保持肌松。

（7）选择鼻通路的准备包括：鼻孔、鼻腔、咽部局麻；选择口通路的使用牙垫防止损伤支气管镜。

（8）支气管镜检查并到达狭窄气道近端。

（9）将球囊扩张器外壁涂石蜡油，并在关闭状态插入内镜工作孔道。

（10）当内镜到达病变部位时，并使球囊完全覆盖病变部位。

（11）球囊导管接高压注射器。

（12）通过充放气装置注入生理盐水，维持压力30～180秒。

（13）减压并观察扩张效果。

（14）必要时重复上述操作。

（15）留取影像学资料。

（16）术中观察气道管腔扩张直径及管壁有无撕裂及出血。

（17）术中观察生命体征变化，尤其是氧饱和度情况。

（18）退出支气管镜。

3. 术后处置

（1）按照《内镜清洗消毒操作规范》消毒器械。

（2）球囊导管及导丝酶洗之后环氧乙烷灭菌。

（3）正确处理标本，及时送检。

4. 并发症

（1）病变气道撕裂 主要原因是由于球囊直径过大导致。另外，对于恶性气道狭窄，如果病变浸润管壁全层，由于组织脆弱，很容易出现撕裂。

（2）正常气道撕裂 由于支气管直径向外周逐渐缩小，因此如果球囊插入过深，即易发生起到撕裂。

（3）管壁出血 由于扩张必然导致的纵向裂伤，易出现管壁出血。

（4）其他 气胸、胸痛、咯血等。

【注意事项】

1. 术中：避免球囊插入过深，以免扩张时伤及远端正常气道，导致正常气道撕裂。扩张前保证球囊完全进入气道，否则扩张时可能损伤支气管镜。扩张时逐渐加压，使球囊直径逐渐增加，每次扩张后观察扩张效果，已决定是否继续扩张。

2. 术后6小时禁食水，因声门麻醉后功能尚未恢复，以免呛咳引发吸入性感染。

3. 术后卧床6小时，避免因麻药作用导致意外事件发生。

4. 术后指导患者少讲话，避免喉头水肿发生。

5. 术后2～3日进行气管镜检查。

6. 术后指导患者有效的排痰方法，保持呼吸道通畅。

7. 遵守保护性诊疗措施。

【评分标准】

气道球囊扩张技术考核评分标准

项目	总分	技术操作要求	评分	评分等级				得分
				A	B	C	D	
评估	10	评估患者生命体征、年龄、全身状况、血氧饱和度及配合能力	5	5	3	1	0	
		评估患者主要病情、诊断、适应证、既往史	5	5	3	1	0	
操作前准备	20	服装整洁、仪表端庄、戴口罩、洗手	5	5	3	1	0	
		向患者解释沟通、语言、内容适当，态度真诚	5	5	3	1	0	
		人员准备、分工明确、环境整洁、舒适、安全	5	5	3	1	0	
		使用灭菌注射用水将气道球囊内气体排净方法正确	5	5	3	1	0	
操作过程	60	核对患者信息正确	3	3	2	1	0	
		关闭门窗、协助患者取正确体位	3	3	2	1	0	
		取下义齿	5	5	3	1	0	
		连接监护系统	5	5	3	1	0	
		建立静脉通路、给氧	5	5	3	1	0	
		当内镜到达病变部位时，球囊导管接高压注射器方法正确	8	8	6	3	0	
		通过充放气装置注入生理盐水，维持压力30～180秒	5	5	3	1	0	

续表

项目	总分	技术操作要求	评分	评分等级				得分
				A	B	C	D	
操作过程		操作中遵循无菌原则	5	5	3	1	0	
		必要时重复上述操作	5	5	3	1	0	
		观察生命体征变化，尤其是血氧饱和度情况	5	5	3	1	0	
		观察气道管腔扩张直径及管壁有无撕裂及出血	5	5	3	1	0	
		检查标本处理方法正确、送检及时	3	3	2	1	0	
		器械消毒、洗手、记录	3	3	2	1	0	
评价	10	操作过程中动作熟练，遵循无菌原则、病情观察准确	5	5	3	1	0	
		文字记录及时、客观、准确、条理清楚，重点突出	5	5	3	1	0	
总分	100		100					

（张峰）

第九节　氩等离子体凝固术护理配合

氩等离子体凝固治疗仪（APC）又称氩气刀，是一种利用氩等离子体束传导高频电流，通过热效应使组织失活和凝固的治疗方法。APC是一种特殊的高频电，其治疗电极无须接触组织，因此又称为免接触的高频电（图6-9-1）。

APC主要由主机、电极板、凝切附件三部分组成，其中主机由高频功率源和氩气源构成。APC在对组织进行失活、凝固的过程中有电凝和电切两种模式，下文主要介绍电凝模式。

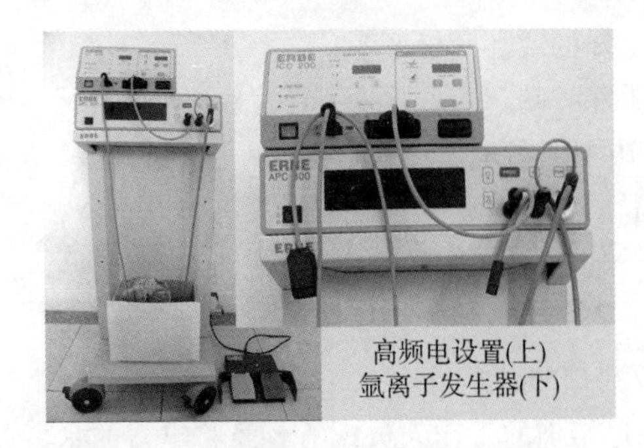

图 6-9-1　高频电设备、氩离子发生器

【适应证】

1. 凝切大气道内的多余病变组织

（1）恶性肿瘤。

（2）其他病变。

2. 大气道内的出血病变。

【禁忌证】

1. 具有不稳定的血流动力学状态。

2. 佩戴心脏起搏器者。

3. 血管瘤患者。

4. 相对禁忌证（增加并发症的风险）

（1）患者合作欠佳或无法平静。

（2）近期诊断心梗或不稳定型心绞痛。

（3）目标病变近端局部气管阻塞严重。

（4）中度到重度低氧血症或高碳酸血症。

（5）活动性大出血。

（6）严重的高血压及心律失常。

（7）尿毒症和肺动脉高压。

（8）肺脓肿。

（9）上腔静脉综合征。

（10）疑有主动脉瘤。

（11）严重衰弱和营养不良。

（12）已知的或怀疑妊娠者。

（13）重症哮喘。

（14）颅内压增高。

【评估】

1. 患者的生命体征、年龄、病情、全身状况、合作及配合能力。

2. APC 治疗的必要条件

（1）经过培训的工作人员：两名经验丰富的术者、1 名麻醉师和两名助手（其中 1 名有执照的护士）。

（2）控制感染的设备及环境：保证操作间充分的通风预防感染性疾病的传播。

（3）术前内镜室环境要求：进行彻底的湿式清洁消毒、紫外线灯照射 1 小时；限制室内工作人员数量，操作者着装符合无菌操作要求。

【用物】

1. 支气管镜和配件，提前确认支气管镜的内径、镜子配件与外径的兼容性。

2. 主机光源，以及相关的图像采集设备。

3. 氩等离子体凝固治疗仪，包括：主机、电极板、凝切附件（图 6-9-2）。

4. 异物钳。

5. APC 导管。

6. 牙垫。

7. 抢救设备及药品。

8. 呼吸机、麻醉机。

9. 水溶性润滑剂，凝胶润滑剂或者硅油。

10. 监护设备。

11. 氧气和负压系统。

12. 喉镜和不同型号的气管插管、必要时备喉罩。

13. 污物处理区，蛋白酶剂，消毒剂。

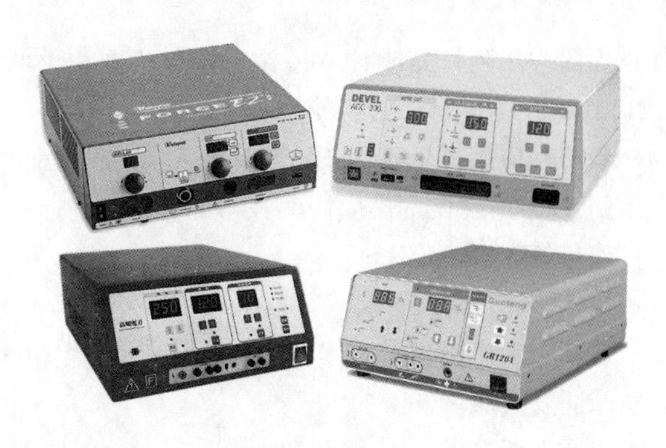

图 6-9-2　不同品牌高频电设备、氩离子发生器

【操作步骤】

1. 术前准备

（1）术者在进行氩等离子体凝固术前，必须仔细评估胸部影像学、气管镜检查记录，提前制定治疗方案。

（2）术者在签署知情同意时，详细地向患者及家属解释检查过程、风险及受益，使患者更加配合。

（3）护士进行术前宣教：讲解目的、方法、注意事项等，缓解患者紧张情绪。

（4）禁食、水　术前 8 小时。

（5）实验室检查　一般情况下，常规检测血小板计数、出血、凝血时间检查、传染病相关实验室检查。

（6）行抗凝血治疗的患者应至少在检查的前三天停用抗凝药物。

（7）行抗血小板治疗的患者应至少在检查的前五天停用抗血小板药物。

（8）BUN（血尿素氮）>45mmol/L 的患者不应行支气管内组织活检。

（9）行心电图可以显示患者有无心脏疾病的风险、发现相关的病史。

（10）哮喘患者检查前建议使用 β 肾上腺素支气管扩张剂。

（11）提前应用阿托品或甘罗溴铵对减少检查相关的咳嗽或分泌物没有作用，不应作为常规使用。

（12）预防性应用抗生素用于有细菌性心内膜炎病史或心脏瓣膜病变的患者，不建议常规应用。

（13）连接 APC 治疗仪。

（14）连接 APC 导管。

（15）选择患者肌肉丰富肢体粘贴电极板，并与主机连接。

（16）开通氩气瓶。

（17）接通电源。

（18）打开 APC 治疗仪电源开关。

（19）在电极板连接处接入电弧测试器。

2. 术中操作配合

（1）患者取半卧位或仰卧位。

（2）取下义齿。

（3）连接监护系统。

（4）给氧 通过鼻导管途径吸氧。

（5）建立静脉通路。

（6）麻醉 如果选择全麻下氩等离子体凝固术治疗，麻醉医师评估患者具体情况如：体重、心率、血压、有无饮酒史及镇静药物服药史后给予麻醉药物。

全身麻醉方式：用异丙酚 1～2ml、咪达唑仑 5mg 静脉推注诱导麻醉，然后异丙酚持续静脉泵入麻醉，间断静脉推注肌松剂保持肌松。

（7）选择鼻通路的准备包括：鼻孔、鼻腔、咽部局麻；选择口通路的使用牙垫防止损伤支气管镜。

（8）全麻时根据患者身高体重及病情，选择合适型号的气管插管或喉罩，放置后连接麻醉机给氧维持生命体征。

（9）将 APC 导管经支气管镜治疗孔插入，露出黑色保护线，以避免损伤气管镜。

（10）脚踏 APC 治疗开关，到达病变部位进行治疗。

（11）当病变部位表面结痂后拔出 APC 导管，钳出结痂（图 6－9－3）。

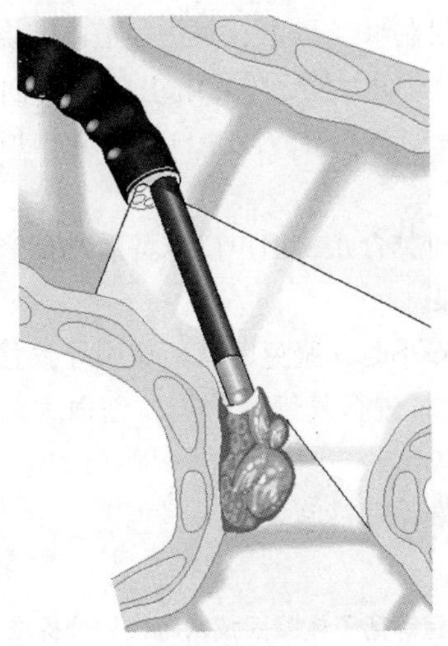

图6－9－3 氩离子治疗示意图

（12）术中观察生命体征变化。

（13）留取影像学资料。

（14）术中清洁氩气喷管开口，注意在喷管开口处有焦痂时不要带入内镜工作孔道。

（14）操作完毕后，退出支气管镜。

3. 术后处置

（1）按照《内镜清洗消毒操作规范》消毒器械。

（2）使用后清洁 APC 导管并进行灭菌消毒备用。

（3）正确处理标本，及时送检。

4. 并发症：窒息、气胸、气管支气管管壁穿孔、术后坏死组织脱落导致阻塞加重等。

【注意事项】

1. 术中：患者不能与接地的金属等电流传导物接触，避免皮肤接触，以免烧伤。负极板连接可靠，位于肌肉和血流丰富的部位，如大腿或肩部，并尽可能靠近手术部位，因尽可能多的与皮肤接触，以免烧伤。在切除管腔内肿物时，输出功率可以较大，切除病变残根时，功率宜较小，避免穿孔。如果在全身麻醉下，需将吸氧浓度控制在40%以下，防止气道内燃烧。

2. 术后：由于APC术后坏死组织脱落和创面渗出物形成膜状物质粘连于管壁，甚至导致阻塞气道加重，所以应安排术后复诊清除坏死组织。

3. 术后6小时禁食水，因声门麻醉后功能尚未恢复，以免呛咳引发吸入性感染。

4. 术后卧床6小时，避免因麻药作用导致意外事件发生。

5. 术后2~3日进行气管镜检查，创面大，血管丰富者，术后24小时内复诊。

6. 遵守保护性诊疗措施。

【评分标准】

氩等离子体凝固技术考核评分标准

项目	总分	技术操作要求	评分	评分等级				得分
				A	B	C	D	
评估	10	评估患者生命体征、年龄、全身状况、血氧饱和度及配合能力	5	5	3	1	0	
		评估患者主要病情、诊断、适应证、既往史	5	5	3	1	0	
操作前准备	30	服装整洁、仪表端庄、戴口罩、洗手	5	5	3	1	0	
		向患者解释沟通、语言、内容适当，态度真诚	5	5	3	1	0	
		人员准备、分工明确、环境整洁、舒适、安全	5	5	3	1	0	
		器械及物品准备齐全、放置妥当	5	5	3	1	0	
		连接APC导管方法正确、开机监测方法正确	5	5	3	1	0	
		选择患者肌肉丰富肢体粘贴电极板，并与主机连接	5	5	3	1	0	

续表

项目	总分	技术操作要求	评分	评分等级				得分
				A	B	C	D	
操作过程	50	核对患者信息正确	3	3	2	1	0	
		关闭门窗、协助患者取正确体位	3	3	2	1	0	
		取下义齿、局部麻醉	5	5	3	1	0	
		连接监护系统	3	3	2	1	0	
		建立静脉通路、给氧	5	5	3	1	0	
		配合术者将 APC 导管经支气管镜治疗孔插入正确	5	5	3	1	0	
		操作中遵循无菌原则	5	5	3	1	0	
		密切监测生命体征变化	5	5	3	1	0	
		术中清洁氩气喷管开口方法正确	5	5	3	1	0	
		并发症监测及处理	5	5	3	1	0	
		检查标本处理方法正确、送检及时	3	3	2	1	0	
		器械消毒、洗手、记录	3	3	2	1	0	
评价	10	操作过程中动作熟练，遵循无菌原则、病情观察准确	5	5	3	1	0	
		文字记录及时、客观、准确、条理清楚，重点突出	5	5	3	1	0	
总分			100					

（张峰）

【参考文献】

[1] Hooper RG, Jackson FN. Endobronchial electrocautery. Chest, 1985, 87:712 - 714.

[2] Maiwand MO. Endobronchial cryosurgery. Chest Surg Clin N Am, 2001,11(4):791-811.

[3] Jacobaeus HC. Possibility the use of cystosope for investi_gation of serous cavities. Munch Med Wochenschr,1910,57:2090.

[4] Wang KP, Terry PB. Transbronchial needle aspiration in the dinagnosis and staging of bronchogenic carcinoma. Am Rev Respir Dis,1983,127:344-347.

[5] Hurter T, Hanrath P. Endobronchial sonography: feasibility and preliminary result. Thorax,1992,47:565-567.

[6] Rosen SH, Castleman B, Liebow AA. Pulmonary alveolar proteinosis. N Engl J Med,1958,258:1123-1142.

[7] Ramirez J, Campbell GD. Pulmonary alveolar proteinosis. Endobronchial treatment. Ann Intern Med,1965,63:429-441.

[8] 卫生部. 内镜清洗消毒操作规范[S],2004.

[9] 李强,姚小鹏,白冲,等. 高压球囊扩张气道成形术在良性气道狭窄治疗中的应用[J]. 第二军医大学学报,2004,25:701-704.

[10] 党斌温. 球囊扩张技术在气道腔内疾病中的应用[A]. 2007第四届天坛全国呼吸内镜技术高级讲习班论文汇编[C],2007.

[11] 党斌温,张杰. 氩等离子凝固切除中心气道内阻塞性病变的疗效. 中华结核和呼吸杂志,2007,30(5):330-333.

[12] 党斌温,张杰. 合理设计中心气道阻塞性病变的介入治疗方案. 中华结核和呼吸杂志,2007,30(6):452-455.

[13] 张杰. 肺泡蛋白沉积症与全肺灌洗技术[A]. 2007第四届天坛全国呼吸内镜技术高级讲习班论文汇编[C],2007.

[14] 中华医学会呼吸病学分会. 诊断可弯曲支气管镜应用指南[J]. 中华结核和呼吸杂志,2008,3(1):14-17.

[15] 张杰,王娟,党斌温,等,重度气道狭窄置放国产镍钛记忆合金支架的方法学研究. 中华结核和呼吸杂志,2010,33(1):25-28.

[16] 张杰. 介入性呼吸内镜技术[M]. 北京:人民卫生出版社,2012.

[17] 何权瀛,呼吸内科诊疗常规[M]. 北京:中国医药科技出版社,2012.

[18] 王晓陶,肿瘤的早期诊断[C]. 第九届天坛全国呼吸内镜技术高级讲习班,2012

第十节　经支气管镜单向活瓣肺减容术护理配合

经支气管镜肺减容术（bronchoscopic lung volume reduction，BLVR）是根据肺减容原理，通过支气管镜阻塞相应的肺段或亚段支气管，使过度膨胀的肺萎缩，即所谓“内科切除”死腔肺组织，从而达到外科肺减容术的治疗效果。国外比较成熟的方法是经支气管镜放置单向活瓣肺减容术，而国内这项技术尚处于起步阶段。

【操作目的及意义】

1. 使肺气肿部位的肺组织不张，减小其对邻近相对正常肺组织的压迫，使其复张；在呼气时维持气道的扩张，使气道阻力下降。

2. 缩小肺容积，部分解除胸廓及膈肌的运动受限，恢复胸廓弹性，改善肺顺应性和膈肌的收缩力。

3. 显著降低靶区肺组织通气和血流灌注量，并使病变较轻的肺组织获得更多通气和血流灌注，由此提高术后肺通、换气功能。

4. 恢复肺、胸廓及膈肌的弹性，缓解对组织血管的压迫作用，有利于减少肺心血管阻力及右心负荷，改善右心功能（图6-10-1）。

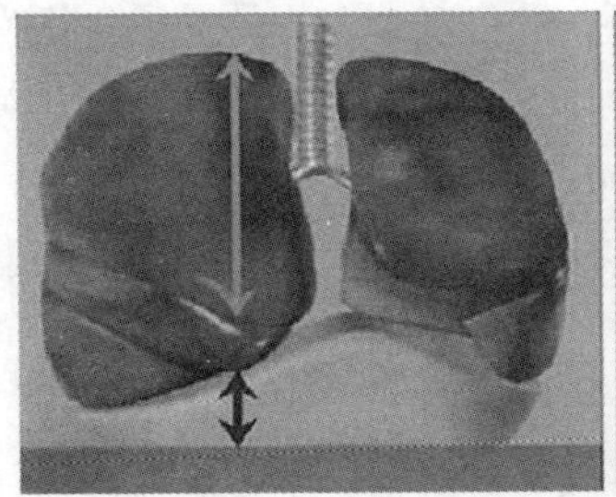
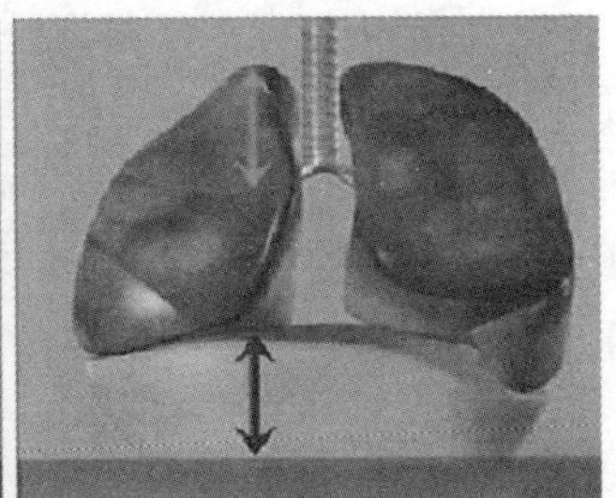

图6-10-1　经支气管镜肺减容术原理示意图

【评估】

1. 患者的意识、年龄、病情，全身营养状况、合作及吸烟情况。

2. 病室环境及消毒隔离情况，预防感染。

3. 肺功能指标：①肺功能下降：吸入β受体激动剂后第1秒用力呼气量（FEV1）为20%～45%预计值；②血气分析：动脉氧分压（PaO_2）＞45mmHg，动脉二氧化碳分压（$PaCO_2$）＜55mmHg；③运动试验：140米＜6分钟步行距离（6MWD）＜200m。

4. 适应证：临床指标：①年龄＜75岁；②诊断明确的弥漫性肺气肿；③经内科规范治疗后仍严重的呼吸困难；④临床稳定＞1个月；⑤患者营养状况较好（70%～130%标准体重）；⑥戒烟＞6个月；⑦不能耐受或不愿意接受开胸（或胸腔镜）肺减容手术者。

【用物】

纤维支气管镜、支气管内单向活瓣、口腔咬合器、吸氧装置、负压吸引装置、气管插管及呼吸机、麻醉机、监测系统（包括心电、血压、血氧饱和度等）、两套专用的空气氧气的气源及管道、输液泵、静脉留置针、抢救药品（局麻药、血管活性药及支气管舒张剂）、简吸入装置等。

【操作步骤】

1. 术前准备

（1）向患者及家属解释沟通，取得配合及支持。①将操作过程中可能出现的问题向患者提供口头或书面指导，以提高其对操作的耐受性。②所有患者在接受治疗前须书面告知相关风险，并签署知情同意书。③检查过程须有家属陪同，以便于在不良事件发生时能及时进行医患间的沟通。

（2）明确适应证、气管内活瓣植入的方式和类型及数量。

（3）由活瓣植入操作医师、麻醉科医师、主管医师、气管镜室护士和病房护士组成精干的气道内活瓣植入工作小组，分工明确。

（4）将患者安置在相对独立的气管镜操作间内，以便于在活瓣放置过程中减少人员穿插走动，消毒隔离工作能够到位，对于预防感染有重要作用。

（5）备齐经支气管镜植入活瓣全套器材及专用物品。

（6）术前加强营养支持及呼吸、活动耐力锻炼。术前做深呼吸锻炼以增加胸式及腹式呼吸幅度，是增加手术与麻醉耐受力重要因素。

（7）术前6小时开始禁食，术前2小时开始禁饮水。

（8）COPD及哮喘患者在术前应预防性使用支气管舒张剂。

（9）建立静脉通道，并保留至术后恢复期结束。

（10）为保证操作的安全性，建议术前均应经口明视插入喉罩或单腔气管导管，连接可控性气道三通，术中予机械通气。

（11）给氧：通过鼻导管途径吸氧。

2. 麻醉配合：利多卡因是最常用的局麻药，无利多卡因不良反应史时可使用。复合2%利多卡因2～3ml气管内表面麻醉后插管，机械通气［可考虑设置通气模式为压力控制通气（PCV），潮气量8～10ml/kg，压力15～20cmH_2O，频率12～14次/分，吸呼比1∶2.5］。麻醉维持：在咪达唑仑或丙泊酚和舒芬太尼麻醉下完成手术。手术过程中注意监测心电图、无创血压、心率、体温、血气分析等（图6－10－2）。

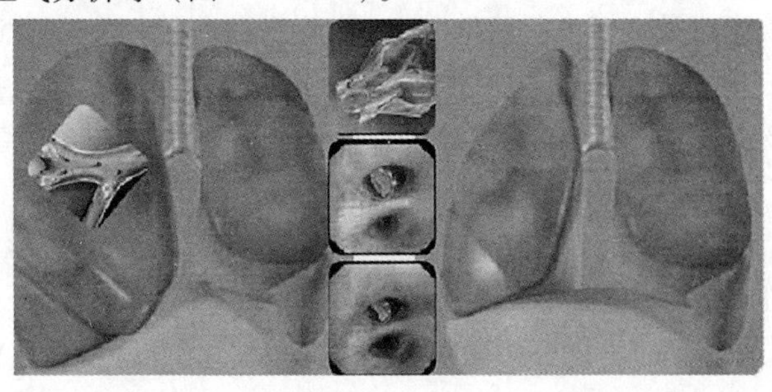

图6－10－2　经EBV置入治疗原理示意图

3. 术中操作配合

（1）患者取仰卧位。

（2）取下义齿。

（3）建立静脉通路。

（4）连接监护仪。

（5）配合麻醉医生给氧插入喉罩（或气管插管）机械通气并妥善固定喉罩。

（6）严格执行无菌技术操作和消毒隔离技术配合经支气管镜放置活瓣。

（7）告知患者避免咳嗽。

（8）支气管镜进入并仔细检查上呼吸道。

（9）在声门水平，利多卡因的作用使得支气管镜平稳通过声门。

（10）在声门处要检查其特性与移动情况。

（11）通过声门后进入气管、支气管进行全面检查并放置气道内活瓣。

（12）留取影像学资料。

（13）术中密切观察生命体征变化：呼吸、心率、心律、脉氧饱和、血压等血流动力学指标变化。

（14）退出支气管镜。

（15）消毒设备。

4. 术后处理：术后处理重点：术终当患者自主呼吸潮气量满意，SPO_2在正常范围内，有吞咽反射或呼唤能睁眼时即可拔管；对呼吸道分泌物多且潮气量小的危重患者，手术结束时可留置气管导管，以便清理呼吸道及行呼吸支持治疗。

5. 术后护理及注意事项

（1）嘱患者术后2～6小时内勿进食水，（全麻术后6小时，局麻术后2小时）因声门麻醉后功能尚未恢复，以免呛咳引发吸入性感染。

（2）检查后因麻醉药的作用，咽喉部会有不同程度的异物感，1～2 小时后可自行消失，应尽量避免用力咳嗽，以免引起局部出血。

（3）治疗后患者应留诊观察30 分钟，给氧早期可吸入高浓度氧，但随呼吸功能的改善改为低浓度（$FiO_2 < 0.4$）吸氧为宜；除观察一般生命体征外，主要观察患者有无咯血、声音嘶哑以及呼吸音情况、呼吸困难情况。

（4）做好相关健康教育，加强心理护理，消除紧张情绪，待病情稳定后，麻醉科医生及主管医生应护送患者回病房并与主管护士交接病情。

（5）使用镇静药物患者检查后，需要一定的时间恢复，直到镇静作用消失。至少 8 小时之内不允许驾驶或参加危险的运动。

（6）术后待麻醉清醒后鼓励患者及早做起或下床活动，利于活瓣达到最佳位置及利于呼吸。

（7）术后待麻醉清醒后立即给予患者生理盐水雾化吸入，并协助排痰，保持呼吸道通畅。

（8）术后 2～3 小时给予胸片照射确定活瓣位置。

（9）建议每个患者能有一名家属陪同，以便发现检查后的并发症：胸痛及呼吸困难、咯血、发热、支气管痉挛，患者自诉胸痛、气短、咳嗽等不适时及时通知医生，这些相关说明要告知患者，给予宣教材料。

（10）术后 24 小时内应复查胸部正侧位片以排除气胸等并发症，评估肺不张征象和膈肌移位情况。随后可分别于术后 1、3、6 个月及更长时间从以下几方面进行长期随访，根据患者病情变化灵活调整随访时间。

6. 并发症观察及防治：BLVR 的早期并发症主要是气胸和咯血。

（1）气胸　主要是由于 BLVR 术后靶肺叶肺不张所致，术后 X 线胸片检查是必要的，并须告知患者注意气胸的症状，如出现突发的呼吸困难、胸膜性胸痛等症状应及时就医。一旦发生气胸，应及时行胸腔闭式引流术，效果不好时取出活瓣。

（2）咯血　主要是由于肉芽组织渗血所致，多数对症处理即可，但可能导致部分患者要求将活瓣取出。

（3）阻塞性肺炎　随时观察痰量及体温变化，加强肺部护理，及时清除呼吸道分泌物，预防呼吸道感染。需要时抗感染治疗，必要时需将活瓣取出。

（4）COPD 急性发作　观察咳嗽、咳痰及喘憋呼吸困难等情况，注意饮食卫生，注意休息，避免劳累和感冒，积极加强坚持对原发病的治疗，术后坚持规范用药，避免去人多的公共场合，如有不适及时就诊。

（5）活瓣脱落、移位　如呼吸困难加重、痰液增加或有异物（活瓣）咳出，要及时就医。

【评分标准】

气道内活瓣植入技术考核评分标准

项目	总分	技术操作要求	评分	评分等级				得分
				A	B	C	D	
仪表	5	服装整洁、仪表端庄、戴口罩、洗手	5	5	3	1	0	
评估	10	患者的意识、年龄、合作及配合能力	5	5	3	1	0	
		主要病情及诊断、适应证及气道内活瓣放置方式及麻醉方法	5	5	3	1	0	
操作前准备	15	向患者解释沟通、语言、内容适当，态度真诚	5	5	3	1	0	
		人员准备、分工明确，环境整洁、舒适	5	5	3	1	0	
		器材及物品准备齐全、放置妥当、卧位及吸氧方法选择正确、取下义齿	5	5	3	1	0	

续表

<table>
<tr><th colspan="2" rowspan="2">项目</th><th rowspan="2">总分</th><th rowspan="2">技术操作要求</th><th rowspan="2">评分</th><th colspan="4">评分等级</th><th rowspan="2">得分</th></tr>
<tr><th>A</th><th>B</th><th>C</th><th>D</th></tr>
<tr><td rowspan="10">操作过程</td><td rowspan="4">术前阶段</td><td rowspan="4">20</td><td>核对患者信息正确、建立静脉通路</td><td>5</td><td>5</td><td>3</td><td>1</td><td>0</td><td></td></tr>
<tr><td>密切监测神志、呼吸、脉氧饱和度及血流动力学指标变化</td><td>5</td><td>5</td><td>3</td><td>1</td><td>0</td><td></td></tr>
<tr><td>心电监护、呼吸机连接设置合理</td><td>5</td><td>5</td><td>3</td><td>1</td><td>0</td><td></td></tr>
<tr><td>喉罩或气管导管固定牢固</td><td>5</td><td>5</td><td>3</td><td>1</td><td>0</td><td></td></tr>
<tr><td rowspan="3">术中阶段</td><td rowspan="3">15</td><td>呼吸系统监护</td><td>5</td><td>5</td><td>3</td><td>1</td><td>0</td><td></td></tr>
<tr><td>循环系统监护</td><td>5</td><td>5</td><td>3</td><td>1</td><td>0</td><td></td></tr>
<tr><td>呼吸机系统监测</td><td>5</td><td>5</td><td>3</td><td>1</td><td>0</td><td></td></tr>
<tr><td rowspan="3">术后阶段</td><td rowspan="3">20</td><td>观察患者神志、血流动力学稳定，配合医生撤除人工气道</td><td>7</td><td>7</td><td>5</td><td>3</td><td>0</td><td></td></tr>
<tr><td>并发症的监测及处理</td><td>7</td><td>7</td><td>5</td><td>3</td><td>0</td><td></td></tr>
<tr><td>雾化吸入、继续监测病情变化</td><td>6</td><td>6</td><td>4</td><td>2</td><td>0</td><td></td></tr>
<tr><td colspan="2" rowspan="3">评价</td><td rowspan="3">15</td><td>操作过程中动作熟练，遵循无菌原则、病情观察准确</td><td>5</td><td>5</td><td>3</td><td>1</td><td>0</td><td></td></tr>
<tr><td>文字记录及时、客观、准确，条理清楚，重点突出</td><td>5</td><td>5</td><td>3</td><td>1</td><td>0</td><td></td></tr>
<tr><td>手卫生、用物处置及器械消毒方法正确</td><td>5</td><td>5</td><td>3</td><td>1</td><td>0</td><td></td></tr>
<tr><td colspan="2">总分</td><td>100</td><td></td><td>100</td><td></td><td></td><td></td><td></td><td></td></tr>
</table>

（赵学英）

【参考文献】

[1] 中华医学会呼吸病学分会.诊断可弯曲支气管镜应用指南[J].中华结核和呼吸杂导,2008,31(1):14 - 17.

[2] 赵崇法,马景良,石晓伟,等.经纤维支气管镜介入肺减容术治疗COPD的麻醉处理[J].天津医药,2009,31(1):58 - 59.

[3] 邹雷,刘翱,徐健,等.单向活瓣肺减容术的CT和肺功能评价[J].国际呼吸杂志,2008,28(5):270 - 272.

[4] NETT ResearchGroup. A randomized trial comparing lung volume reduction surgery with medical therapy for severe emphysema[J]. N EnglJ Med, 2003,348: 2059 - 2073.

[5] 杨连丰.经支气管镜肺减容术的研究进展[J].中国民康医学,2009,21(14):1724 - 1726.

[6] 王俊.肺减容手术适应证和病例的筛选[J].中华结核和呼吸杂志,2000,23(8):456 - 457.

[7] 侯刚,王玮,王秋月,等.Chartis系统辅助经支气管镜肺减容术治疗重度慢性阻塞性肺疾病合并肺气肿1例临床观察[J].中国实用内科杂志,2011,31(9):690 - 692.

[8] Sciurba FC, Ernst A, Herth FJ, et al. A randomized study of endobronchial valves for advanced emphysema[J]. N Engl J Med, 2010, 363: 1233 - 1244.

第十一节 呼吸内镜的日常维护

介入治疗过程中的操作手法术后对气管镜的日常维护将直接影响临床工作的正常开展和设备的使用寿命，如果清洗、消毒不彻底还会导致医源性感染的发生。所以，做好内镜及相关器械的清洗、消毒、保养工作，是开展支气管镜常规检查和介入性治疗的前提。

1. 呼吸内镜室的环境要求

（1）严格划分为诊查区、洗涤消毒区、清洁区和办公区。

（2）检查环境清洁，操作间宽敞明亮，通风良好，检查前后均进行紫外线照射1小时。

2. 日常清洗消毒操作规范

按照《内镜清洗消毒操作规范》。

清洗消毒要求：水洗 - 酶洗 - 清洗 - 消毒 - 水洗 - 75%乙醇。

预清洗：

（1）流动水冲洗，纱布反复擦洗镜身。

（2）取下活检入口阀门、吸引器按钮，用清洁毛刷彻底刷洗活检孔道和送气送水管口。

（3）连接全管道灌洗器，连接500ml注射器，吸清水多次冲洗送气送水管道。

（4）擦干镜身放入洗消机，再设定程序，完成酶洗、消毒、水洗过程。

3. 洗消操作过程中注意事项

适用于手工洗消和自动洗消机洗消。

（1）注重清洗过程，使用后内镜要进行常规清洗，进入消毒程序前应将残留在内镜表面及管道内的血液、黏液洗净，避免蛋白质凝固在内镜表面。

（2）清洗过程中使用酶洗液，其丰富的蛋白酶、脂酶、纤维素酶等多种酶可分解附着在内镜上的血块、碳水化合物、脂肪、纤维素等。

（3）清洗后内镜应将管道吹干，避免稀释消毒液。

（4）保证消毒时间。戊二醛用于消化内镜的有效时间为10分钟，支气管镜至少需要消毒20分钟。

（5）确保消毒剂的消毒效力。影响戊二醛消毒效力的原因主要有：使用的消毒方法不正确、消毒液使用周期过长、消毒液的浓度达不到标准。

（6）使用洗消机时应注意：①在机洗前彻底洗手；②消毒时间设置必须满足消毒剂的消毒时间要求；③并于每日内镜检查前先检测消毒剂浓度，如低于消毒要求应及时更换。

4. 附件的日常消毒

（1）吸氧管、纱布、滴鼻导管为一次性用品。

（2）活检钳、细胞刷、针吸活检针、异物钳、口圈、喷壶弯头、清洁刷等一人一用，进行高压高温灭菌。

（3）活检钳、细胞刷先在清水中刷净钳瓣及关节，再高温高压灭菌。

（4）洗消槽、酶洗槽、冲洗槽每日用500mg/L含氯消毒剂擦拭。

（5）床垫或床单每日一换。

（6）储镜柜每周用500mg/L含氯消毒剂擦拭。

5. 附件的消毒灭菌方法

（1）高温高压灭菌法。

（2）环氧乙烷灭菌法。

（3）2%戊二醛灭菌法。

6. 内镜消毒灭菌效果的监测

（1）消毒剂浓度需每日监测。

（2）消毒后内镜每季度进行生物学监测。

（3）内镜室每日紫外线消毒，每月进行空气培养。

（4）每月医务人员进行手部细菌培养监测。

（5）每月进行物体表面培养检测。

（6）每月进行灭菌后内镜学检测。

（7）使用中消毒液每季度进行生物学检测。

（张峰　徐敏）

【参考文献】

[1] 张杰. 介入性呼吸内镜技术[M]. 北京：人民卫生出版社，2012.

[2] 张杰. 气管镜检查的协作与内镜的日常维护[A]. 2007第四届天坛全国呼吸内镜技术高级讲习班论文汇编[C]，2007.

[3] 中华人民共和国卫生部. 内镜清洗消毒操作规范（2004年版）[S]，2004.